E. Grundmann/K. von Rudorff

Kursus der Allgemeinen Histopathologie

Kursus der Allgemeinen Histopathologie

Eine Mikroskopierhilfe für Studierende der Medizin

E. Grundmann · K. von Rudorff

261 farbige Abbildungen

2., überarbeitete Auflage

SEMPER BONIS ARTIBUS

Gustav Fischer Verlag · Stuttgart · Jena · New York · 1994

Anschrift der Verfasser:

Professor Dr. E. Grundmann
Pathologisches Institut der Universität,
Domagkstr. 17, 48149 Münster

Dr. K. von Rudorff
Wallstr. 3, 32805 Horn – Bad Meinberg

Die Deutsche Bibliothek – CIP-Einheitsaufnahme

Grundmann, Ekkehard:
Kursus der allgemeinen Histopathologie : eine Diagnosehilfe für Studierende der Medizin / E. Grundmann ; K. von Rudorff. –2., bearb. Aufl. – Stuttgart ; Jena ; New York : G. Fischer, 1994
ISBN 3-437-00739-4

NE: Rudorff, Klaus von:

Wollgrasweg 49, 70599 Stuttgart (Hohenheim)

Satz: Typobauer Filmsatz GmbH, Scharnhausen
Druck und Einband: Graphischer Betrieb Fr. Pustet, Regensburg
Printed in Germany

Vorwort zur 2. Auflage

Das Anliegen dieses kursbegleitenden «Bilderbuches» begegnete den Ansprüchen so vieler Studierender, daß eine Neuauflage längst fällig war. Wir schoben die Überarbeitung hinaus, um uns an der Entwicklung des Gegenstandskataloges für den Ersten Abschnitt der Ärztlichen Prüfung zu orientieren und die neueste Fassung zu berücksichtigen. Nach dem Echo zur 1. Auflage ist dieser Bezug nicht nur sinnvoll, sondern sogar notwendig, da Lehr- und Lernmethoden weitgehend der Neufassung dieses Gegenstandskataloges folgen. Die Reihenfolge der Kapitel und damit der Abbildungen wurde dementsprechend aktualisiert.

Einige Bilder konnten durch technisch bessere ersetzt, andere eliminiert, weitere neu aufgenommen werden. Das Prinzip, jedes Bild mit einer kurzen Beschreibung und einer summarischen Erklärung von Entstehung und klinischer Bedeutung der dargestellten Veränderung zu versehen, wurde beibehalten und an mehreren Stellen ergänzt.

Dazu halfen uns viele aufmunternde, aber auch kritische Reaktionen von Kollegen und Studierenden. Diesen schulden wir großen Dank. Jedes Buch lebt von seiner Resonanz, schon gar eine solche Mikroskopierhilfe für den Kurs der Allgemeinen Pathologie. Wie in der 1. Auflage wurde der Bezug zur inzwischen in der 8. Auflage erschienenen »Einführung in die Allgemeine Pathologie« des Erstautors durch gleiche Titel und Kapitel-Nummern (EAP) hergestellt, womit dem Leser dieser »Einführung« zugleich eine Illustration des Lehrbuchinhalts zur Verfügung steht.

Die Neuordnung des Stoffes erforderte auch von Seiten des Verlages einen ungewöhnlichen Aufwand. Alle Wünsche der Autoren wurden mit gelassener Großzügigkeit erfüllt, und wir sind der Verlagsleitung, insbesondere Herrn Bernd von Breitenbuch, und in der Herstellungsabteilung Frau Birgit Wörner zu großem Dank verbunden.

Münster, im Juli 1993

Ekkehard Grundmann
Klaus von Rudorff

Vorwort zur 1. Auflage

Dieses Buch wurde primär für die Studierenden der ersten klinischen Semester geschrieben, die während der Kursstunden der «Allgemeinen Pathologie» nicht nur mühsam ihre Kenntnisse der normalen Histologie memorieren, sondern zugleich auch noch die Grundlagen der Allgemeinen Pathologie lernen sollen. Vereinfacht ausgedrückt: es ist für die namenlose Schar derer geschrieben, die niemandem eingestehen möchten, daß sie beim Blick auf ein mikroskopisches Präparat zwar farbliche Unterschiede erkennen können, gezielte Fragen jedoch durch einen interessierten Gesichtsausdruck beantworten müssen. So erlebten es die beiden Autoren – allerdings von verschiedenen Seiten des Tisches.

Die Idee zu diesem Buch basiert nämlich auf einem Skript, das der studentische Ko-Autor verfaßt und in jenem Institut vertrieben hatte, welches der Erst-Autor leitete. Die Resonanz des Skripts hat dazu ermutigt, einen Text zu entwickeln, der einerseits studentischen Ansprüchen Rechnung trägt, andererseits durch Fachkenntnisse validisiert wird. Dieses Konzept, die Perspektive des Studierenden mit der Schau des Hochschullehrers zu verbinden, ist neu.
Mehr noch als jedem Lehrbuch haftet einem solchen «Kursus» Subjektives an: es beruht auf einer allerdings didaktisch erwogenen Auswahl von mikroskopischen Präparaten, die dem Studierenden einen einigermaßen vollständigen Einblick in die Allgemeine Pathologie geben sollen. Das Wort «Einblick» ist hier auch optisch gemeint. Soll der Studierenden in diesem Kursus doch den Wissensstoff, den er aus den Vorlesungen oder Lehrbüchern entnommen hat, realisieren und rekapitulieren, und Gelerntes und Gesehenes rekombinieren. Dabei wurden nicht nur aus Einfachheitsgründen, sondern auch um dem Studierenden das nun einmal gegebene Lerngerüst zu erhalten, die Items des Gegenstandskatalogs 2 als Gliederung benutzt. Lediglich die Stoffwechselerkrankungen haben wir zusammengefaßt. Auch wurden alle diejenigen Kapitel des Gegenstandskatalogs 2, die Teile der Speziellen Pathologie sind, unter Gesichtspunkten der Allgemeinen Pathologie einbezogen. Dies ist die Praxis wohl in allen deutschen Universitäten und entspricht der Logik bei der Gliederung des Faches Pathologie. Die Texte in diesem Buch sind absichtlich kurz gehalten. Genaueres erfährt der Studierende in der Vorlesung oder entnimmt es den verschieden umfangreichen Lehrbüchern. Einsichtig ist, daß die Autoren sich hierbei im wesentlichen auf die vom Erstautor inzwischen in 7. Auflage herausgegebene «Einführung in die Allgemeine Pathologie» vom gleichen Verlag stützten (EAP + Zahl). Der zu jedem histologischen Bild gegebene Hinweis auf die Entstehung und die klinische Bedeutung der abgebildeten Erkrankung kann zur Wiederholung dienen, eher aber noch als Aufforderung, Genaueres im Kurs zu erfragen oder im Buch nachzuschlagen.
Im Einführungskapitel (S. 1–4) soll der Studierende etwas über die Präparationstechnik erfahren, die schließlich zu dem unter seinem Mikroskop liegenden mikroskopischen Präparat führt. Das Glossar enthält die dargestellten Krankheiten mit der ICD-Nummer. Damit soll dem Studierenden für sein weiteres Studium, aber auch für Klinik und Praxis die Möglichkeit gegeben werden, das mikroskopische Krankheitsbild wiederzufinden, wenn der typische Symptomenkomplex am Krankenbett zu einer Diagnose geführt hat. – So soll das Buch dem Studierenden in zweifacher Ebene eine Hilfe in der allgemeinen Krankheitslehre sein und zugleich Erinnerungslücken bei der Anwendung im speziellen Krankheitsfall schließen.
Wir freuen uns, daß der Verlag, insbesondere Herr Bernd von Breitenbuch, mit uns das Risiko eingeht, die Lücke zwischen allzu billigen Skripten und oft teuren, farbigen Büchern zu schließen. Besonders danken wir den Damen, die uns bei der Abfassung der Texte halfen. Es sind dies Hermine Lossmann, Thegret Bräutigam und Ina Gronenberg. Die besondere Kunst des Layout für ein solches Buch bewies Karin Mielich. Unbenannt bleiben die Technischen Assistentinnen, deren Fertigkeit wir die einzelnen histologischen Kurspräparate verdanken. Dank schulden wir aber auch den Studierenden, die während der Kurse durch Fragen und Antworten frei ihre Lücken zeigten und damit letztlich die Anregung zu dem hiermit vorgelegten Buch lieferten.

Münster, im März 1989

Ekkehard Grundmann
Klaus von Rudorff

Inhalt

1 Einführung

Der Studierende der Humanmedizin, der Histopathologie lernen soll, hat in der Regel vergessen, was ihm zwei Jahre vorher in der normalen Histologie schon einmal mitgeteilt wurde: z.B. daß die zur Hämatoxylin-Eosin-Färbung verwendete Lösung nicht zwei Moleküle, Hämatoxylin und Eosin, enthält, sondern den aus farblosem Hämatoxylin gewonnenen Farbstoff Hämatein, der seinerseits erst Komplexverbindungen mit den Schwermetallanteilen des Alauns eingehen muß, um bei einem pH-Wert über 3 die Kerne blau und das Zytoplasma in der Regel rot zu färben. Das ist die eine Seite.

Die andere: die sinnvolle Beurteilung eines histologischen Präparates setzt voraus, nicht nur die Vielzahl bunter Bilder reflexartig einigen Textteilen zuzuordnen, sondern auch die Rahmenbedingungen bewerten zu können, unter denen das Präparat entstanden ist. Durchläuft das Material zwischen der Entnahme und seiner mikroskopischen Beurteilung doch mehrere Stadien, die noch dazu eine Fülle von Fehlermöglichkeiten enthalten. Da die Qualität des vom Pathologen erhobenen Befundes nicht zuletzt von der Qualität des Untersuchungsmaterials abhängt, kommt es darauf an, die Fehlermöglichkeiten zu kennen und zu vermeiden, soweit sie im eigenen Einflußbereich liegen. In diesem Zusammenhang ist zu betonen, daß eine richtige histologische Diagnose auch ein genügendes Maß an klinischen Informationen voraussetzt, die der Einsender eines Präparates dem Pathologen übermitteln muß.

Im nachfolgenden Text wollen wir die Studierenden dafür sensibilisieren, daß sie später, wenn sie im ärztlichen Beruf selbstverantwortlich tätig sind, bereits bei der Entnahme und Einsendung von Untersuchungsgut an die Institute für Pathologie ihren Teil zur Qualitätssicherung des Befundes beitragen.

Wenn darüber hinaus der Eindruck vermittelt werden kann, daß die Bearbeitung und Begutachtung des eingesandten Materials ein zeitintensiver, komplizierter, höchst individueller und daher störanfälliger Prozeß ist, so wird das Verständnis wecken für die Möglichkeiten, aber auch für die Grenzen der pathologisch-histologischen Diagnostik.

Die Gewebsentnahme

Ziel der Gewebsentnahme ist es, mit einem Minimum iatrogener Läsionen eine ausreichende Menge repräsentativen Gewebes zu gewinnen.

Das gilt natürlich nicht für chirurgische Exstirpationen. Hierbei obliegt es dem Pathologen selbst, das repräsentative Gewebe zu präparieren. Anders jedoch bei Exzisionen und Punktionen. Nicht selten kommt es vor, daß Teile des Gewebes artefiziell zerstört werden, sei es durch Quetschungen, durch Pinzettenabdrücke, aber auch durch den Elektrokauter, der die Exzisionsränder so verkochen kann, daß eine mikroskopische Aussage unmöglich wird.

Eine zweite Fehlerquelle bietet die Quantität: das Gewebe muß die für die Krankheit repräsentativen Anteile enthalten. Dies sind bei bösartigen Tumoren etwa die Randabschnitte zur Beurteilung der Infiltrationstiefe, das sind bei Entzündungen die noch nicht nekrotischen Gewebsteile, das sind bei Biopsien etwa der Niere ausreichende Abschnitte von Rinde und Mark. Den Ungeübten erstaunt andererseits immer wieder, mit wie wenig Material eine sichere Krankheitsdiagnose histologisch möglich ist.

Trotzdem gilt die Regel: Das gesamte operativ entnommene Gewebe soll dem Pathologen zur Begutachtung übergeben werden. Es ist nicht ungewöhnlich, daß ein als Naevus exzidierter Hauttumor sich als Melanom erweist, oder daß eine chronische Cholezystitis ein Gallenblasenkarzinom enthält. Verantwortungsvolles ärztliches Handeln bedeutet, diese Risiken zu erkennen und zu berücksichtigen. Leider werden immer noch aus falsch verstandenem Sicherheitsbedürfnis Operationspräparate geteilt und zwei verschiedenen Pathologen zugeleitet. Auf diese Weise kann man im Extremfall zwei diametral entgegengesetzte Diagnosen erhalten – allein dadurch, daß dem einen Begutachter tumorfreies Gewebe zugeleitet wurde, während der andere vor der Aufgabe stand, den Tumor zu differenzieren.

Vorbehandlung des Präparates

In der Regel sollte das Einsendegut frisch in Fixationslösung eingelegt werden, wobei das neutrale Formalin – von Sonderfällen abgesehen – allgemein bevorzugt wird. Nach Eintreffen in einem Pathologischen Institut wird das Präparat numeriert und registriert, makroskopisch beschrieben und für die mikroskopische Untersuchung präpariert. Bereits hier kommt es auf die Erfahrung des Pathologen an, die relevanten Teile in für die Fixierung ausreichend kleinen bzw. dünnen Scheiben dem histologischen Laboratorium zu übergeben.
Dort erfolgt die End-Fixierung, die Entwässerung, und die Einbettung, Vorgänge, die heute vielfach schon vom Autotechnikon übernommen werden. In der Regel werden die Proben in Paraffin eingebettet. Für spezielle Fälle ist die Einbettung in Kunststoff, z.B. Metacrylat, günstig. Dies erspart auch die bei der Paraffineinbettung evtl. notwendige Entkalkung.
Paraffinblöcke oder Kunststoffblöcke werden mit Mikrotomen in 1–5 μ dicke Schnitte zerlegt und sofort auf Objektträger aufgezogen. Manche spezifische Verfahren, wie etwa die Darstellung von Fett, erlauben weder die Entwässerung durch Alkohol noch die Einbettung in Paraffin. Hier helfen Kryostatschnitte bei tiefen Temperaturen, ein Verfahren, welches auch für die intraoperative Schnellschnitt-Diagnostik verwandt wird.
Die Kunststoffeinbettung gestattet sogen. Semi-Dünnschnitte von weniger als 1 μ Dicke. Dies gibt den lichtmikroskopischen Übergang zur Dimension der Elektronenmikroskopie.
Wichtig ist: mit der Qualität der Schnitt-Technik entscheidet sich in den meisten Fällen bereits die Qualität des späteren histologischen Präparates. Voraussetzungen sind nicht nur Können, sondern auch Geduld und «Händchen».

Färbungen

Ihr Ziel ist die Differenzierung von Zell- und Gewebsbestandteilen durch unterschiedliche Anfärbung. Dies ist in den letzten 100 Jahren soweit verfeinert worden, daß mehrere 1000 Verfahren bzw. Verfahrens-Modifikationen entwickelt wurden. Die ersten, mehr empirisch gewonnenen Methoden, auf denen aber heute immer noch die Masse der Färbungen beruht, wurden bald durch spezifische histochemische Reaktionen ergänzt (Beispiele: die Feulgen-Reaktion für DNA, eine große Zahl enzymhistochemischer Verfahren). Die letzten 10 Jahre brachten mit der Immunhistochemie die Möglichkeit, spezifische Eiweißkörper durch eine lokale Antigen-Antikörper-Koppelung färberisch darzustellen. Der Einsatz besonderer optischer Verfahren, insbesondere des Polarisationsmikroskops mit der optischen Doppelbrechung, ergänzt vielfach die oben genannten Methoden.
Im Folgenden werden diejenigen Verfahren näher beschrieben, die zur Färbung der in diesem Buch abgebildeten Präparate benutzt wurden.
Vorher noch: mit der Färbung ist der Präparationsvorgang noch nicht abgeschlossen. Überflüssiges Färbematerial muß entfernt werden, und das Präparat muß durch Eindecken mit Kanadabalsam haltbar gemacht werden. Das zugleich aufgebrachte Deckglas schützt gleichermaßen das Präparat wie auch die Mikroskoplinse.

Die einzelnen Färbeverfahren

Berliner-Blau-Reaktion: Eisen-Nachweis durch Behandlung mit Kalium-Ferrozyanid in 1%iger Salzsäurelösung; dadurch bildet sich Ferriferrozyanid, ein blaues Eisensalz.

Best-Karmin: Glykogenfärbung mit Karmin in einer Mischung aus 10 ml Karminlösung und je 30 ml Methanol und Ammoniak.

Giemsa-Färbung: Verwandt wird eine Azur-Eosin-Methylenblau-Lösung bei pH 6,8 bis 7,0. Zellkerne und basophile Zytoplasma-Substanzen blau, eosinophile Granula rot.

Hämalaun: Gelöstes Hämatoxylin, dazu Natriumrhodiodat und Kalialaun. Anschließend Säuerung durch Zitronensäure, pH 3. Bindung an die Nukleinsäuren des Kern-Chromatins. – Oft kombiniert mit

Eosin: von Fluoroszein abgeleiteter, saurer, roter Xanthin-Farbstoff zur Anfärbung azidophiler Zellen und Gewebsbestandteile.

Hämatoxylin: Durch Äther-Extraktion aus zerkleinertem Blauholz (Hämatoxylon campechianum) gewonnene Leukoverbindung des Hämateins. Bindung analog dem Hämalaun – in der Regel kombiniert mit Eosin-Färbung (s. Hämalaun), abgekürzt HE.

Hämatoxylin-Sudan: Hämatoxylin-Komponente s.o. Sudanfarbstoffe sind fettfärbende, wasserunlösliche Mono- und Diazo-Farbstoffe. Das Sudan III ist Aminoazotoluol-Azo-β-Naphthol. Färbt Fettsubstanzen rot.

Immunzytochemische Methoden: Färberische Darstellung von Antigen-Antikörper-Reaktionen, also spezifische Darstellung von Proteinen in Zellen und Geweben.
Notwendig ist ein primärer Antikörper, der gegen das gewebsständige Antigen gerichtet ist. Der sekundäre Antikörper, welcher z.B. mit Biotin (= Vitamin H) an das Fc-Fragment gekoppelt ist, geht mit dem primären eine Antigen-Antikörper-Reaktion ein. Aufgrund der hohen Affinität von Biotin zu Avidin, an welches Meerrettich-Peroxidase gebunden ist, kann über eine oxidative Farbreaktion das gesuchte gewebsständige Antigen dargestellt werden. Eine andere Methode ist die sogen. PAP-Technik (Peroxidase-Anti-Peroxidase), bei der über einen sekundären Antikörper (Brückenantikörper) der tertiäre Antikörper als Komplex gegen Meerrettich-Peroxidase gebunden wird.
Viele Zellbestandteile können damit weitgehend spezifisch dargestellt werden, so z.B. das Alpha-1-Antitrypsin (Abb. 261), das Hepatitis-B_s-Antigen (Abb. 51), das Östrogen (Abb. 185), das Vimentin (= halbspezifisch für Proteine der Mesenchymzellen, vgl. Abb. 145), das Zytokeratin (= weitgehend spezifisch für epitheliale Proteine, vgl. Abb. 194).

Kernechtrot: Natriumsalz der Sulfosäure eines Farbstoffes der Oxyamino-Anthrachinon-Reihe, verwandt als wässerige Ammoniosulfatlösung (genaue chemische Konstitution unbekannt). Färbt Zellkerne rot, Zytoplasma blaßrot.

Kongorot: Karminroter Azofarbstoff, besonders geeignet zur Darstellung von Amyloid, welches im Polarisationsmikroskop eine typische, gelbgrüne Doppelbrechung gibt.

Methylenblau: Ein Azur (= Thiazin)-Farbstoff zur Färbung als polychromes Methylenblau verwandt, Bestandteil der Giemsa-Lösung (s.o.).

PAS-Reaktion: (periodic acid Schiff reaction) Periodsäure-Leukofuchsin-Reaktion zum histochemischen Nachweis von Poly- und Mucopolysacchariden. Auch geeignet zur Darstellung von Pilzen im Gewebe.

Toluidinblau: Toloniumchlorid, ein Phenazathionium-Derivat, besonders geeignet zur Kernfärbung. Schleim, Knorpelgrundsubstanz und Mastzellengranula färben sich metachromatisch.

Trichrom-Färbungen: Es handelt sich um Färbungen mit 3 Farbstoffen, die mit verschiedenen Zellbestandteilen reagieren. Bei der Färbung nach *Ladewig* werden Hämatoxylin (meist *Weigertsches* Eisenhämatoxylin) mit Ponceau-Säurefuchsin-Azophloxin und Lichtgrün kombiniert. Letzteres färbt Bindegewebe leuchtend grün, das Zytoplasma ist rot, die Kerne sind braun bis dunkelviolett. – Die Trichromfärbung nach *Masson* enthält ebenfalls Hämatoxylin, Säurefuchsin und Anilinblau. Letzteres färbt die Bindegewebssubstanzen intensiv blau, Zytoplasma blaßrot, die Kerne dunkelviolett.

van Gieson-Färbung: Bindegewebsfärbung mit Pikrinsäure und gesättigter, wässeriger Säurefuchsin-Lösung nach Vorfärbung mit Eisenhämatoxylin. Zellkerne dunkelviolett, Zytoplasma und Muskelzellen gelb, Kollagenfasern rot.

Versilberungs-Techniken: Mit dieser sogen. Silber-Imprägnierung können verschiedene Zell- und Gewebsbestandteile spezifisch dargestellt werden, so z.B. mit der von *Warthin-Sterry* entwickelten Methode der Campylobacter pylorides (s. Abb. 97) oder nach *Jones* CRR die verdickten Fasern der Nieren-Glomeruli (Abb. 65).

Weigertsche Fibrinfärbung: Kernfärbung mit Karmalaun bzw. Kernechtrot und Behandlung mit Methylviolett und Auftropfen von Jod-Jodkalium-Lösung, sowie Differenzierung in Anilin-Öl-Xylol. Fibrin wird selektiv violett dargestellt.

2 Atrophie und Hypertrophie

2.1 Herzmuskel

EAP 2.1 + 9.7

Abb. 1 zeigt ein Beispiel einer «einfachen Atrophie». Darunter versteht man die Verkleinerung vorher normaler Zellen, in diesem Falle von Herzmuskelzellen (Herzmuskelfasern). In der Mitte (Pfeil) eine im Umfang normale, in diesem Falle zweikernige Herzmuskelzelle, links und rechts daneben atrophische Herzmuskelzellen mit Verschmälerung der Muskelfasern. Das Bild stammt aus dem linken Ventrikel eines funktionell atrophischen Herzens (s. u.).
Abb. 2 zeigt bei gleicher Vergrößerung eine starke Verbreiterung der Herzmuskelzellen mit großen, polyploiden Kernen (Pfeile). Hier liegt eine Hypertrophie der einzelnen Herzmuskelzellen vor mit Vermehrung der kontraktilen Fibrillen in den dadurch verbreiterten Muskelfasern.

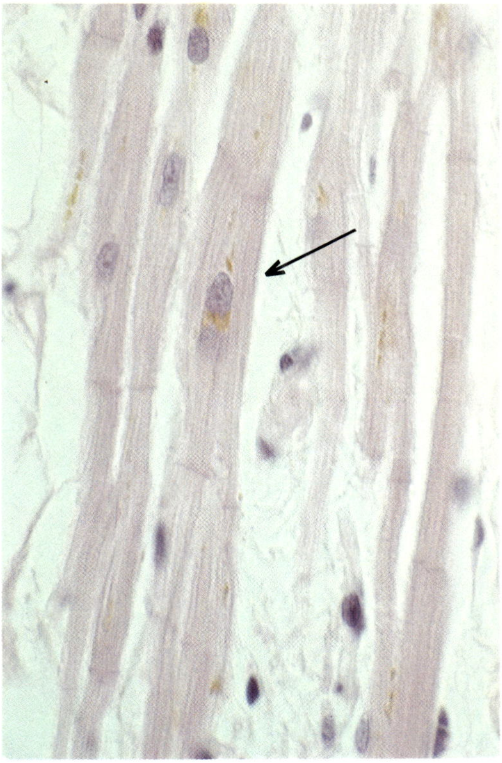

Abb. 1: Atrophie der Herzmuskelfasern bei Krebs-Kachexie

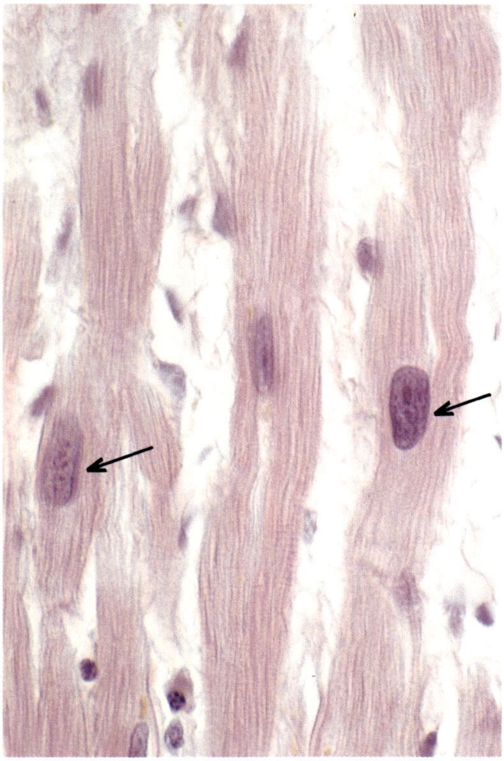

Abb. 2: Hypertrophie der Herzmuskelfasern bei genuiner Hypertonie

Entstehung und klinische Bedeutung

Die Atrophie der Herzmuskelfasern tritt als Adaptation an verminderte Anforderungen z.B. im Alter auf. Vielfach ist diese Altersatrophie mit einer Ablagerung von Lipofuszin verbunden (= braune Atrophie, s. **Abb. 22**). Ein Altersherz wiegt oft weniger als 300 g. Die gleiche Atrophie kommt aber auch als Folge von Hunger oder allgemeiner Kachexie vor. **Abb. 1** stammt von einem Patienten mit einer schweren Krebs-Kachexie. – Die Herzmuskelhypertrophie **(Abb. 2)** als «einfache Hypertrophie» ist durch eine Vergrößerung der einzelnen Herzmuskelzellen mit Vermehrung der kontraktilen Fibrillen bedingt. Sie ist immer eine Folge einer Funktionssteigerung, in **Abb. 2** bei chronischem Hochdruckleiden. Färbg./Vergr.: 1 und 2 HE, 400 ×.

2.2 Knochenmark

EAP 2.1 + 2.2

Die Hypoplasie **(Abb. 3)** geht hier mit einer sog. «numerischen Atrophie» einher, d.h. mit einer Reduktion der Zellzahl; im Vergleich zu einem normalen Knochenmark **(Abb. 4)** ist die Zahl der myelopoetischen (M) und erythropoetischen (E) Vorstufen sehr stark reduziert. Erhalten sind die in **Abb. 3** mit Toluidinblau besonders dargestellten Mastzellen (Pfeile). Megakaryozyten (vgl. Pfeil in **Abb. 4**) sind in **Abb. 3** gar nicht erkennbar. Zwischen den an Zahl reduzierten Blutzell-Vorstufen haben sich vikariierend Fettzellen vergrößert, wodurch die die **Abb. 3** beherrschenden großen Vakuolen entstanden sind. Analog der Hypoplasie ist auch die Hyperplasie der **Abb. 5** eine numerische, d.h. die Zellzahl ist im Vergleich zur Norm **(Abb. 4)** sehr stark erhöht. In **Abb. 5** liegen fast nur erythropoetische Vorstufen dicht nebeneinander und füllen das Mark weitgehend aus. Dabei handelt es sich um relativ großkernige Proerythroblasten und Erythroblasten mit Gruppen sehr kleinkerniger Erythroblasten (Pfeil). Unten links (Doppelpfeil) ein Megakaryozyt.

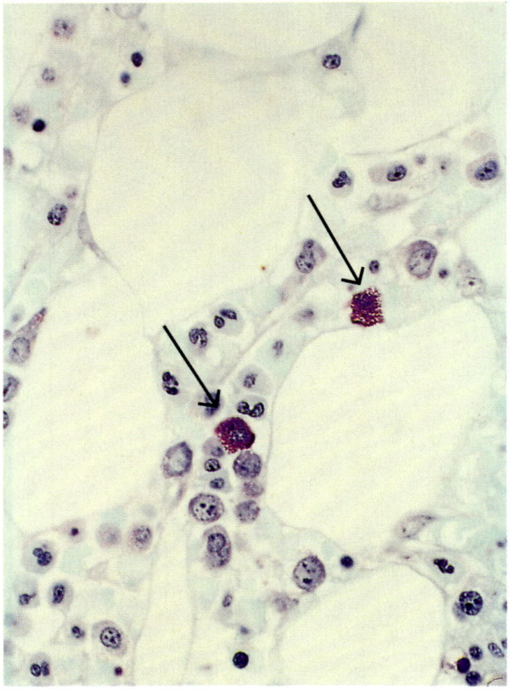

Abb. 3: Knochenmarks-Hypoplasie (Numerische Atrophie)

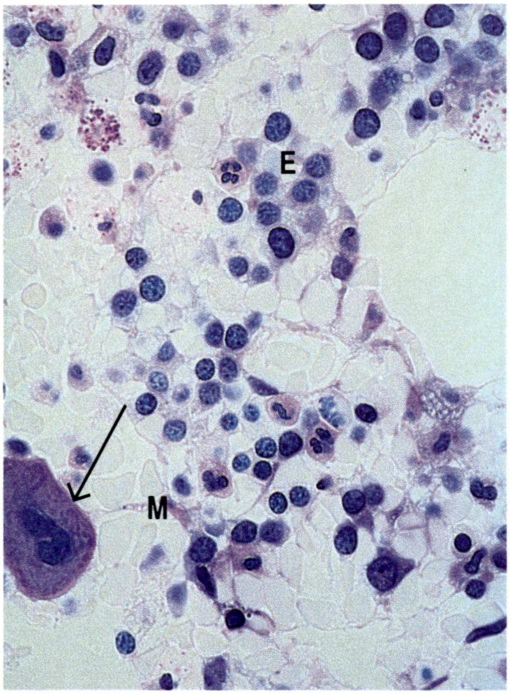

Abb. 4: Normalbefund (zum Vergleich)

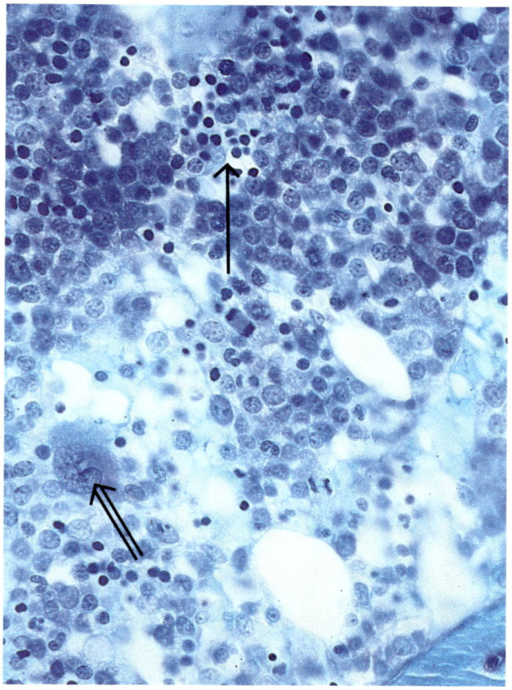

Abb. 5: Knochenmarks-Hyperplasie (Numerische Hyperplasie)

Entstehung und klinische Bedeutung

Die Knochenmarks-Hypoplasie der **Abb. 3** mit Reduktion aller drei Blutbildungssysteme (Myelopoese, Erythropoese und Thrombopoese) führt zur Panmyelophthise. Dies kann exogen bedingt sein, z.B. durch Benzol oder auch bei Überempfindlichkeit gegen Arzneimittel (etwa Chloramphenicol), kann virus-bedingt sein, ist aber in vielen Fällen kausal ungeklärt. Eine völlige Mark-Aplasie gehört zum klinischen Bild des «Strahlensyndroms». Auch hoch dosierte Zytostatikagaben können zur Markinsuffizienz führen. Der Verlust der Erythropoese mündet in eine massive Anämie, die Reduktion der Myelopoese begünstigt die Infektanfälligkeit mit oft tödlichen Pneumonien, und der Verlust der Thrombozytenbildung imponiert als hämorrhagische Diathese mit oft tödlichen Blutungen. – Eine isolierte Hyperplasie der Erythropoese (vgl. **Abb. 5**) ist meist eine Reaktion auf vermehrten peripheren Blutzerfall – hier bei einer immunhämolytisch bedingten Anämie. Der Zellverlust wird über ein kompliziertes Regelsystem durch Steigerung der Erythropoese kompensiert. Die in **Abb. 5** dargestellte Mark-Hypertrophie ist also eine Anpassungs-Hyperplasie. Färbg./Vergr.: **3**. Toluidinblau/500 ×. **4**. HE/500 ×. **5**. *Giemsa*/400 ×.

2.3 Knochen

EAP 2.1

Die charakteristische Atrophie des Knochens ist die **Osteoporose**. Im Vergleich zum normalen Knochen **(Abb. 7)** sind die Knochenbälkchen nicht nur verschmälert, sondern auch rarefiziert, d.h. auf kleine Bälkchenreste reduziert (die Lücken im Knochengewebe der **Abb. 7** sind Folgen von Schrumpfungsartefakten). Eine Verbreiterung der Knochenbälkchen mit starker Zunahme auch der Zone von nicht-mineralisiertem Osteoid (in **Abb. 8** rot gefärbt im Gegensatz zum blau gefärbten, normal mineralisierten Knochen) findet sich typisch bei Morbus *Paget* des Knochens. Zwischen den stark hypertrophen, also verbreiterten Knochenbälkchen liegt ein faserreiches zellarmes Mark, und man sieht in mehreren Arealen mehrkernige Osteoklasten (Pfeile), in deren Umgebung die Zone des rot gefärbten, nicht mineralisierten Osteoids oft geschwunden ist.

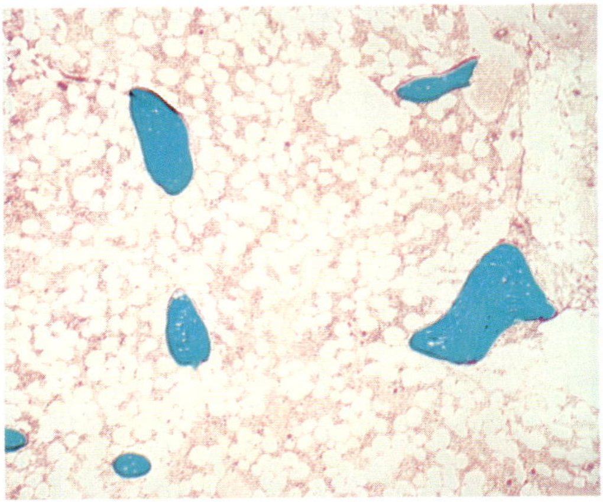

Abb. 6: Osteoporose

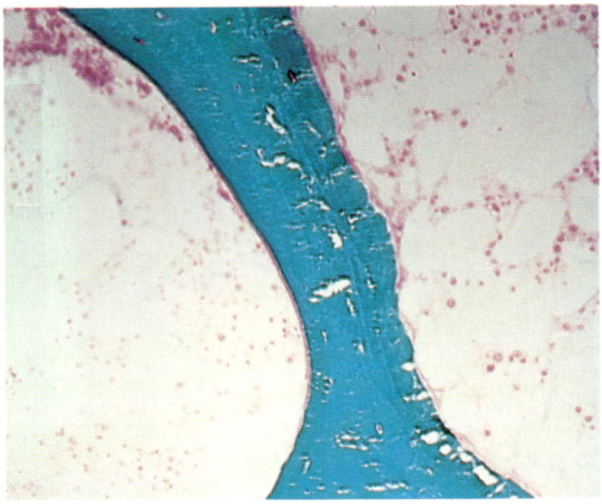

Abb. 7: Knochen: Normalbefund

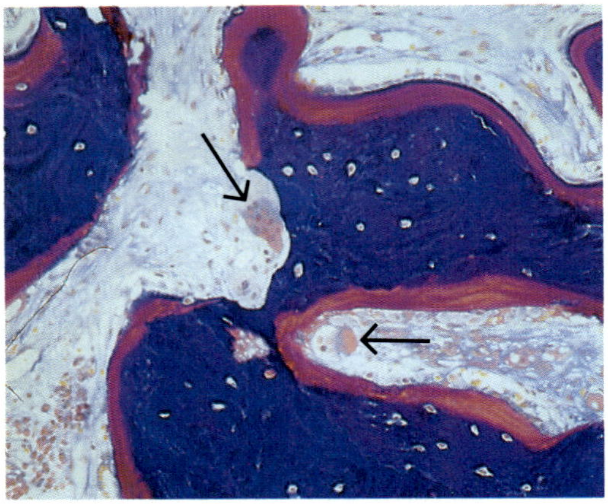

Abb. 8: Morbus Paget

Entstehung und klinische Bedeutung

Die Osteoporose ist die häufigste Knochenatrophie, entstehend im Alter (insbesondere in der Postmenopause), aber auch durch Inaktivität oder endokrin (z.B. Cortison-Osteoporose). Die Rarefizierung der Knochenbälkchen reduziert die Stabilität des Knochens, und es können schon bei geringen Traumen Frakturen auftreten.

Charakteristisch sind auch die Wirbelsäulenveränderungen mit Verschmälerung der Wirbel, wodurch es besonders im Alter zur Verkleinerung oder Verkrümmung der Wirbelsäule kommt. Ein Zusammenbruch von Wirbelkörpern kann zur Querschnittslähmung führen. – Beim Morbus *Paget* **(Abb. 8)** folgt der Fibrose des Knochenmarks ein überstürzter Anbau von Knochen, wodurch breite Streifen von nicht mineralisiertem Osteoid auf den verbreiterten, hypertrophischen Knochenbälkchen liegen. In diesen Knochenbälkchen kann man durch den ungeordneten Verlauf von sog. Kittlinien noch die Folgen des phasenweisen Knochenanbaues verfolgen. Parallel ist auch der osteoklastische Knochenabbau gesteigert, histologisch faßbar an der Vermehrung meist auffallend kleiner Osteoklasten (Pfeile). Die Ursache des Morbus *Paget* ist noch unbekannt, möglicherweise handelt es sich um eine «Slow-Virus»-Infektion. Der Knochen-An- und -Umbau führt oft zu Knochenschmerzen, zu einer unterschiedlichen Belastungsfähigkeit des Knochens mit charakteristischen Verbiegungen zur «Säbelscheiden-Tibia» oder dem «Bischofsstab-Femur». Ermüdungsfrakturen oder auch durch die verstärkte Bildung arteriovenöser Anastomosen im Knochen bedingte Herzinsuffizienzen sind typische Endstadien der Erkrankung. Färbg./Vergr.: **6**. HE/100 ×. **7**. HE/100 ×. **8**. Trichromfärbung *Masson*/100 ×.

3 Zell- und Gewebsschäden

3.1 Reversible Schäden und Degeneration

3.1.1 Hydropische Zellschwellung **EAP 3.1.1**

Sie ist Folge einer Vermehrung des intrazellulären Wassers. Meist liegt eine Störung der oxidativen Energiegewinnung und damit der ATP-abhängigen Natrium-Elimination aus der Zelle zugrunde. Der intrazellulären Natrium-Vermehrung folgt sekundär ein passiver Einstrom von Wasser. Histologisch sind in der Leber **(Abb. 9)** die Epithelzellen stark geschwollen und unregelmäßig geformt. Im Zytoplasma sieht man nur schmale Stränge und Zytoplasmaverdichtungen, vorwiegend am Gallepol der Leberzellen (Pfeile). Die Leberzellkerne sind meist vergrößert. – Vergrößerte Kerne sind auch in **Abb. 10** zu erkennen, einem Ausschnitt aus dem Myocard bei angeborener Cardiomyopathie. Als Folge der Grundkrankheit sieht man hypertrophische und atrophische Muskelfasern nebeneinander (vgl. auch **Abb. 1**), sowie vergrößerte, polyploide Kerne und in ihrer unmittelbaren Nachbarschaft optisch leere Vakuolen (Pfeile). In diesen ist auch bei Fettfärbung keine positive Reaktion zu erzielen. Sie sind Reste einer hydropischen Zellschwellung.

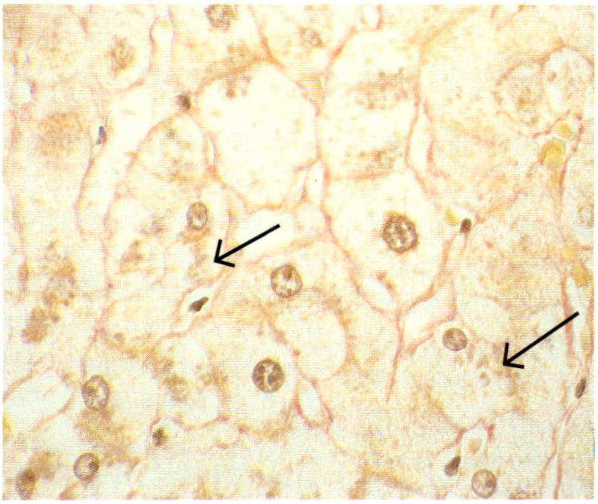

Abb. 9: Hydrops der Leberzellen als Folge einer toxischen Schädigung

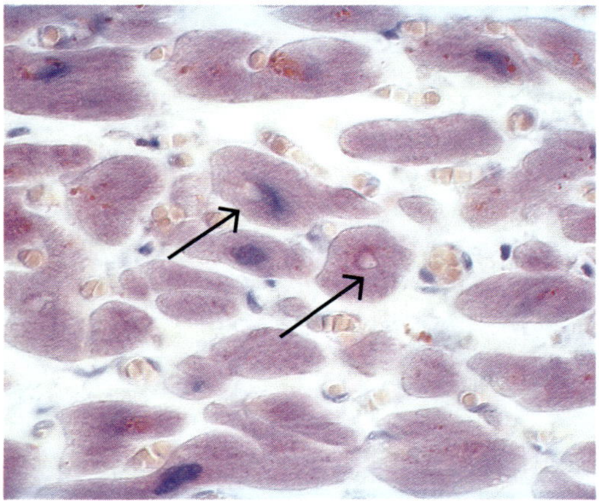

Abb. 10: Kernnahe Wasser-Vakuolen als Folgen einer hydropischen Zellschwellung, hier bei einer Cardiomyopathie

Entstehung und klinische Bedeutung

Die durch Wassereinlagerung bedingte Zellschwellung wird auch als Hydrops der Leberzellen bezeichnet. Elektronenmikroskopisch handelt es sich um eine extreme Ausweitung der endoplasmatischen Zisternen mit Reduktion der Membranen des endoplasmatischen Retikulums und der Ribosomen. Als Ausdruck einer gesteigerten Zellfunktion sind die Kerne tetra- oder octoploid und damit histologisch vergrößert. Diese massive toxische Leberzellschädigung wird auch bei Alkoholintoxikation gefunden, hier allerdings häufig mit Ablagerung sog. *Mallory*-Körperchen (vgl. **Abb. 17**). – Wenn der Hydrops der Zellen durch Steigerung des energetischen Zellstoffwechsels überwunden wird, sammelt sich der Rest des eingedrungenen Wassers in Form sog. kernnaher Vakuolen **(Abb. 10)** und kann nach toxischer oder auch hypoxischer Zellschädigung in dieser Form noch viele Wochen nachweisbar bleiben. – Der Hydrops der Leber geht – je nach Ausmaß – mit einer

Leberfunktionsstörung einher. Die Ablagerung optisch leerer kernnaher Vakuolen ist dagegen der Ausdruck einer gelungenen Kompensation des intrazytoplasmatischen Ödems. Im Falle der Cardiomyopathie der **Abb. 10** ist die Ursache der Herzinsuffizienz das Versagen der teils hypertrophischen, teils atrophischen Muskelfasern, was mit einer energetischen Insuffizienz verbunden ist (Zellhydrops → Vakuolenbildung). Färbg./Vergr.: **9**. *van Gieson*/500 ×. **10**. HE/400 ×.

3.1.2 Leberzell-Verfettung **EAP 3.1.2**

Bei schwacher Vergrößerung und Anfärbung der Fette mit Sudan III sieht man in Umgebung der Läppchenzentren (Pfeile) Ablagerungen gelb-rot gefärbter Substanzen **(Abb. 11)**. Es handelt sich um eine läppchenzentrale Leberverfettung. Bei HE-Färbung werden die Fette durch Alkohol herausgelöst, und es entstehen optisch leere Vakuolen, wobei die Kerne durch diese Blasen an den Zellrand gedrückt sind **(Abb. 12)**. Wenn mehr als 50 % der Epithelzellen so verändert sind, spricht man von einer Fettleber **(Abb. 13)**. Die Intensität der Leberzellverfettung ist dabei sehr unterschiedlich. In **Abb. 13** rechts unten eine Zentralvene.

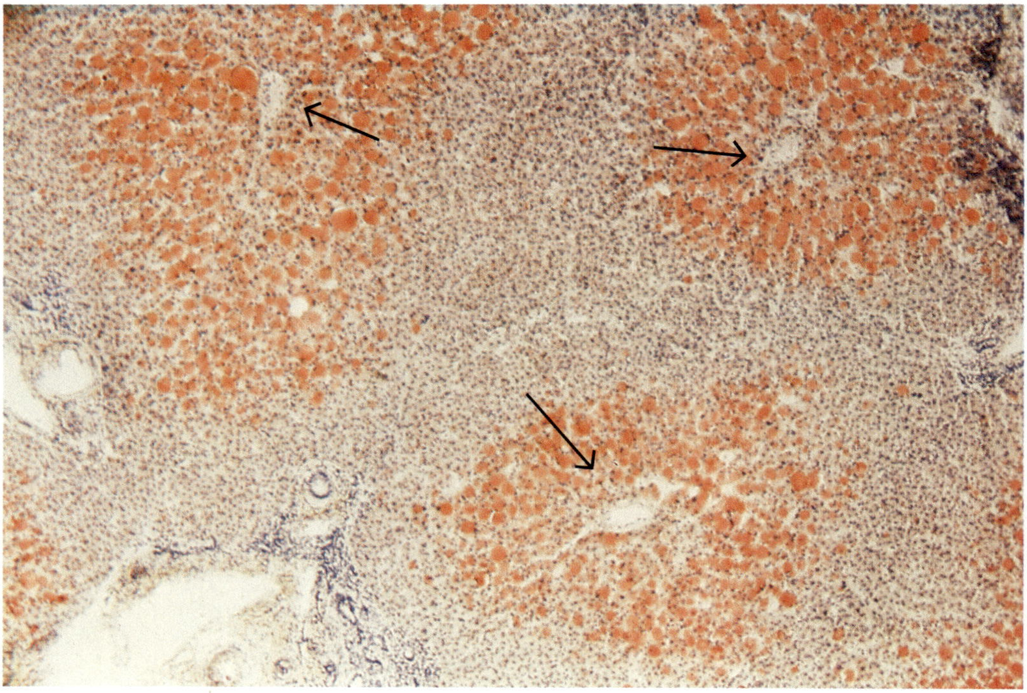

Abb. 11: Läppchenzentrale Leberverfettung

Entstehung und klinische Bedeutung

Die Ablagerung von Fettsubstanzen – in der Regel Neutralfette – kann Folge einer Störung der Zell-Oxidation sein, etwa bei Sauerstoffmangel. So ist die läppchenzentrale Verfettung der **Abb. 1a** charakteristisch für chronische Anämien und andere Zustände chronischer Hypoxidosen. Aber auch ein vermehrtes Anfluten von Fett bei Hyperlipidämie – etwa als Folge übersteigerter Fettnahrung oder eines Diabetes mellitus – kann zu einer Leberverfettung führen; das gleiche ereignet sich bei hochgradigem Proteinmangel nach langfristigem Hunger. Schließlich können toxische Schädigungen wie etwa bei chronischem Alkoholismus zur großtropfigen Leberzellverfettung führen. Bei Überernährung, Diabetes mellitus oder chronischem Alkoholabusus entsteht nicht selten das Bild der Fettleber der **Abb. 13**. Färbg./Vergr.: **11**. Hämatoxylin; Sudan III/100 ×. **12**. Hämalaun/900 ×. **13**. HE/350 ×.

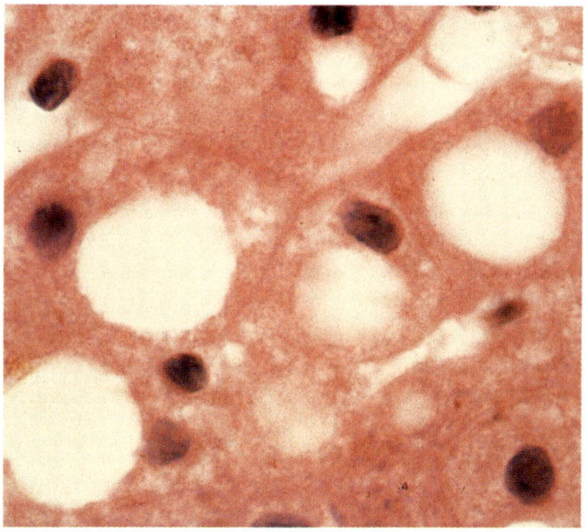

Abb. 12: Leberverfettung

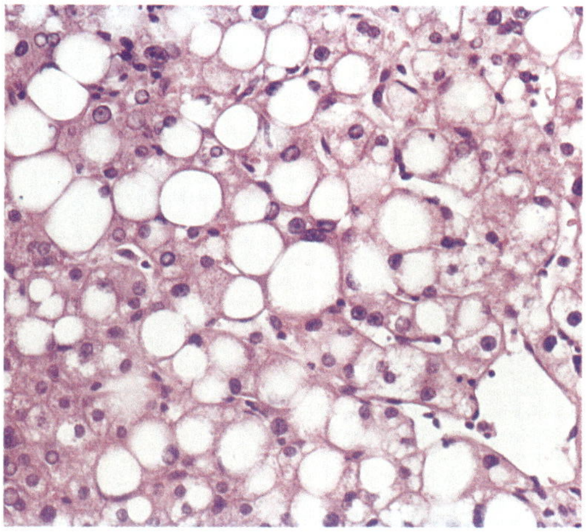

Abb. 13: Fettleber

3.1.3 Herzmuskelverfettung

EAP 3.1.2

Fleckförmig ist der Herzmuskel von gelb-rot gefärbten Streifen durchsetzt **(Abb. 14)**. Dabei handelt es sich um kleinste Fetttröpfchen, was in Querschnitten durch die Muskelfasern deutlich wird **(Abb. 15)**. Im Gegensatz zur Leber **(Abb. 13)** konfluieren hier die Fetttröpfchen nicht zu größeren Tropfen, da sie zwischen den kontraktilen Fibrillen liegen. Makroskopisch ist die streifen- oder fleckförmige Verfettung des Herzmuskels der **Abb. 14** als gelbe Streifung der Muskulatur zu erkennen, die sog. Tigerfell-Zeichnung des Myocards.

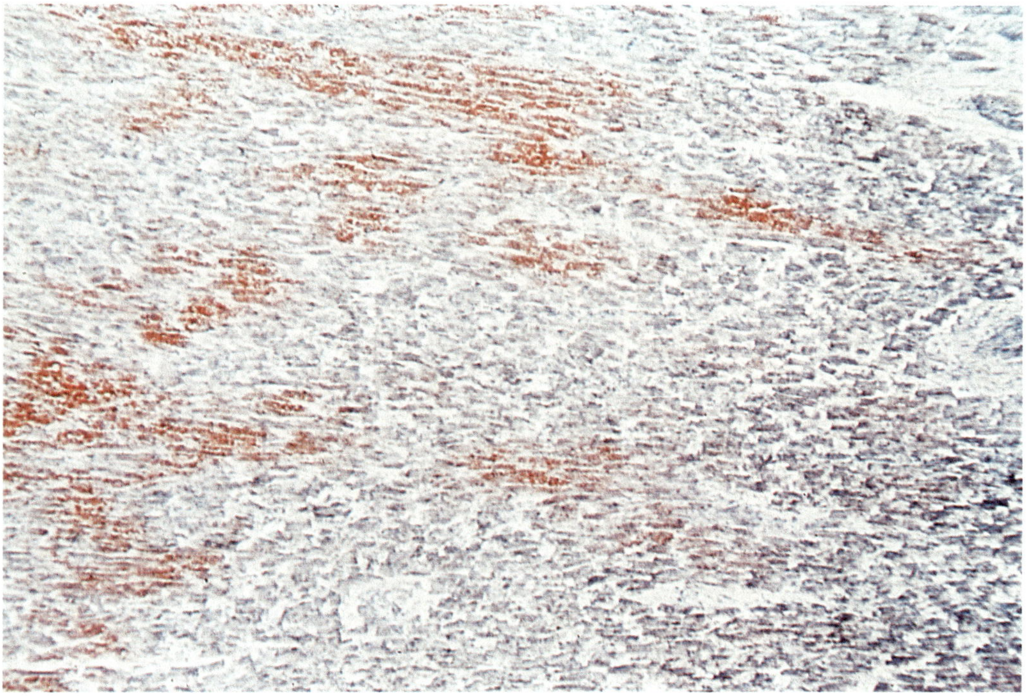

Abb. 14: Fleckförmige Herzmuskelverfettung bei Hypoxämie

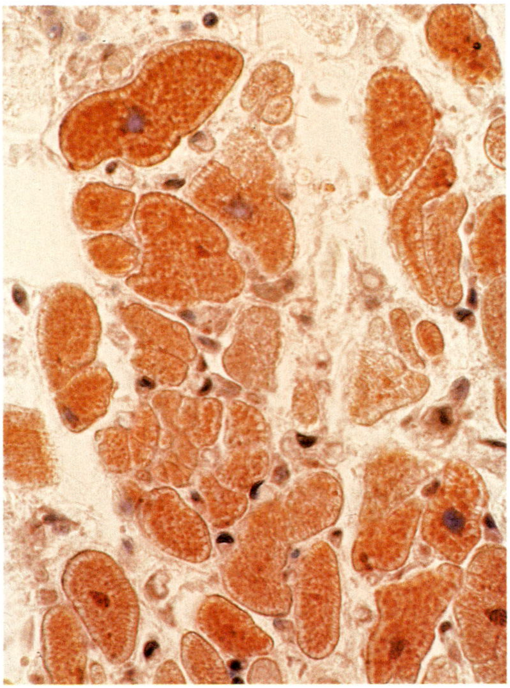

Entstehung und klinische Bedeutung

Die fleckförmige Herzmuskelverfettung ist immer Folge einer Hypoxämie, z.B. bei schwerer Anämie. Die dann mit Sauerstoff schlecht versorgten Herzmuskelanteile im Bereich der venösen Schenkel der terminalen Strombahn verfetten als Folge der Reduktion der oxydativen Energiegewinnung. Eine schwere, diffuse, also nicht fleckförmige Herzmuskelverfettung tritt bei toxischen Zuständen auf, in **Abb. 15** durch eine massive Phosphorvergiftung. Auch die Phosphorvergiftung führt zur Hemmung der oxydativen Energiegewinnung, die Verfettung ist also histiotoxisch entstanden. Während die fleckförmige, geringgradige Herzmuskelverfettung bei Hypoxämie selten zu Funktionsstörungen des Herzens führt, kann eine massive diffuse Herzmuskelverfettung bei chronischer Vergiftung zur Herzinsuffizienz führen. Färbg./Vergr.: **14**. Hämatoxylin; Sudan III/80 × (Längsschnitt). **15**. Hämatoxylin; Sudan III/400 × (Querschnitt).

Abb. 15: Diffuse toxische Herzmuskelverfettung

3.1.4 Fettkörnchenzellen am Rande einer Hirnnekrose EAP 3.1.2

In **Abb. 16** liegen zwischen intakten Gliafasern des Großhirns aufgeblähte Zellen, die bei Sudan III-Färbung rote Einlagerungen aufweisen.

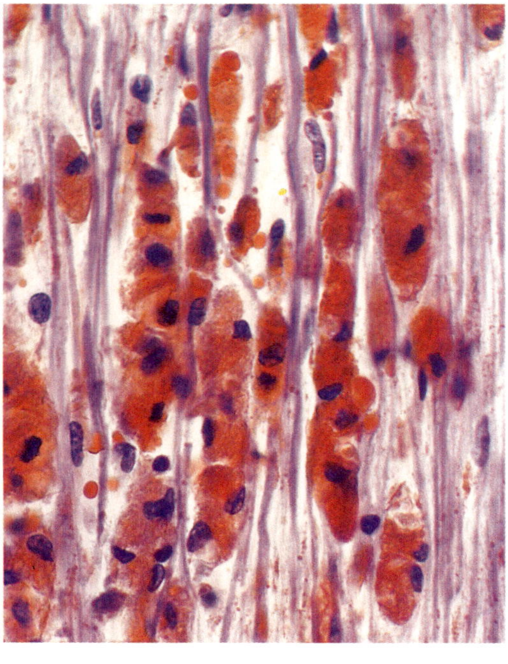

Abb. 16: Fettkörnchenzellen im ZNS

Entstehung und klinische Bedeutung

Bei diesen Zellen handelt es sich um sog. Fettkörnchenzellen. Dies sind reaktiv vermehrte Mikroglia-Zellen, die als Makrophagen aus nekrotischen Zellen aufgenommene Lipide aufnehmen. Auf diese Weise beteiligen sich die reaktiv vermehrten Zellen der Mikroglia an der Abräumung abgestorbener Nervenzellen, der Neuronophagie. Ursache der Nervenzell-Zerstörung sind entweder traumatische Hirnschädigungen oder Durchblutungsstörungen, z.B. Hirninfarkte. Das analoge Bild wird auch bei Entmarkungskrankheiten des Großhirns gefunden, z.B. bei der multiplen Sklerose. Färbg./Vergr.: Hämatoxylin-Sudan III/800 ×.

3.1.5 Mallory-Körperchen EAP 3.1.3

In den hydropisch geschwollenen Epithelzellen (vgl. auch **Abb. 9**) liegen eosinophile Schollen von teils kugeliger (Pfeil), teils strangartig gewundener Form (Doppelpfeil). Die geblähten Epithelzellen links und rechts sind Folgen einer großtropfigen Verfettung (vgl. **Abb. 13**).

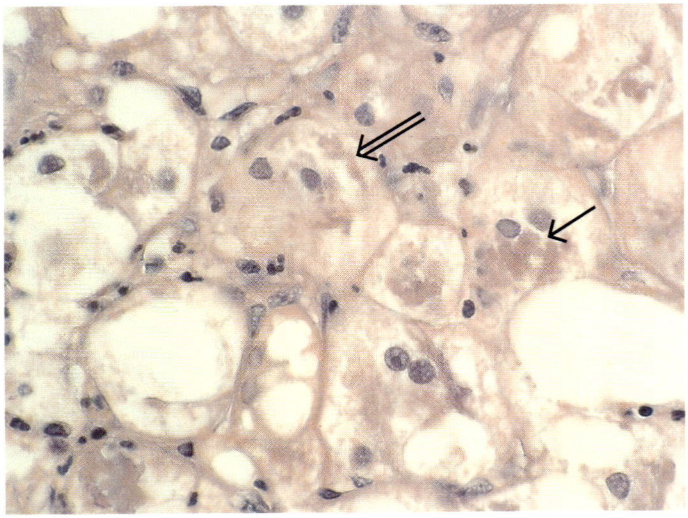

Abb. 17: Mallory-Körperchen

Entstehung und klinische Bedeutung

Die *Mallory*-Körperchen treten bevorzugt bei chronischem Alkoholismus auf, weswegen sie auch als «alkoholisches Hyalin» bezeichnet werden. Es handelt sich um ein typisches zelluläres Hyalin, also um Eiweiß-Kondensate innerhalb der Zellen. Elektronenmikroskopisch zeigen sich dichte, filzartige Aggregate von Filamenten des Zytokeratins. Entscheidend für die Funktionsstörung der Leberzellen sind nicht die *Mallory*-Körperchen, sondern die massive Verfettung und der Zell-Hydrops. Die *Mallory*-Körperchen geben nur einen Hinweis – keinen Beweis – für eine alkoholtoxische Leberzellschädigung. Färbg./Vergr.: HE/600 ×.

3.1.6 Hyalin-tropfige Eiweißspeicherung in den Nieren **EAP 3.1.3**

Links im Bild ist ein Hauptstück quer getroffen. Die Epithelzellen enthalten massenhaft eosinophile, oft kugelige Ausfällungen und sind dadurch vergrößert. Die gleichen Ausfällungen werden auch in der Tubuluslichtung gefunden. Die rechte Bildhälfte zeigt ein abführendes Harnkanälchen, das durch einen intensiv-eosinophilen, in sich wolkigen, hyalinen Zylinder weitgehend ausgefüllt wird.

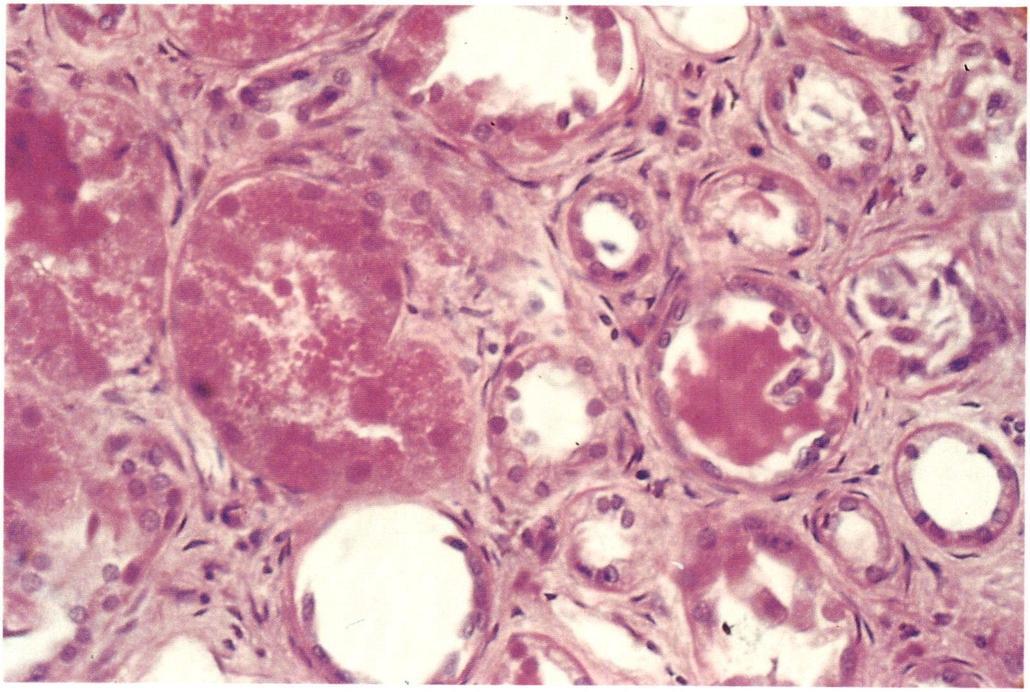

Abb. 18: Hyalin-tropfige Eiweißspeicherung

Entstehung und klinische Bedeutung

Diese hyaline Eiweißspeicherung, ein weiteres Beispiel sog. zellulären Hyalins, ist Folge einer massiven Proteinurie. Eiweiße, die in den Primärharn gelangen, werden bevorzugt von den Epithelien der Hauptstücke rückresorbiert, in den Lysosomen abgelagert und damit gespeichert und schließlich enzymatisch abgebaut. Wenn sehr viel Proteine rückresorbiert werden, resultiert die dargestellte hyalin-tropfige Eiweißspeicherung. Auch die in den Lichtungen liegenden Kügelchen sind Eiweißpräzipitate, durch deren Kondensation die hyalinen Zylinder entstehen, die rechts im Bild zu sehen sind und auch im Harn-Sediment nachgewiesen werden können. Im Gegensatz zu den *Mallory*-Körperchen der **Abb. 17** ist dieses zelluläre Hyalin also nicht Ausdruck einer primären Zellschädigung, sondern Folge einer pathologischen Leistungssteigerung der Hauptstückepithelien mit sekundärer Zellschädigung. Färbg./Vergr.: HE/500 ×.

3.2 Dystrophien EAP 3.2

Als Beispiele werden Muskeldystrophien beschrieben. Das sind erbliche Muskelerkrankungen, die wohl durch angeborene Membrandefekte der Skelettmuskelfasern bedingt sind. Dies führt zumeist zur Muskelatrophie.
Während in einem quergeschnittenen Anteil der Skelettmuskulatur **(Abb. 19)** oben und unten sehr große Muskelfasern mit charakteristisch randständigen Kernen auffallen (Pfeile), liegen in der Mitte sehr kleine, ebenfalls quergeschnittene Muskelfasern mit peripher gelegenen Kernen.
Die letztgenannten Muskelfasern sind atrophisch (vgl. **Abb. 1**), und diese Atrophie bestimmt das klinische Bild. Reaktiv kommt es zur Hypertrophie (vgl. **Abb. 2**) einzelner Muskelfasergruppen (in **Abb. 19** oben und unten durch Pfeile gekennzeichnet). In **Abb. 20** sieht man ebenfalls hypertrophische und atrophische Muskelfasern mit sehr unterschiedlich großen Querschnitten, dazwischen hier rot gefärbtes vermehrtes Bindegewebe und Fettgewebe (im Bild unten). In einzelnen der hypertrophen Muskelfasern sind mehrere Kerne ausgebildet (Pfeile), die nicht nur am Rande, sondern gelegentlich auch im Inneren der Muskelfasern liegen können.

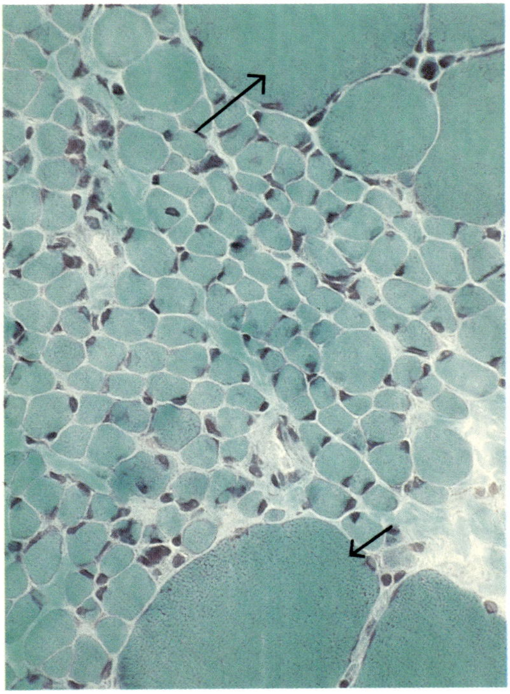

Abb. 19: Spinale Muskelatrophie Werdnig-Hoffmann

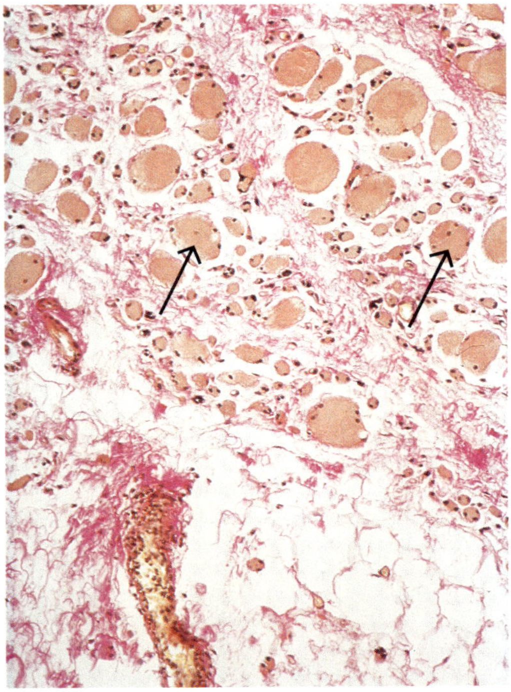

Abb. 20: Dystrophia musculorum progressiva Erb

Entstehung und klinische Bedeutung

Abb. 19 zeigt den Typ einer neurogenen Muskelatrophie, bedingt durch eine degenerative Erkrankung des zweiten motorischen Neurons. Es entsteht das dafür charakteristische Muster: neben reaktiv-hypertrophen Fasern (Pfeile) liegen Gruppen atrophischer, durch die Erkrankung der zugehörigen Neurone nicht mehr beanspruchter Muskelfasern. Hier liegt eine infantile spinale Muskelatrophie vom Typ *Werdnig-Hoffmann* vor. Die Erkrankung ist autosomal-rezessiv erblich. – Das Nebeneinander von atrophischen und hypertrophischen Muskelfasern sowie Faseruntergang und reaktiver Vakatwucherung von Fett- und Bindegewebe ist charakteristisch für das Spätstadium der progressiven Muskeldystrophie. Diese zeigt **Abb. 20**. Die Dystrophia musculorum progressiva (*Erb*) ist die häufigste erbliche Muskelerkrankung und kommt in verschiedenen Verteilungsformen vor.

Die Ursache ist ein bislang noch unbekannter Enzymdefekt im Muskelstoffwechsel. Charakteristisch ist die Abrundung einzelner Muskelfasern bei starken Kaliberunterschieden mit Vermehrung der Zellkerne (Pfeile in **Abb. 20**) und sog. Kern-Zentralisierung (**Abb. 20** rechts). Die Erkrankung kann in verschiedenen Altersperioden beginnen und verschieden rasch verlaufen. Färbg./ Vergr.: **19**. Modifizierte Ladewig-Färbung nach Engel/Cunningham/400 ×. **20** *van Gieson*/100 ×.

3.3 Pigmentablagerungen

EAP 3.3

Abb. 21 zeigt atrophische Herzmuskelfasern analog **Abb. 1**, hier aber zusätzlich mit gelbbraunen Pigmentablagerungen in Nachbarschaft des Kernes. Es handelt sich um Lipofuszin (= Abnutzungs-Pigment). Makroskopisch sind diese Herzen klein und braun gefärbt, daher der Name «braune Atrophie des Herzens».
Abb. 22 zeigt die *braune Atrophie der Leber*. Auch hier sind die Leberzellen verkleinert und enthalten massenhaft gelbbraunes Lipofuszin. Die Verschmälerung der Leberzellplatten ist durch eine Verbreiterung der Sinus deutlich. Die Sinus enthalten massenhaft Erythrozyten (Pfeile). Das Lipofuszin ist bevorzugt in Umgebung der Zentralvene (Z) nachweisbar.

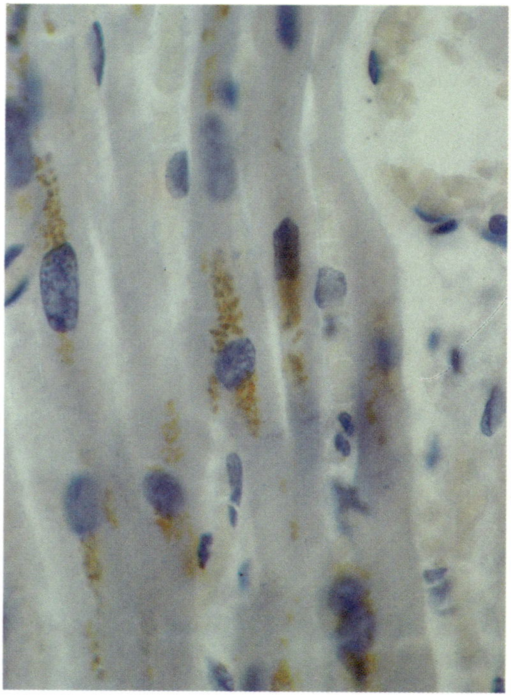

Abb. 21: Braune Atrophie des Herzmuskels

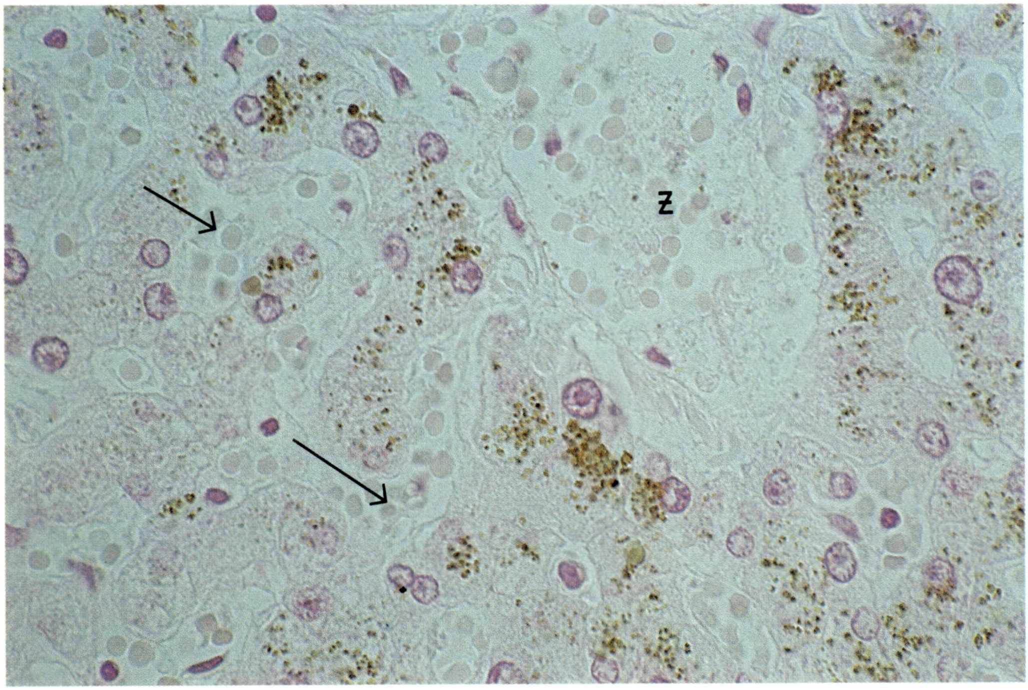

Abb. 22: Braune Atrophie der Leber

Entstehung und klinische Bedeutung

Wie die einfache Atrophie des Herzmuskels (s. **Abb. 1**), findet sich die braune Atrophie des Herzmuskels bevorzugt als Altersatrophie und bei Kachexie bzw. bei Hunger-Zuständen. Das Lipofuszin gehört zu den sog. Lipopigmenten. Es handelt sich um intralysosomal akkumulierende, schwer abbaubare Polymerisationsprodukte, die durch Peroxidation hochgesättigter Fettsäuren entstehen. Sie haben eine braune Eigenfarbe. Das Lipofuszinpigment entsteht vorwiegend durch zelluläre Autophagie in Lysosomen-Kompartiment der Zellen. Die Eisenreaktion ist im Lipofuszin immer negativ (vgl. dagegen **Abb. 252**). Färbg./Vergr.: **Abb. 21** HE, 400 ×, **Abb. 22** Berliner Blau; Kernecht Rot, 900 ×.

3.4 Nekrosen

3.4.1 Einzelzellnekrosen der Leber EAP 3.4

Inmitten der im wesentlichen intakten Leberparenchymzellen fallen einzelne homogen-rote Kugeln auf, die in sich keinerlei Struktur aufweisen (**Abb. 23** Bildmitte). In anderen Fällen **(Abb. 24)** sind diese homogenen Schollen von eingewanderten Granulozyten und Makrophagen umgeben (Doppelpfeil). Andere Parenchymzellen enthalten große Fettvakuolen (Pfeile).

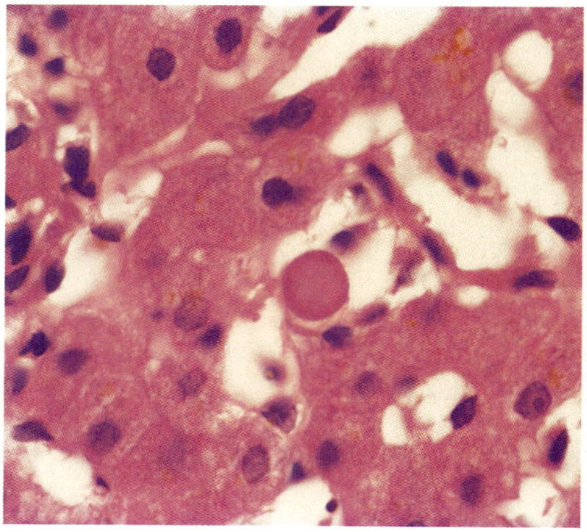

Abb. 23: Einzelzellnekrose der Leber, sog. Councilman-Körperchen

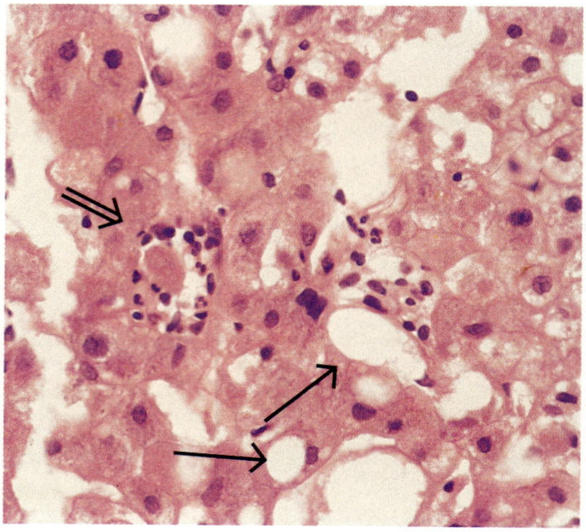

Abb. 24: Auflösung von Einzelzellnekrosen der Leber durch eingewanderte Granulozyten und Makrophagen

Entstehung und klinische Bedeutung

Einzelne Leberepithelzellen können durch toxische Schäden, vor allem aber bei Infektionen zugrunde gehen. Es kommt zur Eiweißgerinnung und Kernpyknose, also zur Koagulationsnekrose. Diese «hyalinen Körperchen», die gelegentlich noch Reste des pyknotisch oder rhektisch zerfallenen Kernes enthalten, werden als «*Councilman*-Körperchen» bezeichnet und finden sich bei uns besonders häufig bei akuter Virus-Hepatitis, sind aber dafür keineswegs spezifisch (*Councilman* beschrieb sie zuerst bei Gelbfieber). Wie jede andere Nekrose werden diese Einzelzellnekrosen durch eingewanderte Granulozyten und Makrophagen aufgelöst **(Abb. 24)**. Einzelzellnekrosen sind bei der starken Reservekapazität der Leber ohne eigenen Krankheitswert. Sie charakterisieren aber eine toxisch oder infektiös bedingte Leberschädigung. Färbg./Vergr.: **23**. HE/500 ×. **24**. HE/400 ×.

3.4.2 Herzmuskelnekrosen **EAP 3.4**

Die in **Abb. 25** quer oder schräg angeschnittenen Herzmuskelfasern sind zum großen Teil homogen-rot und kernlos (Pfeile). Erhalten sind nur die Bindegewebs- und Gefäßzellkerne zwischen den Muskelfasern. Andere Muskelfasern zeigen bereits eine wabige Auflösung der Fibrillen (Doppelpfeile). Nach Auflösung wandern Makrophagen, Lymphozyten und Granulozyten in zunächst geringer Zahl dort ein, wo Herzmuskelfasern zerstört bzw. aufgelöst sind. Dies ist in **Abb. 26** in längs getroffenen Muskelfasern zu erkennen (Doppelpfeil). Die sich auflösenden Herzmuskelfasern zeigen oft besonders deutliche Querbänder mit Verquellungen (Pfeile).

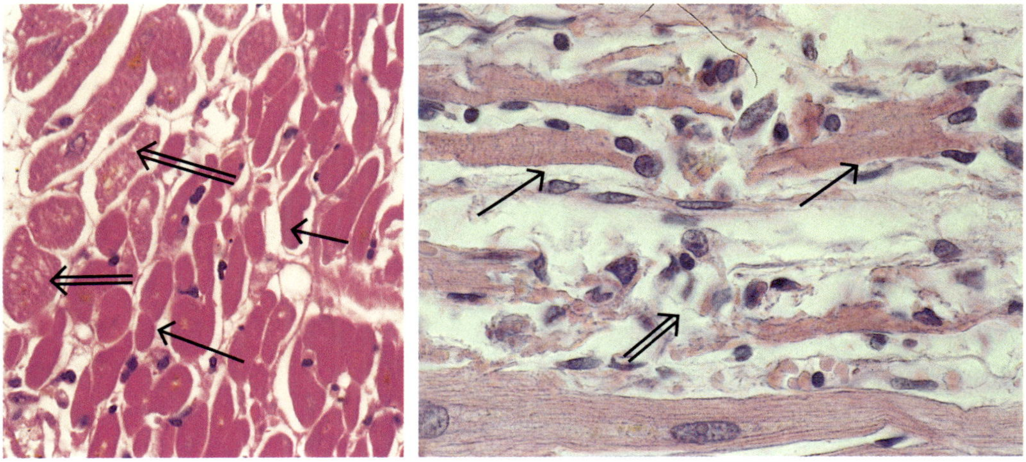

Abb. 25 und 26: Herzmuskelnekrosen

Entstehung und klinische Bedeutung

Es handelt sich um typische hypoxische Koagulationsnekrosen, wie sie bei Coronarinsuffizienz auftreten, also bei einem Mißverhältnis zwischen Blutangebot und Blutbedarf des Herzens. Häufigste Ursache ist die stenosierende Coronarsklerose. Der Untergang von vielen Herzmuskelfasern kann zur chronischen oder auch akuten Herzinsuffizienz führen. Wenn größere Areale ausfallen, handelt es sich um einen Herzinfarkt. **Abb. 25** ist aus dem Randgebiet eines Herzinfarktes entnommen. Färbg./Vergr.: **25**. HE/300 × (Querschnitt). **26**. HE/500 × (Längsschnitt).

3.4.3 Fibrinös-nekrotisierende Enteritis **EAP 3.4**

Die Schleimhaut ist weitgehend aufgelöst und in schollige eosinophile Massen umgewandelt (Pfeile), in denen noch Kernreste nachweisbar sind. Normale Schleimhaut ist nicht mehr erkennbar. Im Stroma sieht man vermehrt Lymphozyten und Plasmazellen (Doppelpfeile).

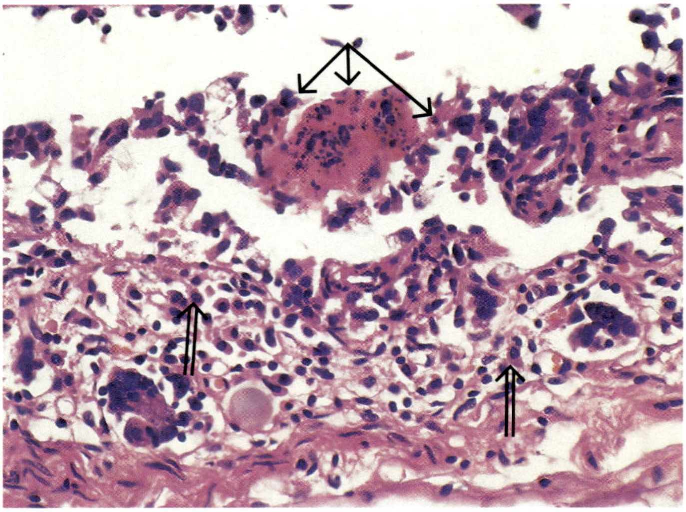

Abb. 27: Fibrinös-nekrotisierende Enteritis

Entstehung und klinische Bedeutung

Es handelt sich um eine schwere Form einer akuten, erregerbedingten Enteritis mit lokaler Zerstörung der gesamten Dünndarmschleimhaut. Im Bereich der Nekrose wird auch Fibrin abgeschieden, das zwischen den Entzündungszellen liegt und makroskopisch Pseudomembranen bilden kann, nach deren Abstoßung die geschwürigen Oberflächendefekte sichtbar werden (pseudomembranöse Enteritis). Schwere Formen dieser Erkrankung führen durch gesteigerten Flüssigkeits- und Elektrolytverlust zum u.U. tödlichen Schock. Leichtere Formen können innerhalb weniger Tage ohne Folgen abheilen. Färbg./Vergr.: HE/250 ×.

3.4.4 Akute Pankreasnekrose EAP 3.4

Neben noch intakten Pankreasläppchen (**Abb. 28** oben) sieht man große, kernlose Schollen und Blasen, die von massenhaft neutrophilen Granulozyten umgeben sind (**Abb. 28** Pfeil). Diese Kolliquationsnekrose greift auch auf das angrenzende Fettgewebe über und wandelt es gleichfalls in kernlose, blaß-eosinophile Substanzen um (**Abb. 29** untere Hälfte). Oben ist hier noch weitgehend intaktes Fettgewebe zu erkennen.

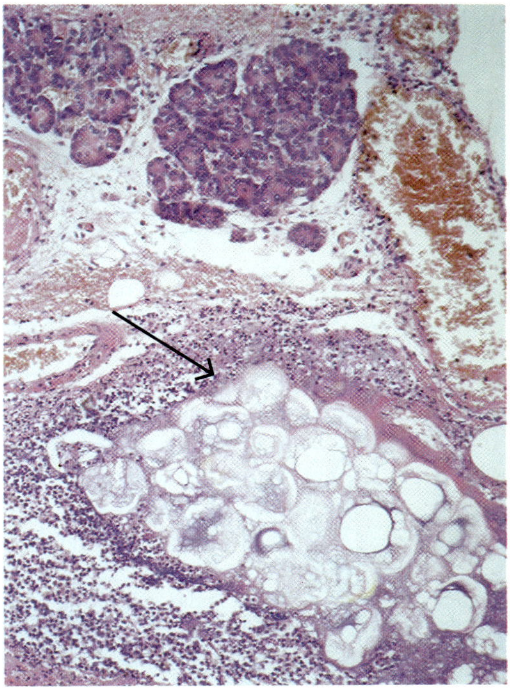

Abb. 28:
Akute Pankreasnekrose (Parenchymnekrose)

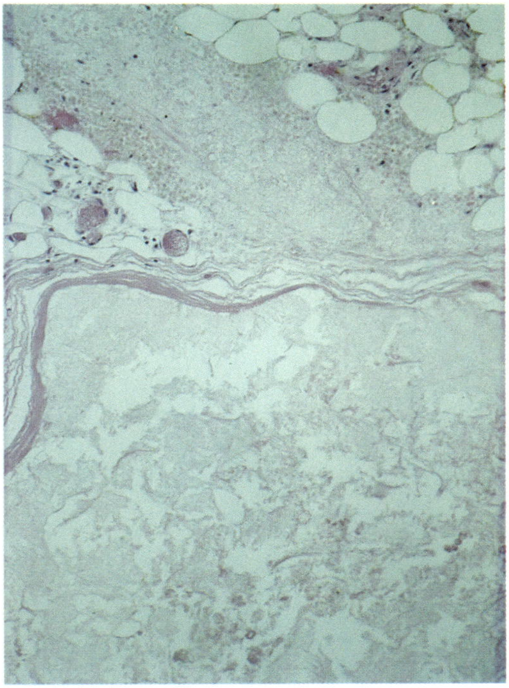

Abb. 29:
Akute Pankreasnekrose (Fettgewebsnekrose)

Entstehung und klinische Bedeutung

Die akute Pankreasnekrose, auch akute Pankreatitis genannt, ist die Folge von Austritt und Aktivierung von Pankreasfermenten (Lipasen und Proteinasen) aus den Gängen und Zellen des Pankreas. Es kommt zur Lyse sowohl des Pankreasgewebes als auch des umgebenden Fettgewebes, zur sog. Fettgewebsnekrose. Makroskopisch sind das Pankreas, seine Umgebung und vielfach das gesamte Peritoneum von kalkspritzer-artigen weißen Flecken durchsetzt. Ursachen des Austrittes und der Aktivierung von Pankreasfermenten können entzündliche Prozesse sein, aber auch ein gesteigerter Sekretionsreiz z.B. bei Alkoholismus oder auch eine Enzymaktivierung durch Gallereflux. Eine zunächst geringfügige Pankreatitis kann in eine chronisch-rezidivierende Form mit zunehmender Pankreasinsuffizienz übergehen. Tödlich wird die Erkrankung meist durch einen akuten Schub, u.U. unter dem Bild der Pankreasapoplexie mit massiven Blutungen. Färbg./Vergr.: **28**. HE/100 ×. **29**. HE/80 ×.

3.5 Extrazelluläre Veränderungen

3.5.1 Lungenödem EAP 3.5.1

Die Alveolen sind durch ein homogen-eosinophiles Material vollständig ausgefüllt (die schmalen Spalten sind fixationsbedingte Artefakte). In den Alveolen liegen abgestoßene Alveolardeckzellen. Die interalveolären Kapillaren sind nur geringfügig mit Blut angefüllt.

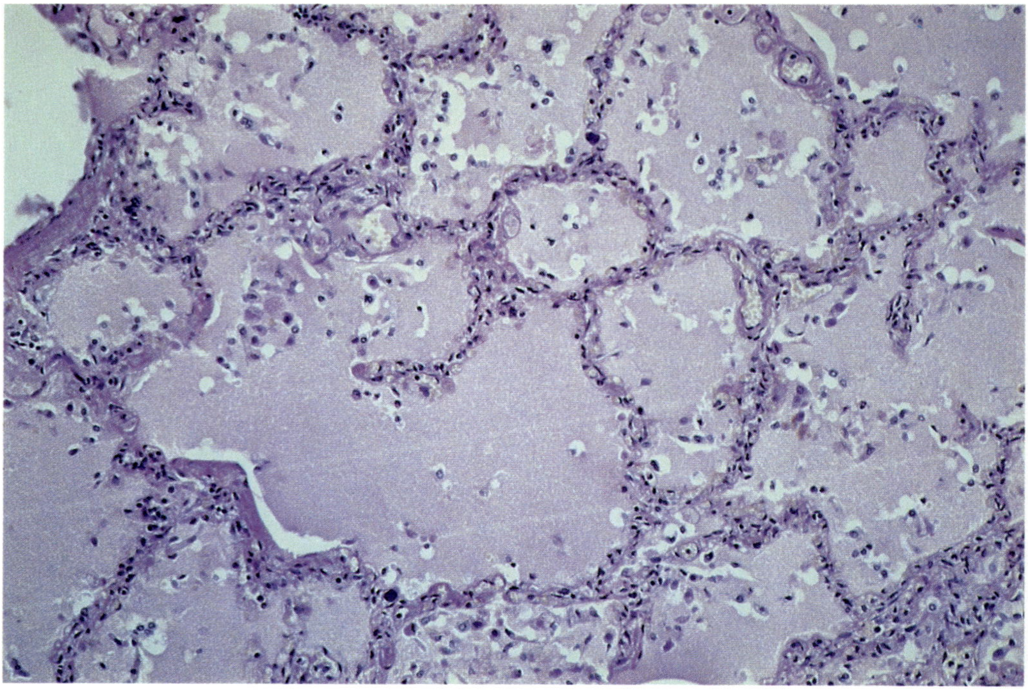

Abb. 30: Urämisches Lungenödem

Entstehung und klinische Bedeutung

Ein Lungenödem ist immer eine Folge einer Durchlässigkeitssteigerung der Kapillaren für Blutserum. Dies tritt am häufigsten bei akuter Linksherzinsuffizienz ein. Dann sind die Kapillaren aber im Gegensatz zur **Abb. 30** prall mit Erythrozyten angefüllt. Bei zentral ausgelöstem Lungenödem ist eine Störung im Vasomotorenzentrum Ursache der Permeabilitätssteigerung in der Endstrombahn der Lungen. Bei **Abb. 30** handelt es sich um ein urämisches Lungenödem mit Ausscheidung harnpflichtiger Substanzen über die Lungenkapillaren und begleitender toxischer Kapillarschädigung. Pathogenetisch wichtig ist auch die durch Niereninsuffizienz ausgelöste Störung im Wasser- und Elektrolythaushalt. Färbg./Vergr.: HE/200 ×.

3.5.2 Herzmuskelnarbe **EAP 9.5.2**

Das Bild wird beherrscht von hellrot gefärbtem Bindegewebe, in welchem nur kleine Nester von Herzmuskelfasern erhalten sind. Diese sind teils längs geschnitten (im Bild oben), teils quer getroffen (Bildmitte).

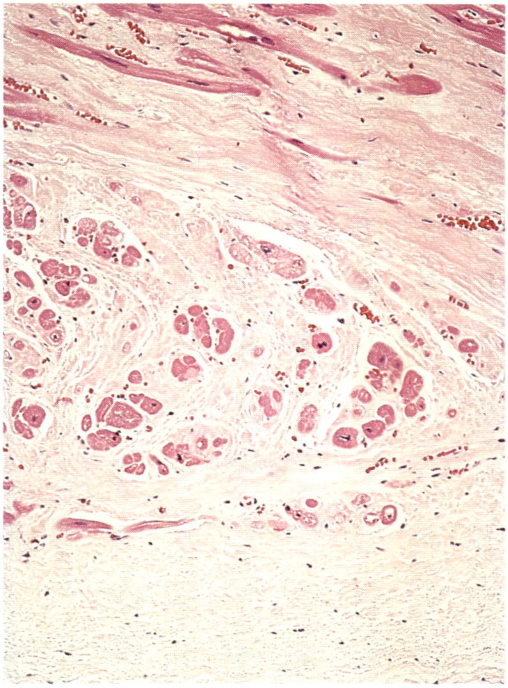

Abb. 31: Herzmuskelnarbe

Entstehung und klinische Bedeutung

Die Fibrose beim vernarbten Herzinfarkt ist typische Folge einer Nekrose, die den akuten Herzinfarkt charakterisiert **(Abb. 216 + 217)**. Der Herzmuskel ist zu einer ausreichenden Regeneration nicht in der Lage, und die nekrotischen Areale vernarben. Folge ist ein massiver Funktionsverlust des Herzmuskels mit Reduktion der Kontraktilität, oft mit Verminderung auch des passiven Widerstandes, so daß in diesen Arealen Herzaneurysmen entstehen können. **Abb. 31** zeigt in der Bildmitte hypertrophische und atrophische Muskelfasern nebeneinander. Färbg./Vergr.: HE/80 ×.

3.5.3 Osteomyelofibrose **EAP 3.5.3**

Statt des normalen Knochenmarkes sieht man längs verlaufende Bindegewebsfasern mit spindeligen Zellkernen. Nur im linken Drittel des Bildes sind noch Vorstufen der weißen und der roten Reihen sowie Lymphozyten (L) und Plasmazellen (PL) zu erkennen. Unten im Bild zeigt sich partiell lytisches Knochengewebe.

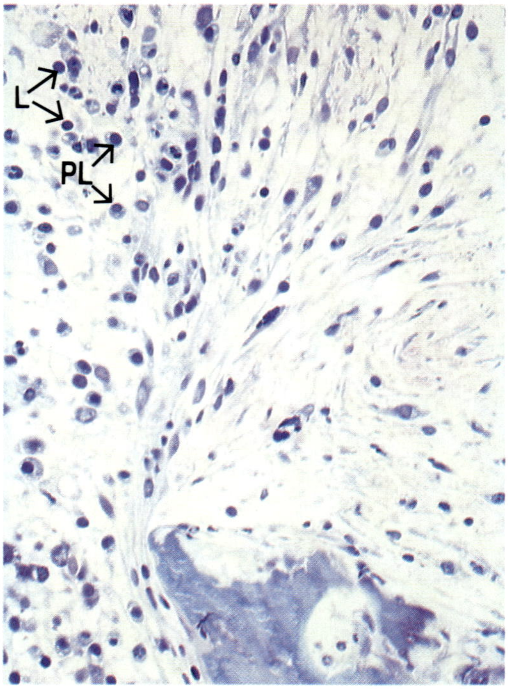

Abb. 32: Osteomyelofibrose

Entstehung und klinische Bedeutung

Die Osteomyelofibrose (bei reaktiver Knochenvermehrung Osteomyelosklerose) ist in der Regel Endstadium einer myeloproliferativen Erkrankung, also z.B. einer chronischen myeloischen Leukämie, einer Polycythaemia vera oder als sog. akute Myelofibrose Ausdruck einer gesteigerten Fibroblasten- und Faserneubildung durch den *platelet-derived growth factor (PDGF).* **Abb. 32** zeigt eine Osteomyelofibrose nach langdauernder Zytostatikatherapie einer chronisch-myeloischen Leukämie. Die dafür charakteristischen Zellen (vgl. **Abb. 148**) sind nicht mehr erhalten. Die Fibrose ist wie in **Abb. 31** Folge von Zellnekrosen, desgl. die Einwanderung der in **Abb. 32** erkennbaren Lymphozyten (L) und Plasmazellen (PL). Färbg./Vergr.: HE/250 ×.

3.5.4 Diabetische Mikroangiopathie EAP 12.1.2

Die in der Mitte gelegene Arteriole hat eine homogen-eosinophile, stark verbreiterte Wand. Die Endothelzellkerne springen knopfförmig in die Lichtung vor. Die Mediazellkerne (Pfeil) sind geschwollen.

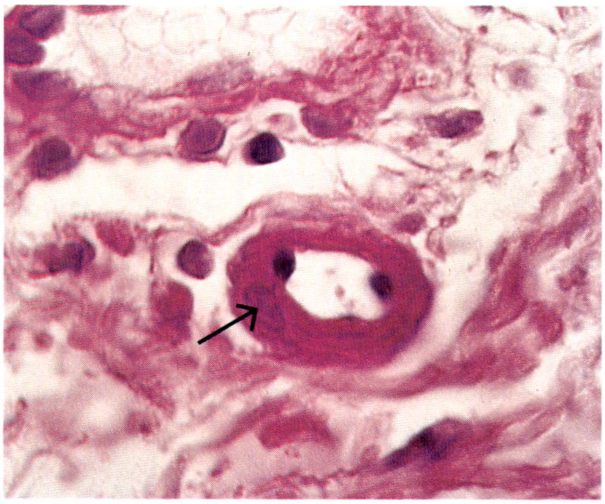

Abb. 33: Diabetische Mikroangiopathie

Entstehung und klinische Bedeutung

Es handelt sich vorwiegend um eine Verbreiterung der Basalmembranen mit Einlagerungen PAS-positiver Mukopolysaccharide. Diese Gefäßveränderungen sind Folgen der diabetischen Stoffwechselstörung und finden sich ubiquitär, vorwiegend aber in den Nieren und im Unterhautfettgewebe, wo man sie – z.B. durch Ohrläppchen-PE – nachweisen kann. Die Veränderung der Arteriole in **Abb. 33** ist Teil der systemischen diabetischen Mikroangiopathie, die in Form der Glomerulosklerose (vgl. **Abb. 249**) lebensbedrohlich wird. Färbg./Vergr.: PAS/600 ×.

3.5.5 Lungen-Silikose **EAP 4.1.6**

Statt des normalen Lungengewebes sieht man Bindegewebszüge, die rechts oben in zwei Drittel der Bildfläche zu kernlosen, homogen-eosinophilen Strängen angeordnet sind und einander umwinden. In diesen Strängen ist keine Kernfärbung zu erkennen; anders bei den kollagenen Bindegewebsfasern, welche diesen Knoten links und unten umgeben. Sie sind deutlich schmäler und zwischen ihnen liegt schwarz-braunes Pigment.
Entzündungsherde fehlen. Normales Lungenparenchym ist in **Abb. 34** nicht zu erkennen.

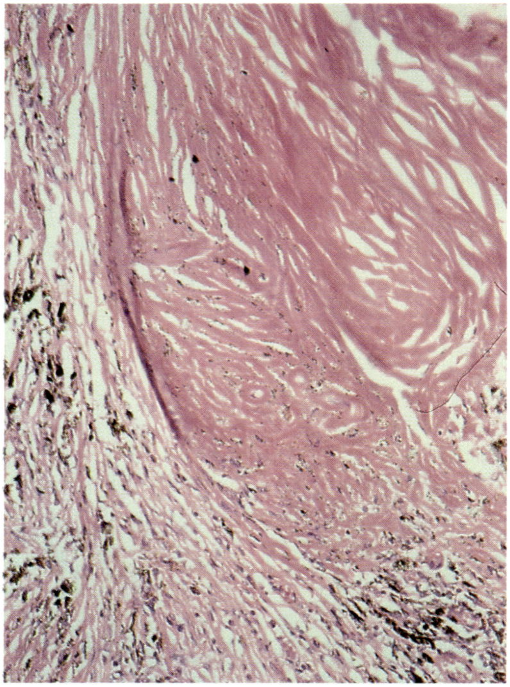

Abb. 34: Lungen-Silikose

Entstehung und klinische Bedeutung

Es handelt sich um typisches extrazelluläres, bindegewebiges Hyalin. Diese Krankheit ist Folge einer Einatmung von Silikatstaub, der perivaskulär und peribronchial mit dem Lymphweg verschleppt wird und eine reaktive Histiozytenansammlung bedingt. So entstehen in der Umgebung kleiner Lungenarterien konzentrische Histiozytenknötchen mit silikotischen Granulomen, die nach einiger Zeit hyaline Ausfällungen enthalten. Durch Zunahme des bandförmigen bindegewebigen Hyalins sterben alle Zellen im Granulom ab, und es resultiert das weitgehend zellfreie hyaline Narbengewebe der **Abb. 34**. Je nach Ausmaß der Silikose sind beide Lungen von unterschiedlich großen hyalinen Knoten durchsetzt, in deren Umgebung fast immer noch frische Granulome gefunden werden, da die Krankheit irreversibel progredient verläuft. Für das Schicksal des Patienten ist meist die Belastung der rechten Herzkammer, das dadurch entstehende chronische Cor pulmonale, mit letalem Rechtsherzversagen entscheidend. Das schwarz-braune Pigment in **Abb. 34** ist inhaliertes Kohlepigment, das sich in allen Lungen von Menschen in Industrienationen findet. Färbg./Vergr.: HE/80 ×.

3.5.6 Leber-Amyloidose **EAP 3.5.5**

Im *Dissé*-Raum, also zwischen den Leberzellplatten und dem Endothel, liegt ein homogen-eosinophiles Material, das die Sinus bandartig umgibt (**Abb. 35**). Die Epithelzellplatten sind hier geringfügig verschmälert, sonst aber noch unverändert. Wenn die Breite der Ablagerung dieses eosinophilen Materials zunimmt, werden die Epithelzellplatten zunehmend komprimiert und atrophisch (**Abb. 36** Pfeile). Fast nur in Umgebung des Portalfeldes, das sich in **Abb. 36** (Bildmitte rechts und oben) befindet, sind noch intakte Leberepithelzellen zu finden. Das Portalfeld ist verbreitert und enthält vermehrt Bindegewebe und Lymphozyten. In der linken unteren Bildhälfte der **Abb. 36** überwiegen die intensiv rot gefärbten Ablagerungen des Amyloids.

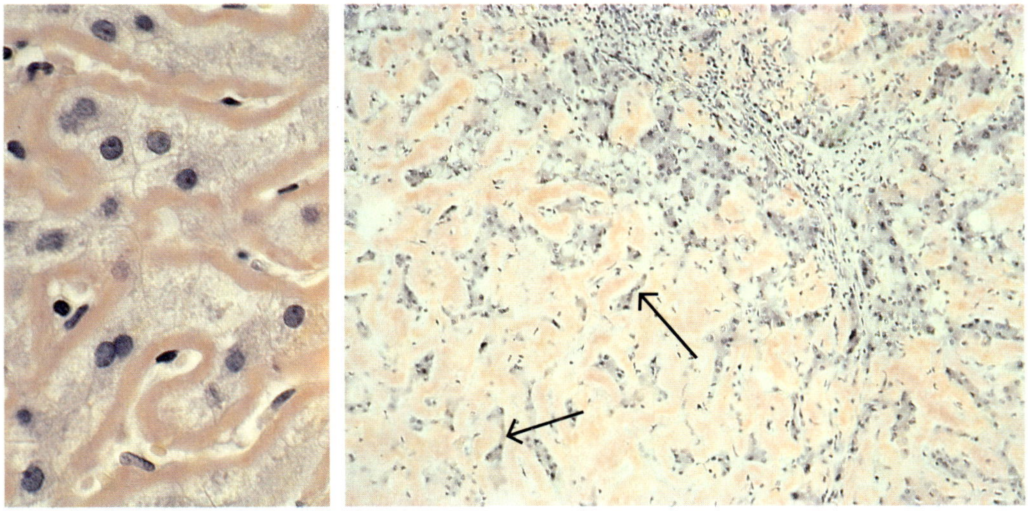

Abb. 35 und 36: Amyloidose der Leber

Entstehung und klinische Bedeutung

Amyloid besteht aus Proteinfibrillen mit charakteristischer elektronen-mikroskopischer Struktur. Die Fibrillen leiten sich von Globulinfraktionen ab, die Sequenzen der Leichtketten (Kappa oder Lambda) enthalten. Ferner sind andere, teils nicht näher analysierte Proteine am Aufbau beteiligt. Charakteristisch ist z.B. die Anfärbung mit dem Farbstoff Kongorot (vgl. **Abb. 36**). In der HE-Färbung **(Abb. 35)** ist das Amyloid homogen-eosinophil. Die Leber-Amyloidose ist meist Teil einer generalisierten Amyloidose, und die massiven Amyloidablagerungen führen trotz der Atrophie nur selten zur krankheitsbestimmenden Leberinsuffizienz. Das gilt speziell für die sog. sekundären Amyloidosen (= Begleitamyloidosen etwa bei chronisch-entzündlichen Prozessen mit Amyloidprotein A oder bei Plasmozytom und Immunozytom mit Amyloidprotein L). Krankheitsbestimmend ist vielmehr in den meisten Fällen der Verlauf des Primärleidens. Färbg./Vergr.: **35**. HE/500 ×. **36**. Kongorot/100 ×.

3.5.7 Nieren-Amyloidose EAP 3.5.5

Die Amyloidose der Niere bevorzugt die Glomeruli. An deren Basalmembranen lagern sich primär die Amyloidproteine ab, bilden unterschiedlich dichte, unscharf begrenzte Schollen und führen schließlich zur Druckatrophie der Glomerulusschlingen. Bei fehlender Glomerulusfunktion atrophieren die Tubuli, und es kommt sekundär zur Fibrose und zur Lymphozyteninfiltration (**Abb. 37** Pfeil). Das in **Abb. 37** mit Kongorot angefärbte Amyloid gibt im Polarisationsmikroskop eine charakteristische grünliche Doppelbrechung **(Abb. 38)**. Beide Abbildungen geben genau den gleichen Bildausschnitt wieder, **Abb. 37** im normalen Durchlichtmikroskop, **Abb. 38** im polarisierten Licht.

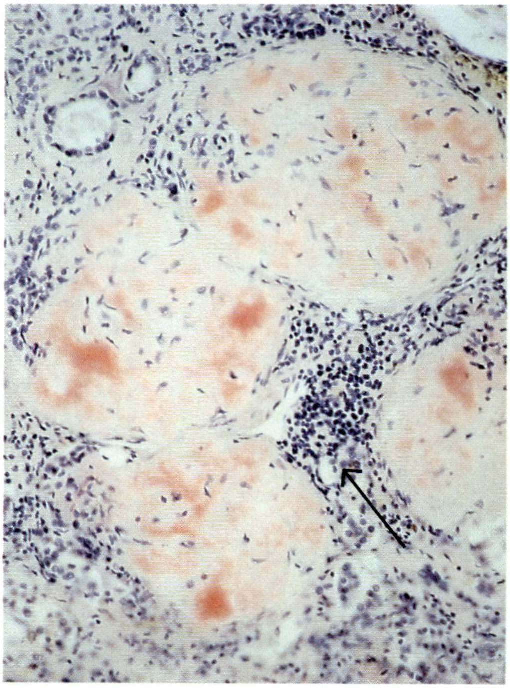

Abb. 37: Amyloidose der Nieren

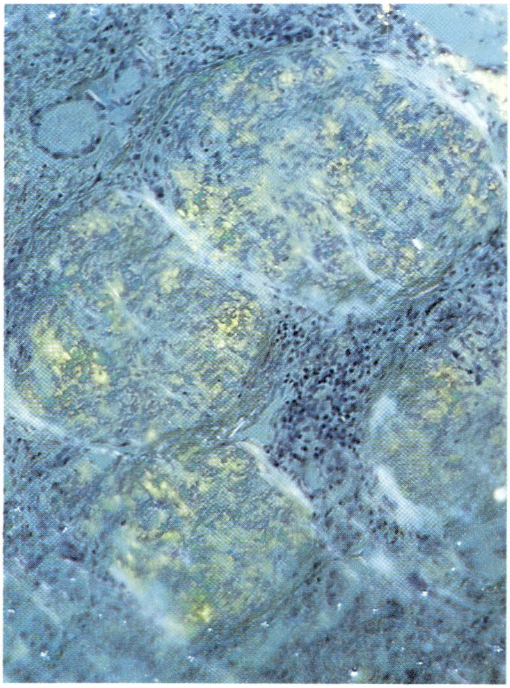

Abb. 38: Desgl. im polarisierten Licht

Entstehung und klinische Bedeutung

Auch die Nierenamyloidose ist Teil einer generalisierten Amyloidose (vgl. **Abb. 35** + **36**). Der zunehmende Befall der Glomeruli führt mehr und mehr zur Niereninsuffizienz, so daß die Nierenamyloidose krankheitsbestimmend werden kann, unabhängig davon, ob es sich um eine sog. sekundäre oder primäre Amyloidform handelt. Färbg./Vergr.: **37**. Kongorot bei normalem Durchlicht/140 ×. **38**. Kongorot im polarisierten Licht/140 ×.

3.5.8 Sagomilz **EAP 3.5.5**

Statt der Follikel, von denen nur noch die sog. Zentralarterien erhalten sind (Pfeile), sieht man ein mehr oder weniger homogenes, eosinophiles Material, in dem nur noch Reste von lymphatischen Zellen gefunden werden (Doppelpfeil). Die umgebende rote Pulpa ist hingegen unverändert. Makroskopisch weist die Milz auf der Schnittfläche glasige, etwa gleich große Körnchen auf, die an Sagokörnchen erinnern, woraus die Bezeichnung «Sagomilz» abgeleitet wurde.

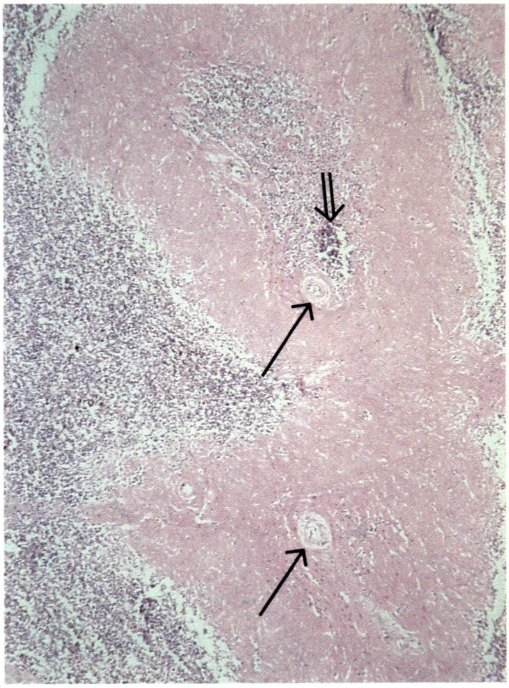

Abb. 39: Amyloidose (Sagomilz)

Entstehung und klinische Bedeutung

Auch die Milz-Amyloidose ist Teil einer generalisierten, meist sekundären Amyloidose, insbesondere als Begleit- oder Folgeerkrankung von chronischen Entzündungen, etwa einer chronisch-eitrigen Osteomyelitis. Warum in manchen Fällen (wie in **Abb. 39**) isoliert die Follikel befallen sind, in anderen das gesamte Milzparenchym (sog. Schinkenmilz) ist unbekannt. Färbg./Vergr.: HE/80 ×.

3.5.9 Amyloidose der Rectumschleimhaut **EAP 3.5.5**

In der oberen Hälfte sieht man normale Rectumdrüsen mit typischen Becherzellen. Im unteren Bereich der Schleimhaut (Pfeil) eine intensiv rote Ablagerung in der Nähe eines kleinen Blutgefäßes. Weitere rote Ablagerungen werden zwischen den Muskelfasern der Muscularis propria in der unteren Bildhälfte gefunden. Die Rotfärbung ist hier durch Kongorot erzielt worden. Der gleiche Bildausschnitt zeigt im Polarisationsmikroskop **(Abb. 41)** im Bereich der roten Ausfällungen die für Amyloid charakteristische grünliche Doppelbrechung (Pfeile). Die in der unteren Bildhälfte außerdem vorhandene weißliche Doppelbrechung ist charakteristisch für kollagene Bindegewebsfasern.

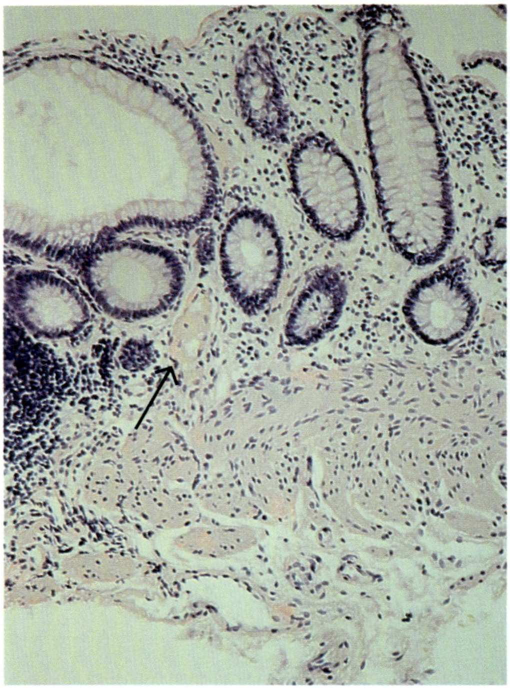

Abb. 40: Amyloidose der Rectumschleimhaut

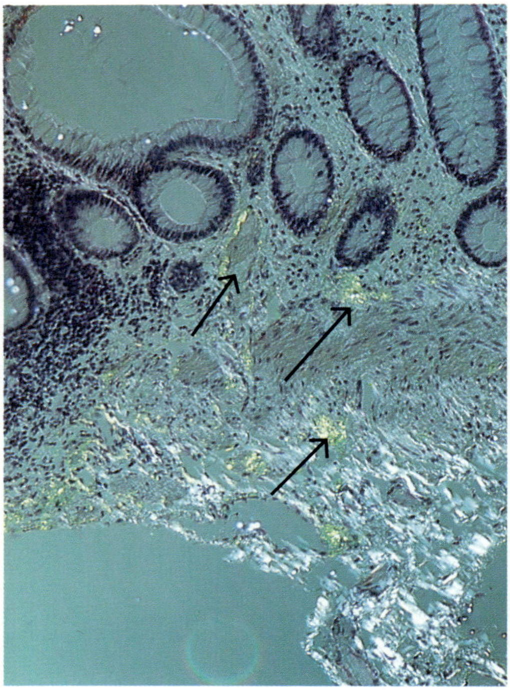

Abb. 41: Desgl. im polarisierten Licht

Entstehung und klinische Bedeutung

Auch die Amyloidose der Darmschleimhaut ist Teil der systemischen Erkrankung. Sie findet sich bei allen Formen der Amyloidose. Neben ihrer Bedeutung als Erkrankung sui generis besitzt die Amyloidose der Rectumschleimhaut klinische Relevanz: Die Rectumbiopsie erlaubt auf vergleichsweise einfachem Weg die sichere Diagnose einer generalisierten Amyloidose. Färbg./Vergr.: **40**. Kongorot bei normalem Durchlicht/250 ×. **41**. Kongorot im polarisierten Licht/250 ×.

4 Exogene Noxen

4.1 Chemische Noxen

4.1.1 Lebernekrosen bei CCl_4-Vergiftung EAP 4.1.4

Große Teile des Leberläppchens (**Abb. 42** oben Zentralvene Z) haben die normale Zellplattenstruktur verloren und bestehen aus unregelmäßig angeordneten Schollen **(Abb. 42)**. Bei stärkerer Vergrößerung **(Abb. 43)** sieht man, daß es sich um nekrotische Epithelzellen mit pyknotischen Kernen (Doppelpfeil) handelt, aber auch um Zellen mit sehr starker toxischer Leberzellverfettung (Pfeil).

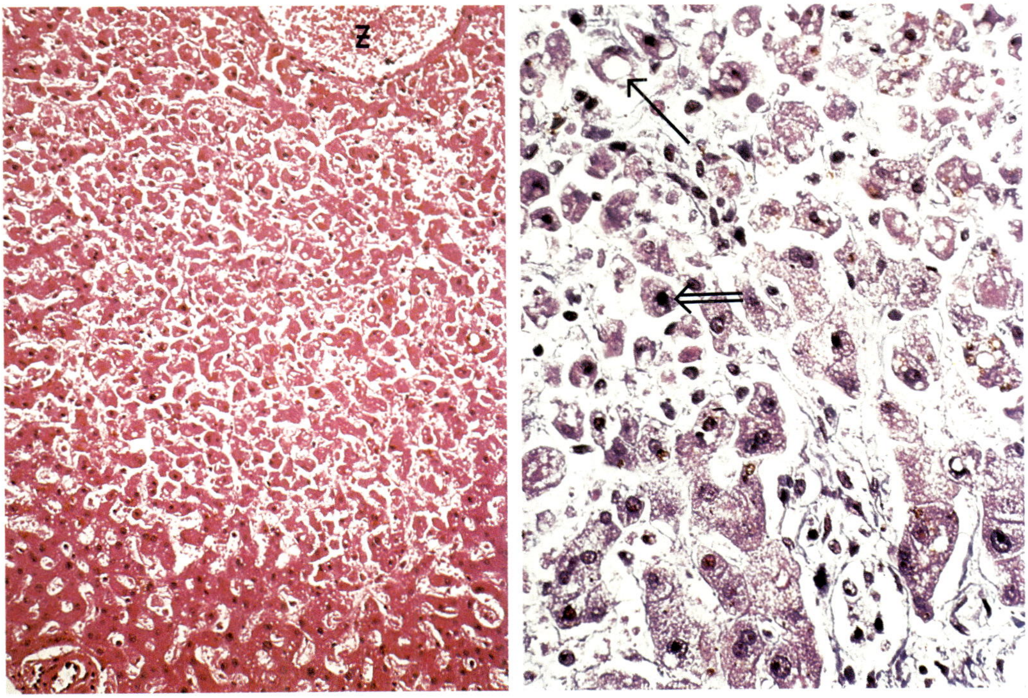

Abb. 42 und 43: Lebernekrose durch CCl_4

Entstehung und klinische Bedeutung

Tetrachlorkohlenstoff (CCl_4), z.B. in einigen Reinigungsmitteln, aber auch in Kühlaggregaten und Feuerlöschern enthalten, führt bei hoher Dosierung zu einer massiven Leberzerstörung (nekrotisierende Hepatose oder akute Leberdystrophie). Bei leichter Vergiftung entstehen läppchenzentrale kleine Nekrosen, bei schwerer werden große Teile, in **Abb. 42** zwei Drittel der Leberläppchen zerstört. Dabei führt die Vergiftung nicht nur zu Nekrosen **(Abb. 43)** mit Homogenisierung des Zytoplasmas und pyknotischen Kernen, also wiederum zum Bild einer Koagulationsnekrose (Doppelpfeil), sondern auch zu schweren, toxisch bedingten Verfettungen (Pfeil). Bei einem solchen Ausmaß der Leberzellzerstörung tritt der Tod durch akute Leberinsuffizienz ein. Färbg./Vergr.: **42**. HE/175 ×. **43**. Trichromfärbung *Ladewig*/350 ×.

4.1.2 Asbest-Körperchen **EAP 4.1.6**

Im rechten oberen Teil der **Abb. 44** ist ein typisches Asbest-Körperchen zu erkennen. Es handelt sich um eine Kette von perlenartig auf eine schmale Faser aufgezogenen, kugeligen Gebilden, die mit der Berliner-Blau-Reaktion positiv sind, also Eisen enthalten. Entscheidend ist die nur in der rechten Hälfte zwischen den dort kleineren kugeligen Anlagerungen erkennbare Zentralfaser. Dies ist die Asbestfaser, an welche sich Partikel aus Kohle, aber auch aus eisenhaltigen Proteinen anlagern. Dieses Asbestkörperchen ist hier in das Lungeninterstitium aufgenommen worden (A = Lungenalveolen). Im Interstitium sieht man Kapillaren mit runden, blaßroten Erythrozyten, in Umgebung des Asbestkörperchens aber einige Fibroblasten (Pfeile) als Zeichen einer beginnenden interstitiellen Lungenfibrose.

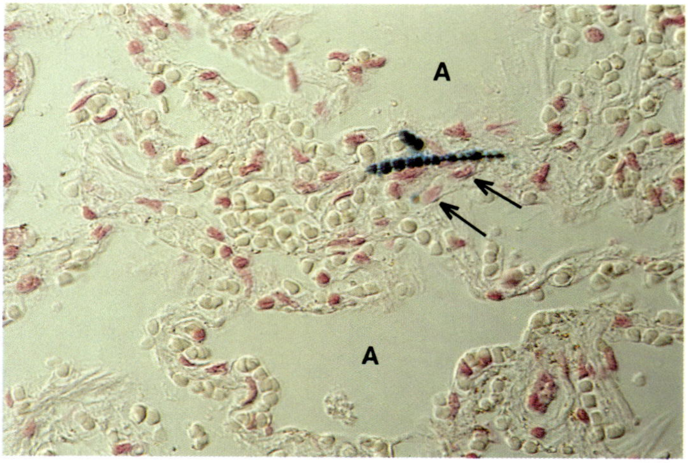

Abb. 44: Asbestkörperchen in der Lunge (Aufn.: K.-M. Müller)

Entstehung und klinische Bedeutung

Die Asbestfasern werden zusammen mit Staubpartikeln eingeatmet. Sie stammen aus fibrillären Silikatverbindungen, die durch mechanische Zerkleinerung, z.B. durch Abrieb von Bremsbelägen, Filtermaterialien, Wärmeisolierungen usw. freigesetzt werden. (Heute ist die technische Verwendung von Asbest untersagt.) Nach Inhalation der Fasern induzieren diese die Freisetzung von Mediatoren aus Makrophagen und werden teilweise von Makrophagen, teilweise von Alveolardeckzellen aufgenommen und in das Lungen-Interstitium verlagert. Dort induzieren sie eine Einwanderung und Vermehrung von Fibroblasten und auf diese Weise eine interstitielle Lungenfibrose. Durch eine oberflächliche Lymphdrainage des Lungenparenchyms gelangen sie in großer Zahl zur Pleura und induzieren dort ebenfalls eine Fibrose und später das dafür charakteristische Mesotheliom. Färbg./Vergr.: Berliner Blau-Reaktion, Kontrastierung durch Interferenz-Filter, 400 ×.

4.2 Belebte Noxen

4.2.1 Zytomegalie der Lungen EAP 4.3.1

In den Alveolarlichtungen liegen große Zellen mit aufgeblähten Kernen. Sie enthalten die charakteristischen, angenähert runden oder auch ovalen großen Einschlußkörper (Pfeile), die aus Konglomeraten des DNS-haltigen Zytomegalie-Virus bestehen, das zur Herpes-Gruppe gehört. Die intranuklearen Einschlußkörper sind von einem hellen Hof umgeben. Das Zytoplasma dieser Zellen ist feinschollig. Die Alveolarwände zeigen Lymphozyten- und Histiozyteninfiltrate entsprechend einer interstitiellen Pneumonie.

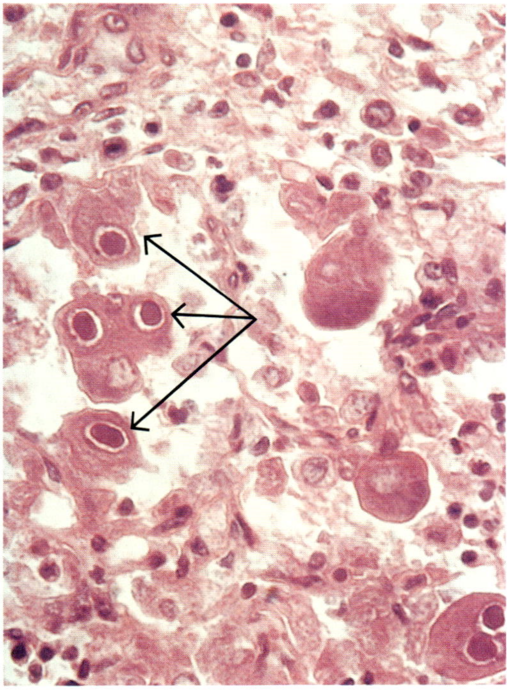

Abb. 45: Zytomegalie

Entstehung und klinische Bedeutung

Das Zytomegalie-Virus ist in unserer Umwelt weit verbreitet. Es kann über den Magen-Darm-Kanal, aber auch über die Atemwege aufgenommen werden; die charakteristischen Zytomegaliezellen der **Abb. 45** können dementsprechend in nahezu allen inneren Organen gefunden werden. Die Zytomegalie-Pneumonie ist heute besonders häufig bei immunsuppressiven oder immundefizienten Patienten, z.B. bei AIDS, als sogenannte opportunistische Infektion. Färbg./Vergr.: HE/200 ×.

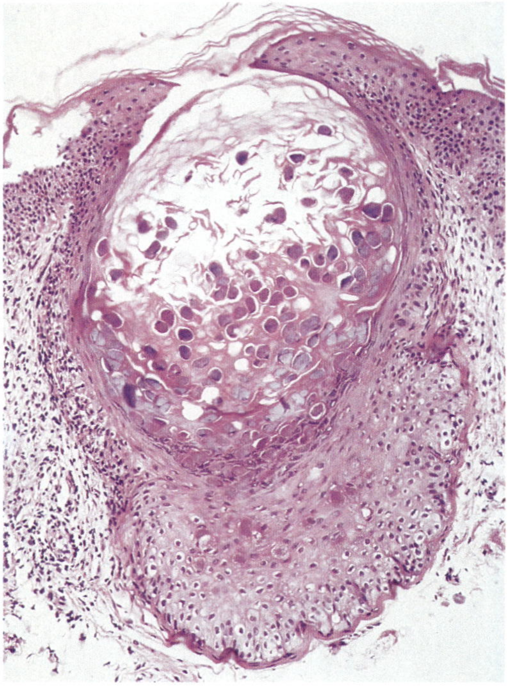

Abb. 46: **Molluscum contagiosum**

4.2.2 Molluscum contagiosum **EAP 4.3.1**

In der Epidermis hat sich eine Cyste gebildet, die etwa zellgroße, meist etwas basophile Körper enthält. Umgeben ist die Cyste von einem verdickten Plattenepithel, in dem insbesondere das Stratum spinosum verbreitert ist. Das Plattenepithel ist scharf gegen das Bindegewebe abgesetzt. Das Bindegewebe rechts und links des Knotens enthält Lymphozyten.

Entstehung und klinische Bedeutung

Es handelt sich nicht um einen Tumor, sondern um ein tumorartiges Hautknötchen, wie die Verruca simplex entstanden durch eine Virusinfektion. Das DNS-Virus vom Typ der Quaderviren (verwandt mit den Pockenviren) vermehrt sich in den Epithelzellen, die dadurch abgetötet und als basophile, angenähert runde Körper im Inneren der Cyste abgelagert werden. Da diese Molluscumkörper massenhaft DNS-haltige Viren aufweisen, sind sie basophil. Die wegen ihrer oberflächlichen Eindellung auch als Dellwarzen bezeichneten Knötchen treten vorwiegend an Füßen und Händen auf, nicht selten im Gesicht, sogar in der Lidhaut. Färbg./Vergr.: HE/120 ×.

4.2.3 Virus-Enzephalitis **EAP 4.3.1**

Vorwiegend in der Umgebung der Blutgefäße sieht man in **Abb. 47** unterschiedlich dichte Ansammlungen von Lymphozyten. Die Blutgefäße sind dilatiert.

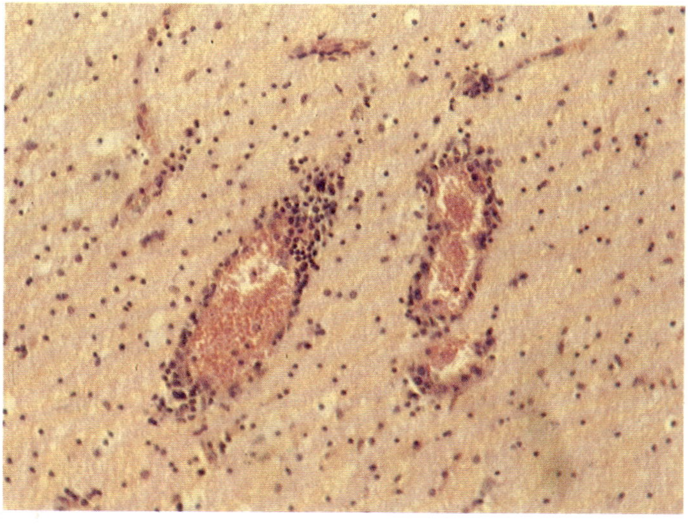

Abb. 47: Virus-Enzephalitis

Entstehung und klinische Bedeutung

Verschiedene Viren führen zu dieser Hirnentzündung. Man unterscheidet akute und chronische Virusinfektionen des Gehirns, die Slow-Virus-Encephalitiden verlaufen besonders langsam. Die Viren führen zur Schädigung sowohl der Nerven- als auch der Gliazellen. Die in **Abb. 47** dargestellte Lymphozyteninfiltration ist als Ausdruck einer immunologischen Antwort auf die Virusinfektion zu werten. Färbg./Vergr.: HE/110 ×.

4.2.4 Akute Virus-Hepatitis EAP 4.3.1

Einzelne Leberzellen sind nekrotisch, und man sieht ihre Reste entweder als eosinophile Schollen, sogenannte *Councilman*-Körperchen in **Abb. 48** (Pfeil), oder sie schrumpfen zu Zellen mit pyknotischen Kernen zusammen (**Abb. 49**, Pfeil). Im Interstitium vermehren sich die *von Kupffer*schen-Sternzellen, und Lymphozyten wandern ein. **Abb. 49** enthält einen sogenannten «Sandkern» (Doppelpfeil). Darunter versteht man eine homogene Aufhellung des Chromatins durch Ansammlung von HBc-Antigen, also um im Zellkern sich vervielfachende Viruspartikel.

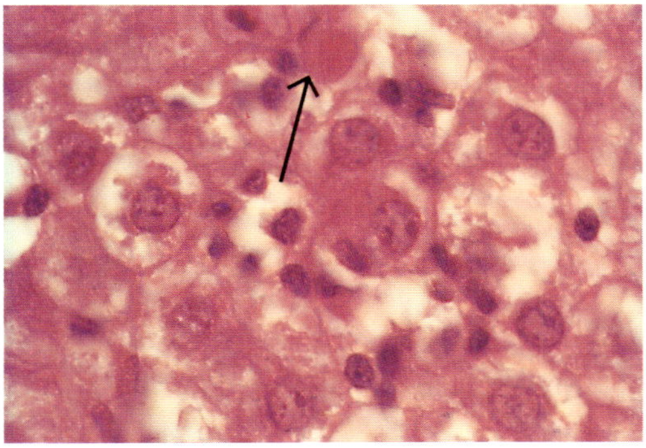

Abb. 48: Einzelzellnekrosen bei Virushepatitis, sog. Councilman-Körperchen

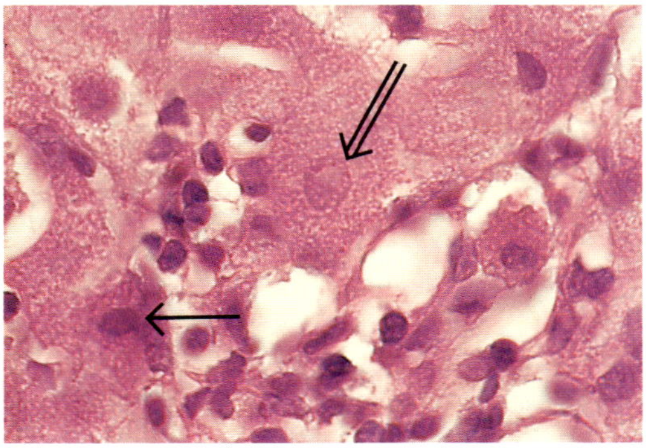

Abb. 49: Zellnekrosen und «Sandkern» bei akuter Virushepatitis

Entstehung und klinische Bedeutung

Die klassischen Virushepatitiden werden bei unterschiedlicher Inkubationszeit durch Hepatitis A-, B- und Non-A Non-B-Viren verursacht. Daneben kommen ätiologisch eine Reihe anderer Viren in Betracht. Unabhängig vom auslösenden Virustyp ist der histologische Befund der makroskopisch großen roten Leber durch gleichzeitige Veränderungen von Parenchym, Mesenchym und Bindegewebe gekennzeichnet. – Klinisch werden Abgeschlagenheit, Übelkeit, leichtes Fieber, rechtsseitiger Oberbauchschmerz und Gliederschmerzen diagnostiziert. Unter therapeutischer Entlastung der Leber erfolgt die histologische Ausheilung mit Ausnahme der protrahierten Formen binnen 6–12 Wochen. Färbg./Vergr.: **48**. HE/700 ×. **49**. HE/700 ×.

4.2.5 B-Hepatitis mit sogenannten Milchglaszellen **EAP 4.3.1**

Das Zytoplasma dieser Epithelzellen ist homogen-eosinophil **(Abb. 50)**, meist von einem optisch leeren Hof umgeben (Pfeile). Hierbei handelt es sich um HBs-Antigen, also Virusteilchen, die das Zytoplasma dieser Zellen weitgehend ausfüllen. Immunhistochemisch läßt sich das HBs-Antigen z.B. mit der Immunperoxydasereaktion spezifisch nachweisen **(Abb. 51)**.

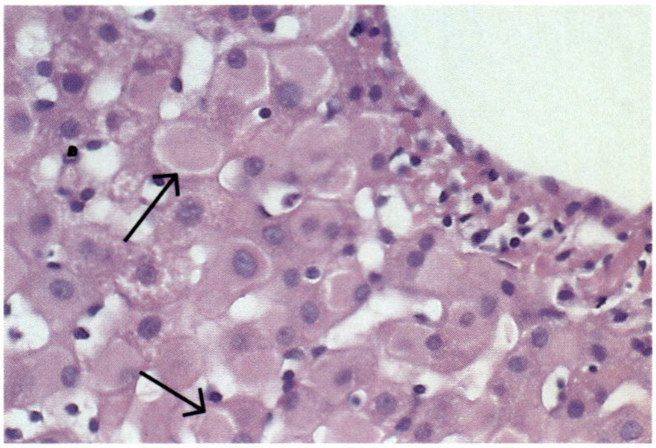

Abb. 50: B-Hepatitis mit «Milchglaszellen»

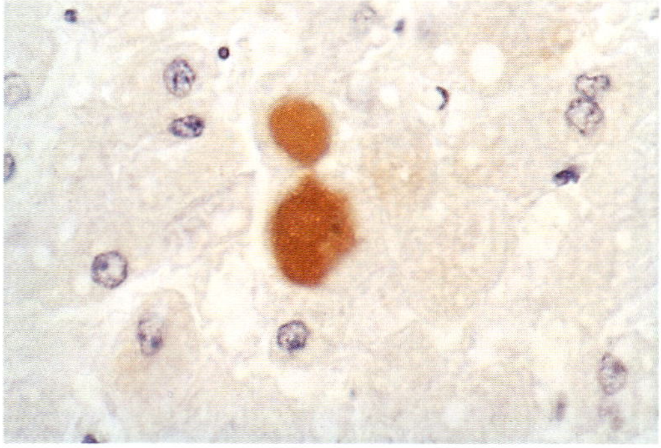

Abb. 51: Nachweis des HBs-Antigens mit der Immunperoxidase-Reaktion

Entstehung und klinische Bedeutung

Der Nachweis dieser «Sandkerne» der **Abb. 49** oder der «Milchglaszellen» **Abb. 50** ist beweisend für eine vorangegangene Infektion mit dem Hepatitis-B-Virus. Es kann sich um sonst normales Leberparenchym handeln. Das ist bei gesunden Antigenträgern der Fall. Es kann sich aber auch um eine subakute oder chronische Virushepatitis handeln. (vgl. **Abb. 52** bis **55**). Färbg./ Vergr.: **50**. HE/500 ×. **51**. HB_s-Immunperoxidasereaktion/630 ×.

4.2.6 Subakute Virus-Hepatitis **EAP 4.3.1**

Zwischen den Leberzellplatten liegen Nester *von Kupffer*scher Sternzellen bzw. Histiozyten und Lymphozyten (Pfeile). Die Epithelzellen des Leberparenchyms sind unterschiedlich groß und enthalten auch verschieden große Kerne, oft mit großen Nukleolen. Das hier rot gefärbte Bindegewebe ist feinfaserig vermehrt.

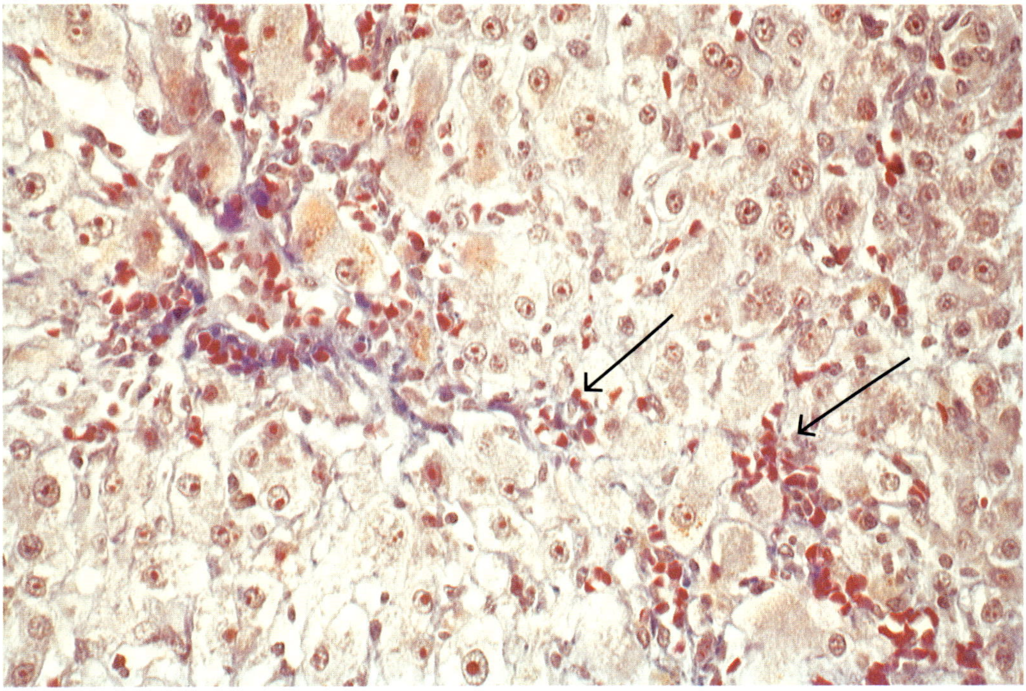

Abb. 52: Subakute Virus-Hepatitis

Entstehung und klinische Bedeutung

Wenn eine Virushepatitis nicht ausheilt, schwelt sie weiter fort und führt zu einer chronischen Schädigung der Leberparenchymzellen. Die Vergrößerung der Epithelzellen und besonders ihrer Kerne sowie ihrer Nukleolen ist Ausdruck einer gesteigerten Abwehrfunktion der Zellen. Die noch sehr geringe Bindegewebsvermehrung ist die Folge von Zelluntergängen; die interstitielle Vermehrung der *von Kupffer*schen Sternzellen und der Lymphozyten weist auf begleitende immunologische Reaktionen hin, die den Verlauf der Virushepatitis bestimmen. Färbg./Vergr.: *van Gieson*/450 ×.

4.2.7 Chronisch persistierende Hepatitis **EAP 4.3.1**

Das Portalfeld (links) ist durch dichte Lymphozyteninfiltrate stark vergrößert, wobei die epitheliale Grenzlamelle des Läppchens (Pfeil) intakt ist. Es besteht keine wesentliche Bindegewebsfaservermehrung. Zwischen den regelrecht angeordneten Leberzellplatten rechts oben sind stellenweise die *von Kupffer*schen Sternzellen vermehrt.

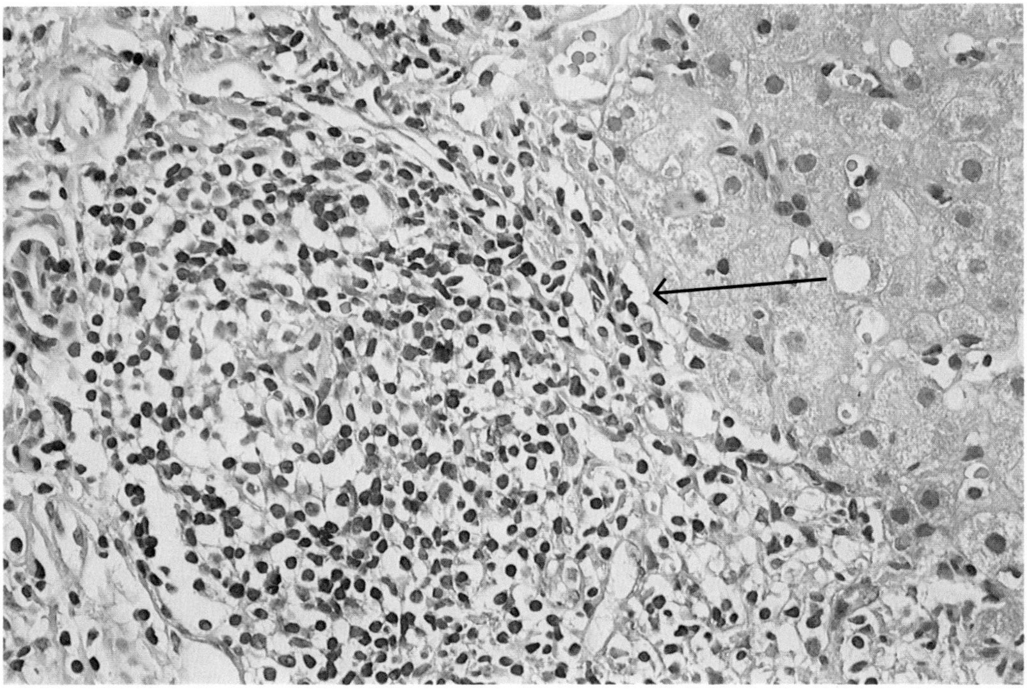

Abb. 53: Chronisch persistierende Hepatitis

Entstehung und klinische Bedeutung

Die Virushepatitis ist nicht abgeklungen, sondern in eine chronische Phase mit sehr geringer Progredienz übergegangen. Die Lymphozyteninfiltrate sind Ausdruck einer Immunreaktion. Die Erkrankung kann über Jahre oder über Jahrzehnte persistieren und verursacht nur geringfügige klinische Symptome. Färbg./Vergr.: HE/550 ×.

4.2.8 Chronisch progrediente (aggressive) Hepatitis **EAP 4.3.1**

Hier sind, im Gegensatz zur **Abb. 53**, die lymphozytären und histiozytären Infiltrate des periportalen Feldes (**Abb. 54** unten) unscharf gegen die Läppchen abgegrenzt, und innerhalb der Läppchen ist auch die Zahl der *von Kupffer*schen Sternzellen und der Lymphozyten im Interstitium deutlich vermehrt. Man sieht auch immer wieder Nester von Lymphozyten und Histiozyten (**Abb. 54**, Pfeile). Am Rande der Portalfelder finden sich sogenannte Mottenfraßnekrosen (**Abb. 55**, Pfeil), d.h. Teile des Leberparenchyms sind in Auflösung begriffen, und es sind Lymphozyten und *von Kupffer*sche Sternzellen, vielfach auch neutrophile Granulozyten, eingewandert.

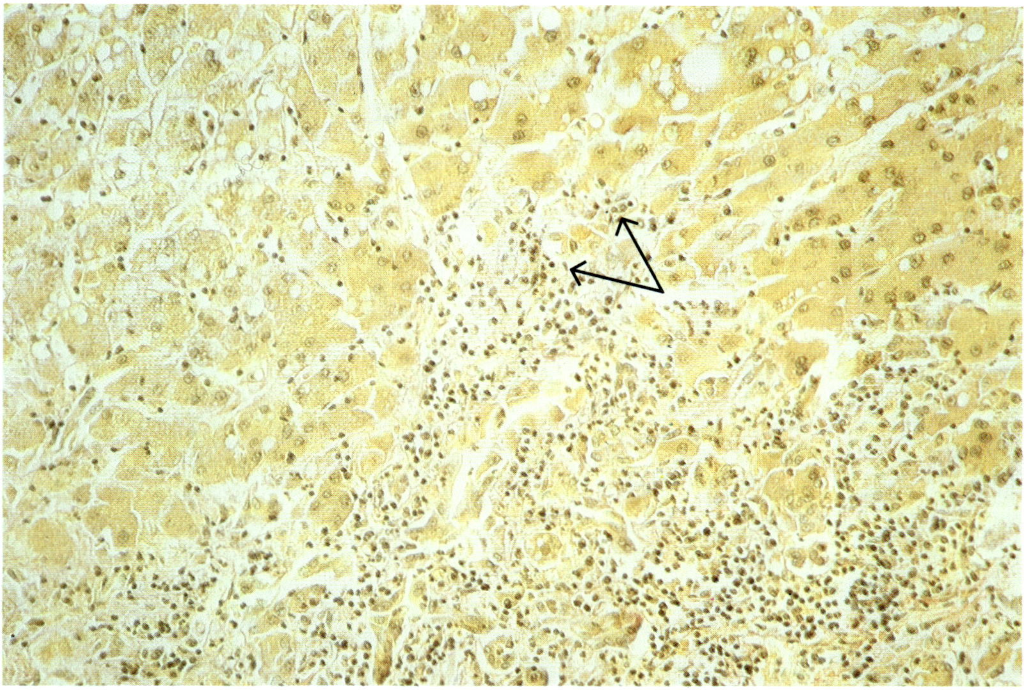

Abb. 54: Chronisch progrediente (aggressive) Hepatitis B mit massiven entzündlichen Zellinfiltraten eines periportalen Feldes

Entstehung und klinische Bedeutung

Diese chronische Hepatitisform wird vorwiegend durch das Hepatitis-B-Virus ausgelöst. Sie wird durch Immunreaktionen verselbständigt und kann unterschiedlich stark progredient sein, d.h. in Einzelfällen über Jahre schwelen, in anderen recht rasch zum partiellen Untergang des Leberparenchyms führen. Meist sind die klinischen Leberfunktionsproben deutlich positiv. Die Intensität der Symptome einschl. des Ikterus kann sehr verschieden sein. Färbg./Vergr.: **54**. *van Gieson*/350 ×. **55**. HE/600 ×.

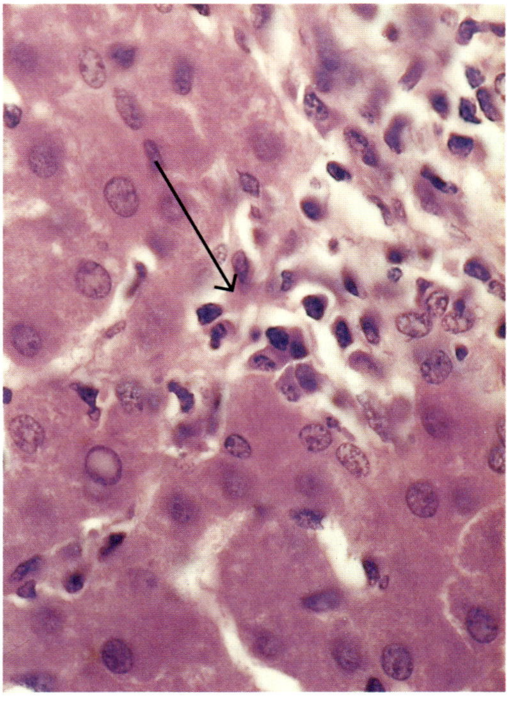

Abb. 55: Sog. Mottenfraßnekrosen (Pfeil) bei chronisch progredienter Hepatitis B

4.2.9 Posthepatitische Leberzirrhose **EAP 14.3.2**

Statt der normalen Läppchen sieht man unterschiedlich große Pseudolobuli, in denen die Struktur der Leberplatten unregelmäßig ist. Die Pseudolobuli werden durch hier rot dargestelltes Bindegewebe abgetrennt, in welchem die Gallengänge vermehrt sind (Pfeile). Auch sieht man zwischen den vermehrten Bindegewebsfasern lockere Lymphozyteninfiltrate.

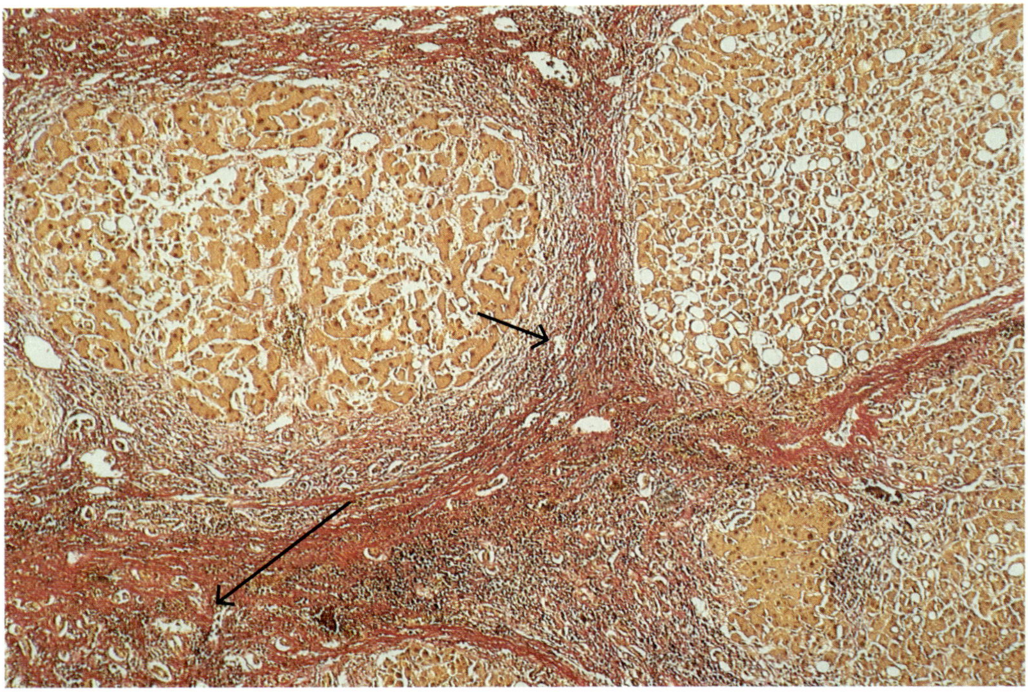

Abb. 56: Posthepatitische Leberzirrhose

Entstehung und klinische Bedeutung

Durch die fortschreitenden Nekrosen einer chronisch-aggressiven Virushepatitis (vgl. **Abb. 54** u. **55**), bei der die Epithelnekrosen von Bindegewebsvermehrungen gefolgt sind, entsteht der zirrhotische Umbau: Die Portalfelder werden durch Bindegewebssepten untereinander verbunden, und durch Regeneration in den erhaltenen Leberteilen entstehen die Pseudolobuli. Folgen sind sowohl eine Leberfunktionsstörung als auch eine erhebliche Drucksteigerung im portalen Kreislauf. Färbg./Vergr.: *van Gieson*/100 ×.

4.2.10 Hepatitische Leberdystrophie (Fulminante Hepatitis) **EAP 3.2**

Zwischen dem hier von Lymphozyten und Histiozyten infiltrierten Portalfeld (im Bild oben) und der Zentralvene (im Bild rechts unten) liegen nekrotische Epithelzellen, von denen nur noch einige intakte Kerne besitzen (Pfeil). Reguläre Leberzellplatten sind nicht mehr erhalten. Links oben ein erhaltener Gallengang. Zwischen den nekrotischen Epithelzellen liegen Lymphozyten und vermehrt *von Kupffer*sche Sternzellen.

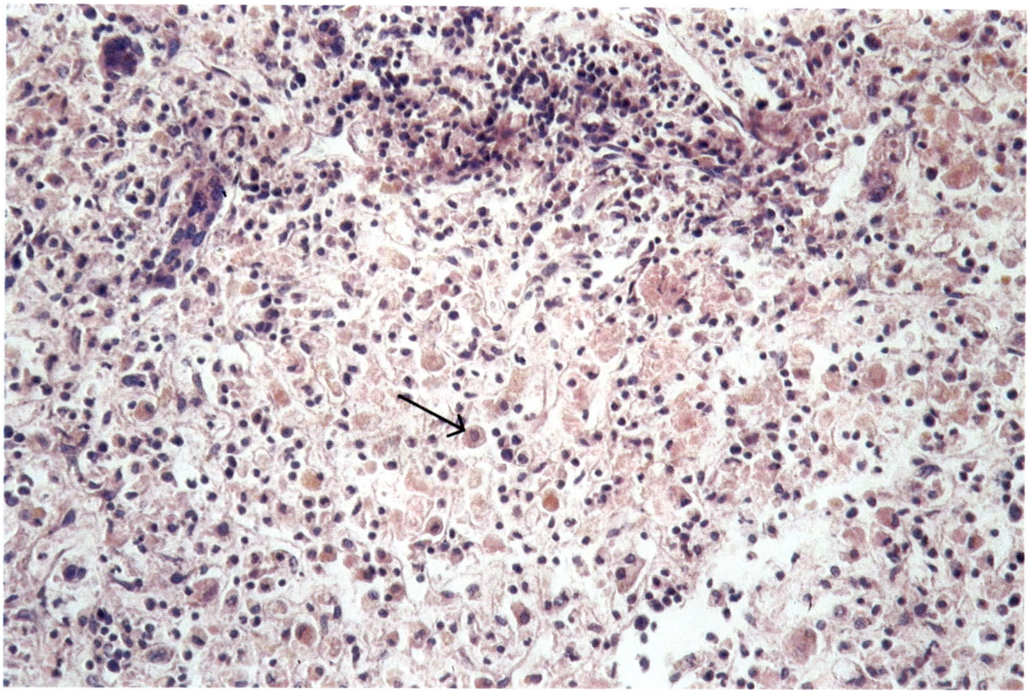

Abb. 57: Fulminante Hepatitis

Entstehung und klinische Bedeutung

Bei dieser fulminanten Form der Virushepatitis gehen plötzlich alle Parenchymzellen der Leber zugrunde. Die Ursache dieses massiven Leberzerfalls ist unklar; wahrscheinlich addieren sich hier die durch eine Virushepatitis bedingten Leberzellveränderungen mit anderen zytotoxischen Schädigungen. Es kommt klinisch zum akuten Versagen aller Leberfunktionen, so daß in wenigen Tagen der Tod eintritt. Da die Leber makroskopisch gelblich gefärbt ist, spricht man auch von der «akuten gelben Leberdystrophie». Färbg./Vergr.: HE/180 ×.

4.2.11 Aspergillen-Abszeß in der Lunge **EAP 4.3.3**

Inmitten des entzündlich-ödematösen Lungengewebes ist ein umschriebener Herd zu erkennen, der aus PAS-positiven Fäden besteht **(Abb. 58)**. Im Gegensatz zur Phlegmone (vgl. **Abb. 100**) ist ein solcher Abszeß scharf begrenzt. Bei stärkerer Vergrößerung **(Abb. 59)** sieht man die charakteristischen Hyphen des Aspergillus fumigatus mit Quersepten und dichotomer Verzweigung (Pfeil). **Abb. 59** besteht im wesentlichen aus einer mit Aspergillus-Hyphen angefüllten Kapillare, aus der die Hyphen, vor allem links oben, permeieren.

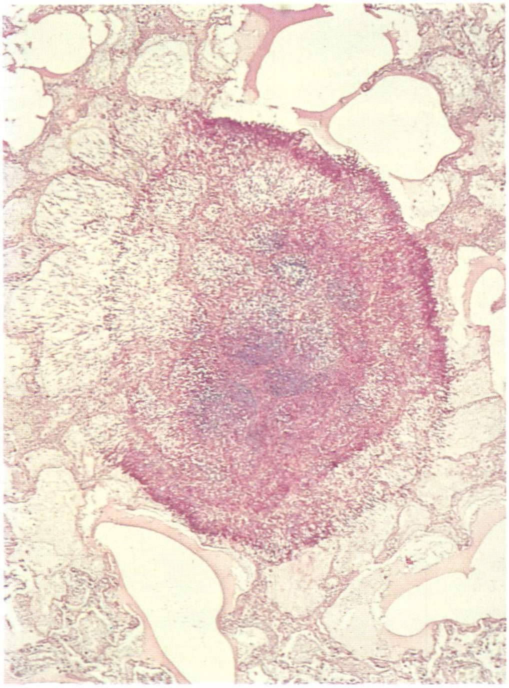

Abb. 58: Aspergillen-Abszeß in der Lunge

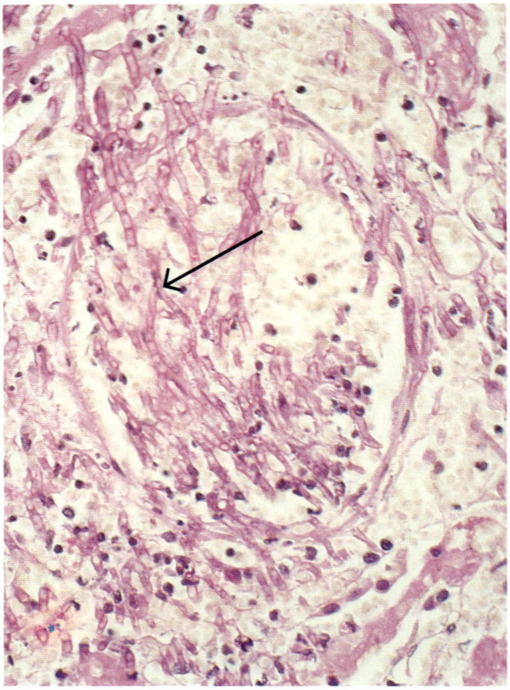

Abb. 59: Aspergillus-Hyphen

Entstehung und klinische Bedeutung

Die Aspergillose ist die häufigste Lungen-Mykose. Man findet sie heute sehr häufig bei Patienten, deren immunologische Abwehr stark vermindert ist (bei Leukosen nach Zytostatika-Behandlung, aber auch nach Steroid-Therapie; häufig auch bei AIDS). Wenn die Pilze wie in **Abb. 59** im peripheren Blute kreisen, kommt es zur Sepsis aspergillina mit metastatischen Abszessen in Lungen und Hirn. Färbg./Vergr.: **58** PAS/100 ×. **59**. PAS. 300 ×.

4.2.12 Trichinose (Zungenmuskulatur) **EAP 4.3.4.2**

Abb. 60: Zwischen im wesentlichen normalen Muskelfasern liegen Trichinella spiralis-Larventeile, die aufgrund ihrer basophilen (Blau)-Färbung auffallen und von einer eosinophilen Kapsel umgeben sind. Die Trichinellen sind spiralförmig aufgerollt, und es liegt an der Anschnittrichtung, ob die gesamte Spirale oder – wie hier – tangential angeschnittene Teile zu erkennen sind.

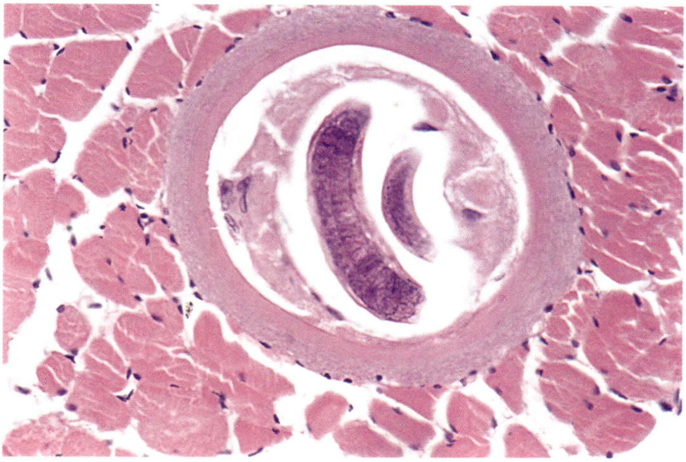

Abb. 60: Trichinose der Zungenmuskulatur

Entstehung und klinische Bedeutung

Die Larven des Rundwurmes Trichinella spiralis werden vorwiegend in den aktiven Muskeln (Zungenmuskel, Zwerchfell, Interkostalmuskulatur und Augenmuskeln) abgelagert. Sie werden von im Dünndarm befruchteten Weibchen des Rundwurms freigesetzt und über den Blutstrom in die Muskulatur transportiert. Während der Larvenausbreitung entsteht oft ein lebensbedrohliches Krankheitsbild mit Myositis, Myokarditis und Lungenkomplikationen sowie besonders charakteristischer Blut-Eosinophilie. Die letztere kann erhalten bleiben, auch wenn sich die Larven als «Trichinenkapseln» eingeschlossen haben **(Abb. 60)**. In diesem Stadium sind sie mehrere Jahrzehnte lebensfähig und verkalken schließlich. Typisch findet man diese Larven im Schweine- oder Wildfleisch, wo sie bei der Fleischbeschau insbesondere nach Verkalkung auch schon makroskopisch erkannt werden können. Befallene Tiere werden nicht zum Verzehr freigegeben. Färbg./Vergr.: HE/400 ×.

5 Immunpathologie

5.1 Überempfindlichkeitsreaktionen

5.1.1 Asthma bronchiale

EAP 5.2.2

Unter dem reaktiv verbreiterten, stark schleimbildenden Oberflächenepithel sieht man in **Abb. 61** eine geschwollene Basalmembran (B). Die Submukosa enthält außer Lymphozyten sehr viele eosinophile Granulozyten (Pfeile). **Abb. 62** zeigt einen durch konzentrisch geschichteten Schleim weitgehend verschlossenen Bronchus. Zugleich sieht man, daß die Muskularis der Bronchialwand verbreitert, d.h. hypertrophiert ist.

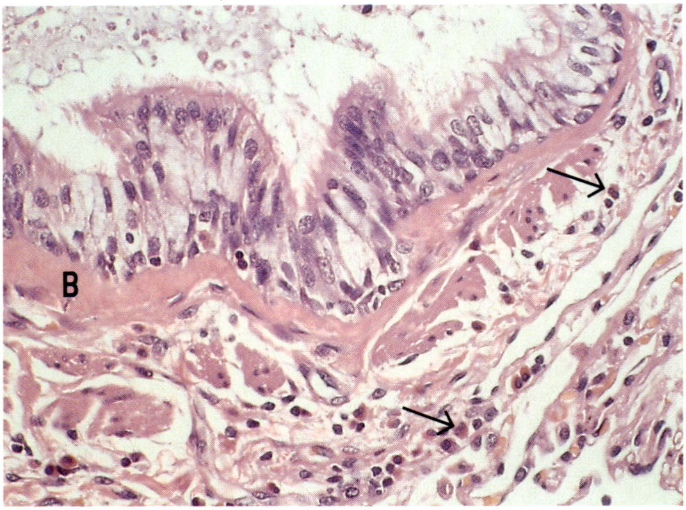

Abb. 61: Bronchialwand bei Asthma bronchiale

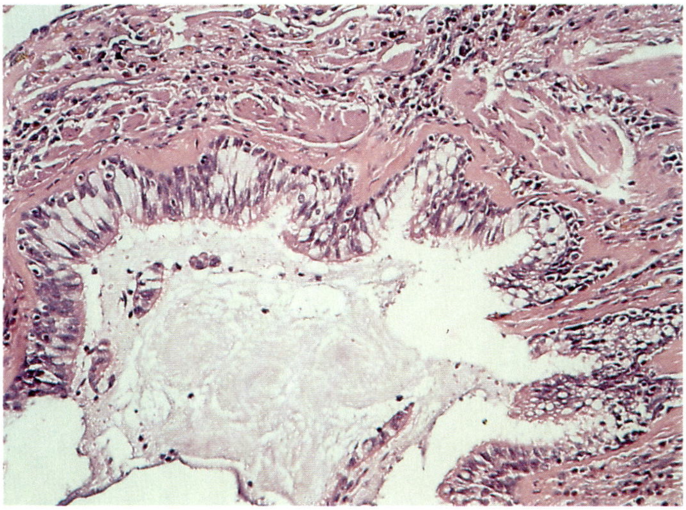

Abb. 62: Bronchusquerschnitt bei Asthma bronchiale

Entstehung und klinische Bedeutung

Das Asthma bronchiale ist eine typische immunologische Überempfindlichkeitsreaktion vom Typ I, also vom «Soforttyp» auf Antigen-Kontakt. Zugrunde liegt eine Anaphylaxie gegen im einzelnen zu bestimmende Antigene. Die Patienten produzieren einen charakteristischen zähen Schleim, der die Bronchien verlegt, sodaß in einem akuten Asthmaanfall u.U. der Tod eintreten kann. Färbg./Vergr.: **61**. HE/300 ×. **62**. HE/150 ×.

5.1.2 Nekrotisierende Arteriitis — EAP 5.2.4.7

Die Gefäßwand ist in ein homogen-eosinophiles, scholliges Material verwandelt, das locker von Lymphozyten, Granulozyten und Makrophagen durchsetzt und von einem dichten entzündlichen Infiltrat umgeben ist. Nur noch die zirkuläre Anordnung dieser Schollen und der erhalten gebliebenen Bindegewebszellen (Pfeile) weisen darauf hin, daß es sich um ein nekrotisches Blutgefäß handelt.

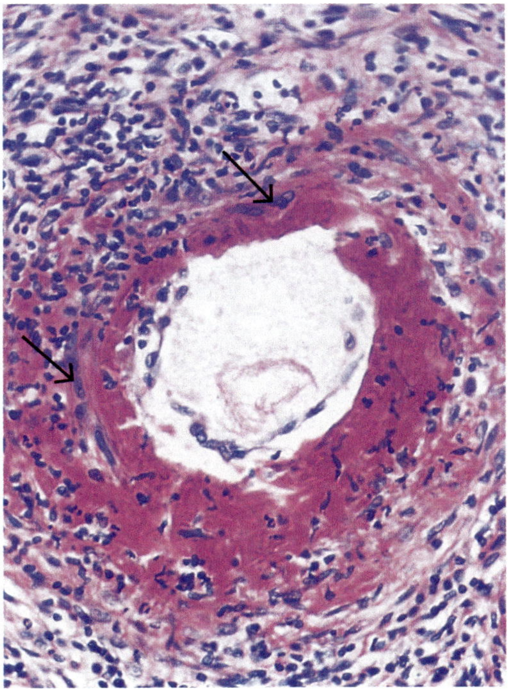

Abb. 63: Nekrotisierende Arteriitis

Entstehung und klinische Bedeutung

Die nekrotisierende Arteriitis gehört als systemische Erkrankung zu den immunologisch bedingten Erkrankungen (allergische Angiitis, Hypersensibilitäts-Vaskulitis usw.). Als Folge der Ausfällung von Immunkomplexen oder auch einer immun-zytotoxischen Reaktion werden die Gefäßwände akut nekrotisch, wobei die sog. fibrinoide Nekrose (die homogenen Bänder und Schollen lassen sich mit Fibrinfärbungen darstellen) charakteristisch für diese Erkrankung ist, die im weiteren Sinne zum rheumatischen Formenkreis gehört. Folgen einer akuten Arteriitis sind Durchblutungsstörungen und oft tödliche Schockzustände im Laufe der generalisierten, auch auf parenchymatöse Organe übergreifenden Immunerkrankung. Färbg./Vergr.: HE/250 ×.

5.1.3 Perimembranöse Glomerulonephritis EAP 5.2.2.3

Charakteristisch ist eine Verdickung der peripheren glomerulären Basalmembranen **(Abb. 64)**. Hierbei handelt es sich zum einen um die Folgen von Immunkomplex-Ablagerungen, zum anderen auch um eine Neubildung von Basalmembranmatrix ohne Mesangiumzell-Proliferation. Nach Silberimprägnation **(Abb. 65)** ist die partielle Matrixvermehrung besonders deutlich (schwarz). Die Oberfläche vieler Kapillaren ist fein gebündelt, sog. «spikes» (Pfeile in **Abb. 65**).

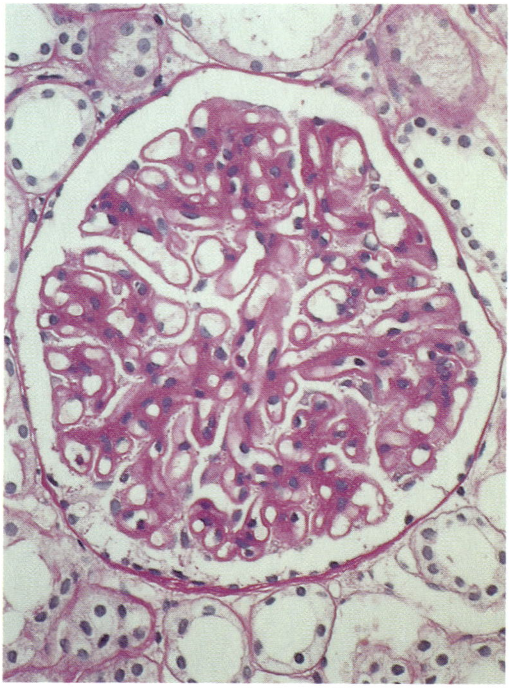

Abb. 64: Glomerulus bei perimembranöser Glomerulonephritis

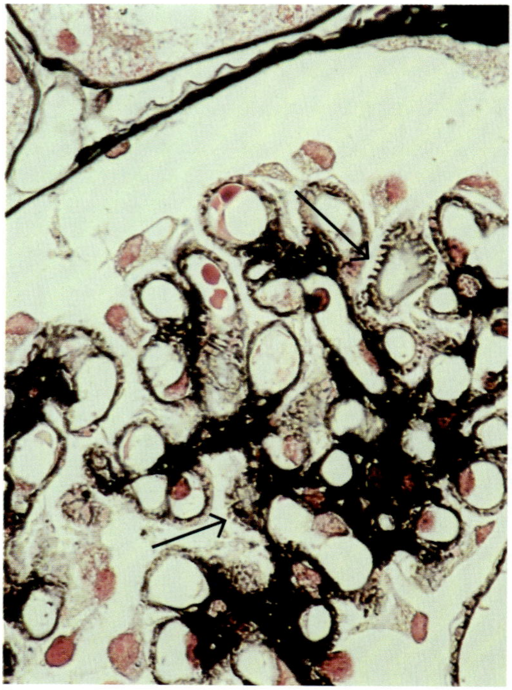

Abb. 65: Teil eines Glomerulus bei perimembranöser Glomerulonephritis nach Silberimprägnation

Entstehung und klinische Bedeutung

Es handelt sich in den meisten Fällen um eine Immunkomplex-Glomerulonephritis, wobei sich die Immunkomplexe an der Außenseite der glomerulären Basalmembran als «spikes» ablagern. Wahrscheinlich handelt es sich um eine Reaktion zirkulierender Antikörper mit einem glomerulären Antigen, das sich an die glomerulären Basalmembranen fixiert. Folgen sind eine Durchlässigkeitssteigerung der defekten Basalmembranen mit nachfolgender Proteinurie. Bei chronischem Verlauf kann es zur tödlichen Urämie kommen. Färbg./Vergr.: **64**. PAS/200 ×. **65**. *Jones*. C2R/450 ×. *Synonyma:* Epimembranöse GN, diffuse membranöse GN.

5.1.4 Exsudativ-proliferative, akute Glomerulonephritis (GN) EAP 5.2.2.3

Der Glomerulus ist sehr zellreich, und man findet außer einer Vermehrung von Endothel- und Mesangiumzellen (Pfeile) auch zahlreiche neutrophile Granulozyten (Doppelpfeile), letztere meist in der Schlingenperipherie.

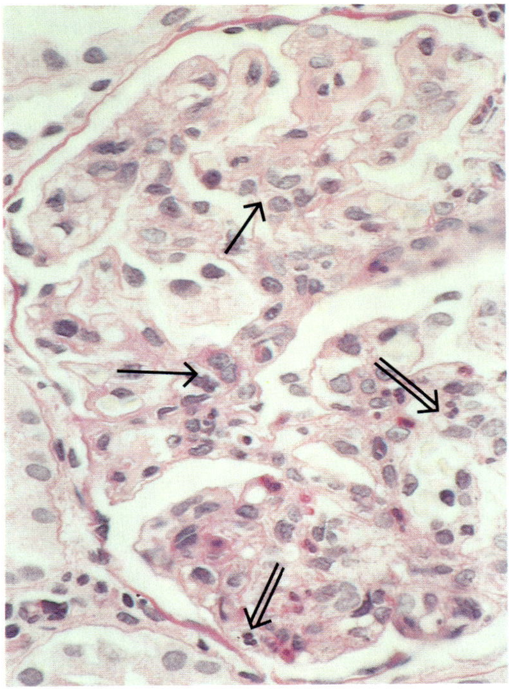

Abb. 66:
Exsudativ-proliferative, akute Glomerulonephritis

Entstehung und klinische Bedeutung

Als Folgen einer Streptokokken-A-Infektion – dies ist zumindest die häufigste Ursache – bilden sich Antigen-Antikörper-Komplexe mit Komplement, die sich an die Glomerulusschlingen anlegen und sowohl die Proliferation der Mesangiumzellen als auch die Einwanderung von Granulozyten verursachen. Die Proteinurie, Erythrozyturie und geringgradige Ausscheidung von Granulozyten zeigen den akuten Verlauf an, der insbesondere bei Kindern fast immer ausheilt. Analoge Veränderungen können bei Virusantigen-Kontakt auftreten, aber auch bei systemischem Lupus erythematodes, bei Panarteriitis nodosa und anderen Autoaggressionskrankheiten. Färbg./Vergr.: HE/250 ×.
Synonyma: Endokapilläre, akute GN, mesangiale GN, diffuse endokapilläre proliferative GN.

5.1.5 Rapid-progressive (extrakapilläre) Glomerulonephritis EAP 5.2.2.3

Die Glomeruli zeigen sogenannte Halbmonde (Pfeile!), d. h. Anlagerungen von Makrophagen an die *Bowman*-Kapsel mit Umwandlung in epitheloide Zellen und Proliferation von Fibroblasten. Die Glomerulusschlingen sind infolge einer Mesangiumproliferation und sekundärer Bindegewebsvermehrung verdickt und durch Kompression stark geschrumpft. Eine Vermehrung von Bindegewebe sieht man zwischen den Glomeruli und im Interstitium zwischen den Tubuli.

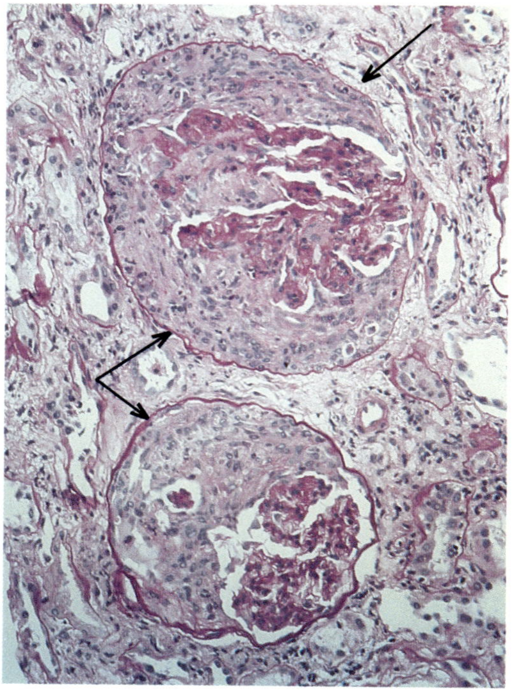

Abb. 67: Rapid-progressive (extrakapilläre) Glomerulonephritis

Entstehung und klinische Bedeutung

Nahezu alle Formen der diffusen Glomerulonephritis können durch die sogenannten extrakapillären Proliferationen und Halbmondbildungen einen progredienten Verlauf nehmen. Klinisch geht das Krankheitsbild mit einer Hämaturie und Proteinurie einher und führt meist nach wenigen Monaten zur tödlichen Niereninsuffizienz. Dies ist charakteristisch beim *Goodpasture*-Syndrom. Es handelt sich um eine relativ seltene Erkrankung mit Antibasalmembran-Antikörpern, die rasch zu Ablagerungen und zur Zerstörung der Kapillaren in den Glomeruli, aber auch in den Lungenalveolen führt. Färbg./ Vergr.: HE/150 ×.

Synonyma: extrakapillär akzentuierte GN, rapid fortschreitende, extrakapillär proliferative GN, mesangioproliferative GN mit diffuser Halbmondbildung (rapid-progressiv).

5.1.6 Mesangial-proliferative, endokapilläre Glomerulonephritis EAP 5.2.2.3

Zwischen den sonst sehr zarten Glomerulusschlingen sieht man Nester von gewucherten Mesangiumzellen (Pfeile). Auch ist die Basalmembran stellenweise verbreitert (Doppelpfeil).

Entstehung und klinische Bedeutung

Dies ist die häufigste GN-Form. Sie kann, wie die exsudativ-proliferative GN, auch bei systemischen Erkrankungen wie Lupus erythematodes, Panarteriitis usw., selten als idiopathische Form auftreten. Der immunologische Mechanismus entspricht dem der exsudativ-proliferativen GN **(Abb. 66)**. Leichte Formen mit nur geringgradigen Vermehrungen der Mesangiumzellen werden als «Minimal-Change-Glomerulonephritis» bezeichnet. Ein großer Teil der Fälle heilt aus, andere gehen in ein sklerosierendes, chronisches Stadium über. Färbg./Vergr.: HE/230 ×.
Synonyma: Mesangio-proliferative GN, endokapilläre proliferative GN.

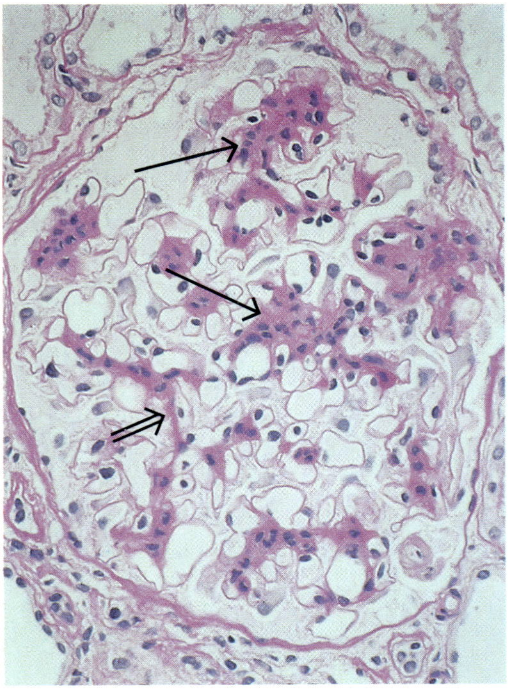

Abb. 68: Mesangial-proliferative Glomerulonephritis

5.1.7 Membrano-proliferative Glomerulonephritis EAP 5.2.2.3

Nahezu alle Schlingen sind verdickt, wobei die Kapillaren als Zeichen ihrer Substanzvermehrung sich hier rot darstellen. Außerdem sind die Mesangiumzellen diffus und herdförmig vermehrt (Pfeil); der Glomerulus ist vergrößert.

Entstehung und klinische Bedeutung

Hier handelt es sich entweder um eine Immunkomplex-Erkrankung, wobei die Immunkomplexe sich subendothelial ablagern, oder um eine Verdickung der glomerulären Basalmembranen durch eine lineare Ablagerung der Komplementfaktoren C3 oder ab Faktor C5 aktivierenden C5a-Nephritisfaktors.
Synonym: Diffuse mesangiokapilläre GN.

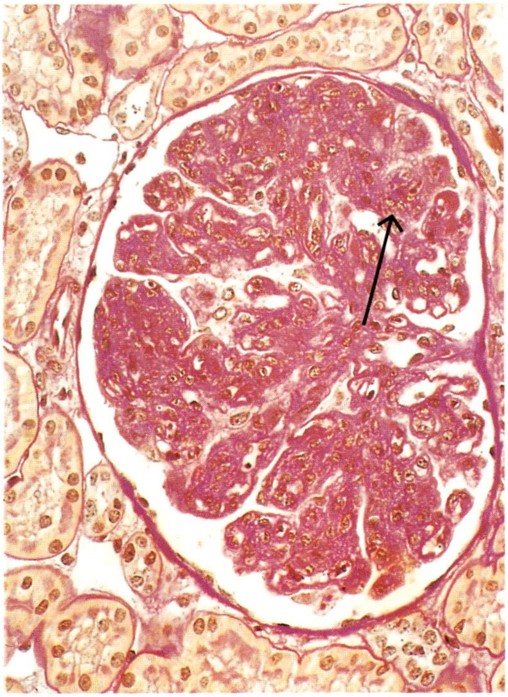

Abb. 69: Membrano-proliferative Glomerulonephritis

5.2 Autoimmunkrankheiten

5.2.1 Thyreoiditis lymphomatosa *(Hashimoto)* EAP 5.2.4.1

Die Schilddrüse ist dicht von Lymphozyten durchsetzt, wobei auch lymphatische Follikel gebildet werden (Pfeil). Die wenigen, erhalten gebliebenen Schilddrüsenepithelzellen werden durch eine sog. onkozytäre Transformation zu relativ großen Zellen umgewandelt (*Hürthle*-Zellen, auch *Askanazy*-Zellen genannt, Doppelpfeil). Sie haben ein homogen-eosinophiles Zytoplasma und liegen in Gruppen zusammen.

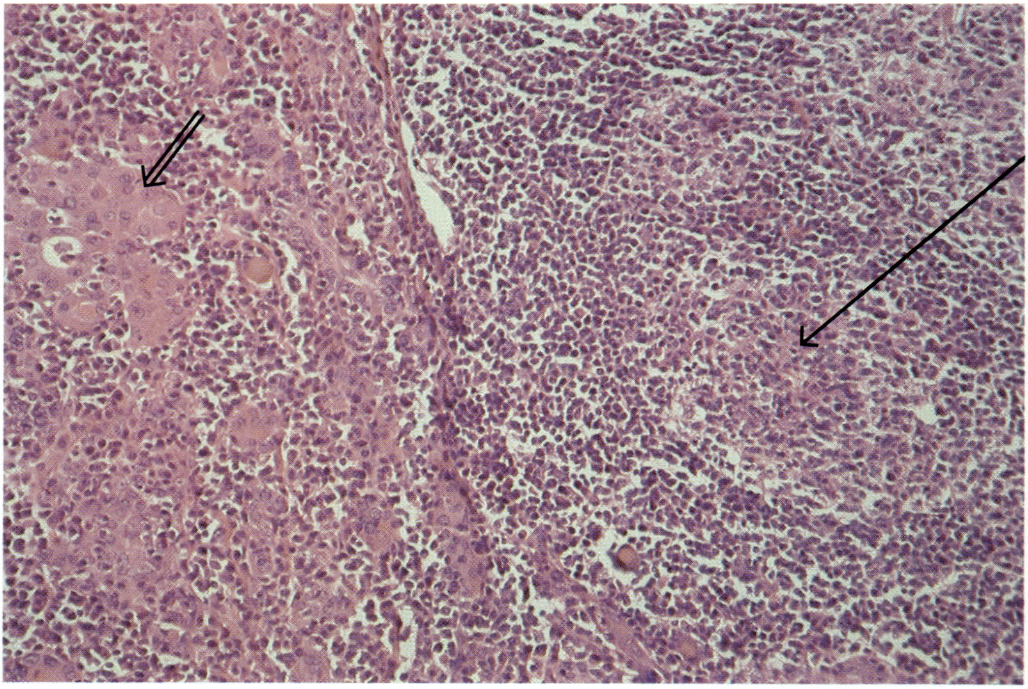

Abb. 70: Thyreoiditis lymphomatosa *(Hashimoto)*

Entstehung und klinische Bedeutung

Es handelt sich um eine typische Autoimmunkrankheit, bei der Antikörper gegen Schilddrüsenkolloid und gegen Zytoplasmabestandteile der Schilddrüsenepithelzellen gebildet werden. Diese chronische Erkrankung führt zum weitgehenden Schwund normaler Schilddrüsenepithelien und damit zur massiven Schilddrüsenunterfunktion. Färbg./Vergr.: HE/180 ×.

5.2.2 Panarteriitis nodosa **EAP 5.2.4.7**

Die glatte Muskulatur der Arterie ist homogen rot gefärbt (Pfeil), verursacht durch eine lokale Immun-Reaktion. In der Umgebung eine dichte Leukozyten- und Lymphozyteninfiltration (Doppelpfeil), die dieser Erkrankung die charakteristische, knotige Struktur gibt.

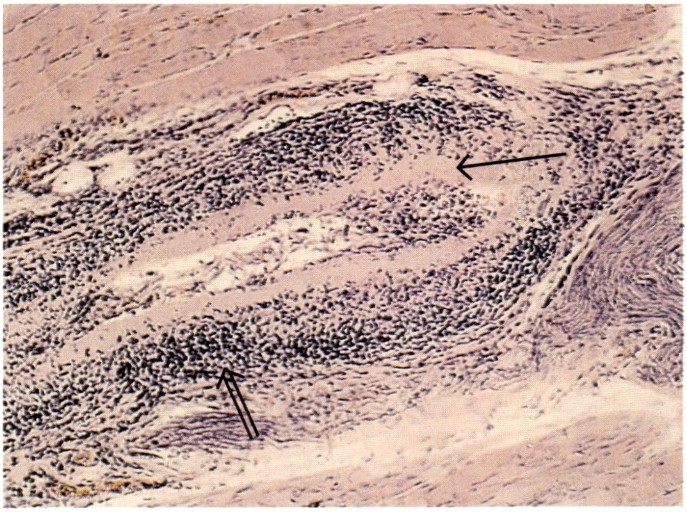

Abb. 71: Panarteriitis nodosa

Entstehung und klinische Bedeutung

Durch Ablagerung von Immunkomplexen entstehen die primären Veränderungen an der Media. Der Panarteriitis nodosa kann eine Autoimmunkrankheit zugrundeliegen; sie kann aber auch als Teilerkrankung einer rheumatoiden Arthritis auftreten oder beim Lupus erythematodes vorkommen. Die Einengung der arteriellen Lumina führt zu lokalen oder generalisierten Durchblutungsstörungen. Färbg./Vergr.: HE/100 ×.

5.2.3 Autoaggressive Myositis **EAP 8.2.5**

Einzelne, quergestreifte Muskelfasern der Skelettmuskulatur sind aufgelöst, und man sieht nur noch eosinophile, schollige Reste (Pfeile), die von Lymphozyten und Histiozyten umgeben sind.

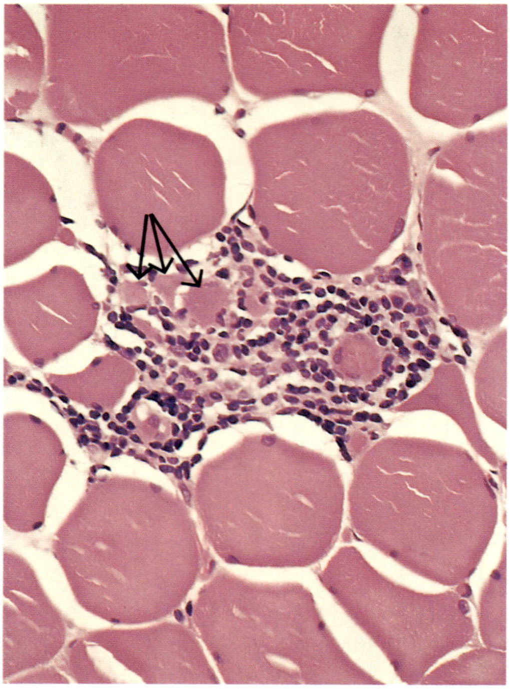

Abb. 72: Myositis

Entstehung und klinische Bedeutung

Es handelt sich um eine Erkrankung, bei der oft auch die Haut befallen ist (= Dermatomyositis). Wenn nur die Skelettmuskulatur betroffen ist, bezeichnet man sie als autoaggressive Polymyositis. Dann finden sich Antimyoglobin-Antikörper und antinukleäre Antikörper im Serum sowie T-Lymphozyten, die gegen Skelettmuskulatur sensibilisiert sind. Auch eine virale Genese wird diskutiert. Die Erkrankung gehört zum Formenkreis der sog. Kollagenosen. Färbg./Vergr.: HE/250 ×.

5.2.4 Lupus erythematodes discoides **EAP 5.2.4.2**

Die Epidermis (oben) ist verschmälert. Sie zeigt aber eine vermehrte Hornbildung (Hyperkeratose). Das Stratum basale enthält Lücken als Ausdruck einer sog. hydropischen Degeneration (Pfeile). Im Corium sieht man ausgedehnte herdförmige Lymphozyteninfiltrate.

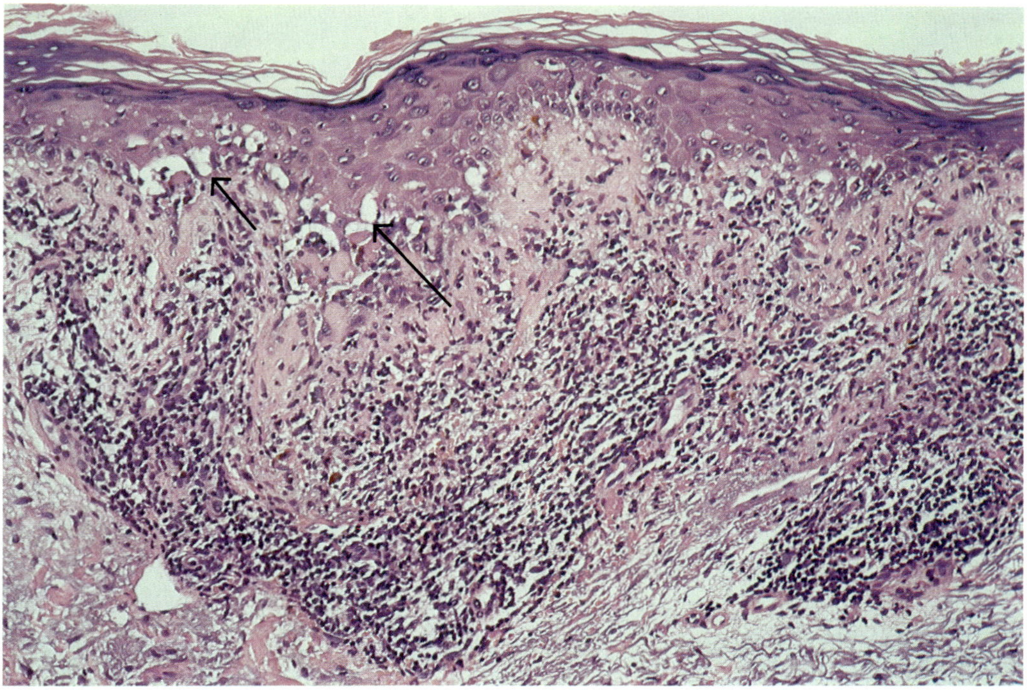

Abb. 73: Lupus erythematodes

Entstehung und klinische Bedeutung

Der Lupus erythematodes der Haut ist Teil des Lupus erythematodes visceralis, also einer Multiorganerkrankung. Man findet ganz unterschiedliche Auto-Antikörper, insbesondere antinukleäre Antikörper, die gegen die Doppelstrang-DNA und gegen bestimmte Ribonukleoproteine gerichtet sind. Außer der Haut sind oft Gelenke, Nieren, Pleura, Peritoneum und Perikard befallen. Die rein kutane Form wird Lupus erythematodes discoides genannt **(Abb. 73)**. Im Blut findet sich das LE-Zellphänomen: Durch Bindung der antinukleären Antikörper an zerfallende Granulozyten-Zellkerne werden diese von anderen Granulozyten phagozytiert. Auch diese Erkrankung wird zu den Kollagenosen gerechnet. Färbg./Vergr.: HE/200 ×.

5.3 Immundefekte

5.3.1 AIDS (Acquired-Immune-Deficiency Syndrom) EAP 5.3.3

Im Gegensatz zum normalen Lymphknoten der **Abb. 74**, der Follikel aufweist (Pfeile, oben ein vas afferens) hat der AIDS-Lymphknoten **(75)** eine verschmälerte Rinde ohne Follikelbildung. Auch der unmittelbar darunter liegende Marksinus (Pfeil) ist sehr zellarm. Bei stärkerer Vergrößerung (**Abb. 76)** besteht die Lymphknotenrinde nicht aus Lymphozyten, sondern nur aus Plasmazellen (Pfeile) und stark geschwollenen Makrophagen (Doppelpfeile).

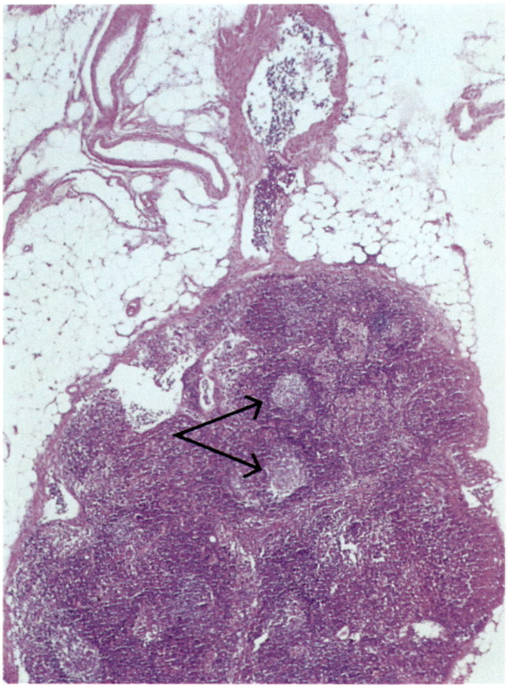

Abb. 74: Normaler Lymphknoten

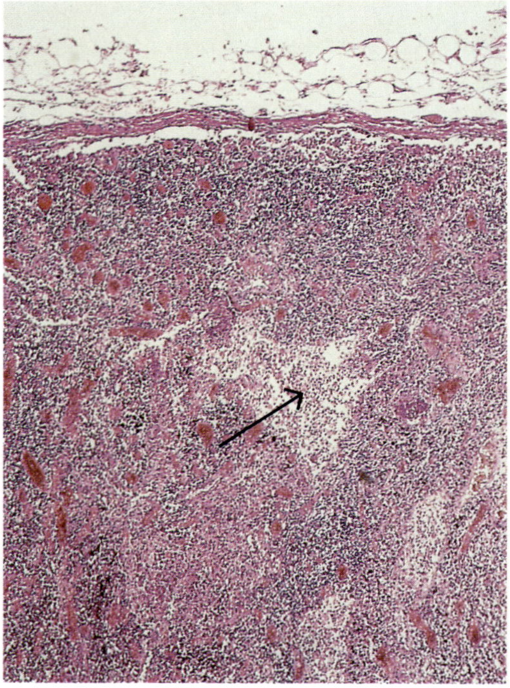

Abb. 75: Acquired-Immune-Deficiency-Syndrom (AIDS)

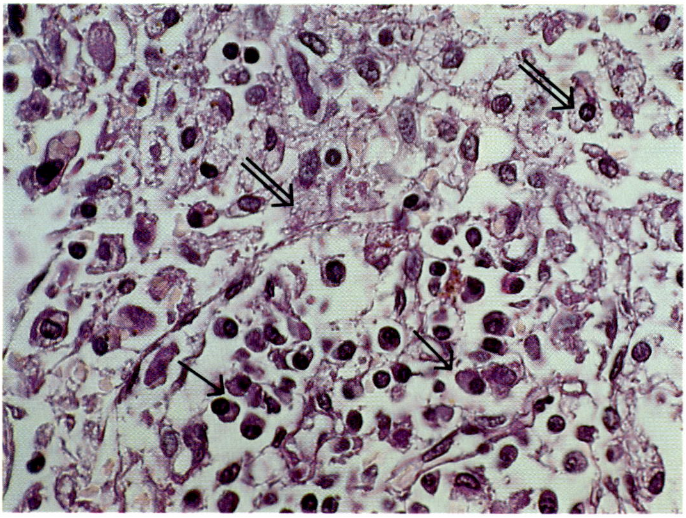

Abb. 76: Acquired-Immune-Deficiency-Syndrom (AIDS)

Entstehung und klinische Bedeutung

Als Folge einer meist genital, seltener durch Bluttransfusionen übertragenen Infektion mit humanen T-lymphotropen-Viren der Gruppe III (= HTLV III = HIV III) kommt es zu einem Verlust vorwiegend der T-Helfer-Lymphozyten, sekundär aber auch aller anderen Lymphozyten. Die Folge ist ein erworbenes Immundefektsyndrom, das durch verminderte Resistenz gegen opportunistische Keime, wie Toxoplasmen, Zytomegalieviren **(Abb. 45)** aber auch andere Keime zum Tode führt. Färbg./Vergr.: **74**. HE/60 ×. **75**. HE/140 ×. **76**. HE/300 ×.

5.4 Transplantatabstoßung

5.4.1 Chronische Transplantatabstoßungsreaktion der Niere — EAP 5.4.2

Rechts oben sieht man eine Arterie, deren Lichtung durch eine massive Intima-Proliferation hochgradig eingeengt ist (= Transplantat-Vaskulopathie). Im Interstitium der Niere, links unterhalb dieser Arterie, sind vermehrt Bindegewebe und herdförmige Lymphozyteninfiltrate zu erkennen. Der darunter liegende Glomerulus (Pfeil) zeigt eine Verdickung der Basalmembran und eine Versteifung der Glomerulusschlingen unter dem Bild einer segmentalen Sklerose, d.h. einzelne Schlingen sind bindegewebig vernarbt.

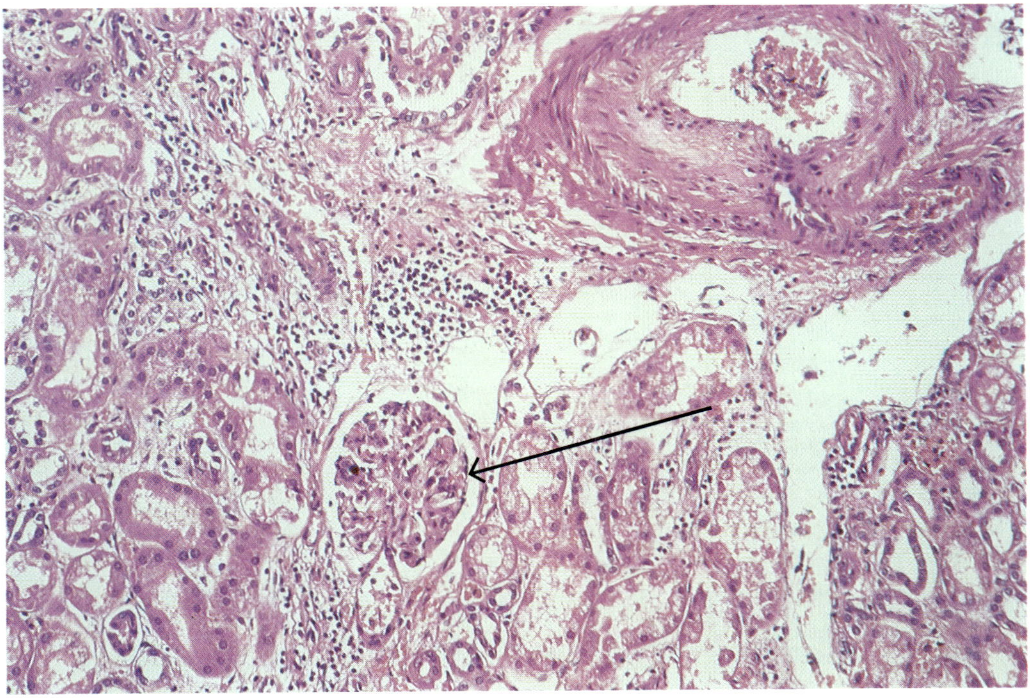

Abb. 77: Chronische Transplantat-Abstoßungsreaktion der Niere

Entstehung und klinische Bedeutung

Wochen oder auch erst Jahre nach der Nierentransplantation werden Antikörper gegen die Fremdniere aktiv und bewirken vor allem einen Schaden am Gefäßsystem mit Entstehung einer Vaskulopathie der mittelgroßen Arterien (rechts oben im Bild), aber auch an den Kapillaren des Glomerulus (Pfeil). Die Erkrankung greift auch auf das Interstitium über, woraus die in der Mitte des Bildes erkennbare Fibrose mit Lymphozyteninfiltration resultiert. Schließlich führen die Durchblutungsstörungen zum Funktionsverlust und zur Nekrose mit nachfolgender Abstoßung des Transplantates. Färbg./Vergr.: HE/110 ×.

6 Entzündung

6.1 Akute unspezifische Entzündungen

6.1.1 Seröse Entzündung der Nasenschleimhaut EAP 6.7.1

Das Bindegewebe unter dem Zylinderepithel (oben) ist durch aus dem Gefäßsystem ausgetretenes Blutserum auseinandergedrängt **(Abb. 78)**. In der schwachen Übersichts-Vergrößerung sieht man einzelne Granulozyten und Histiozyten. Diese lassen sich bei stärkerer Vergrößerung **(Abb. 79)** besser differenzieren: Man sieht auch eosinophile Granulozyten.

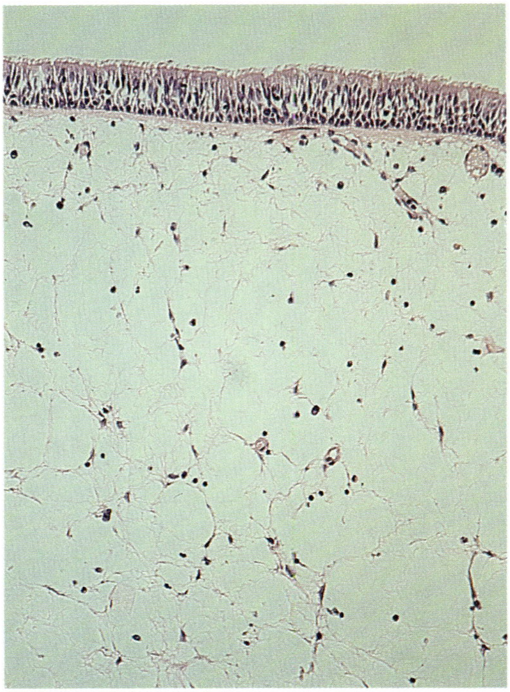

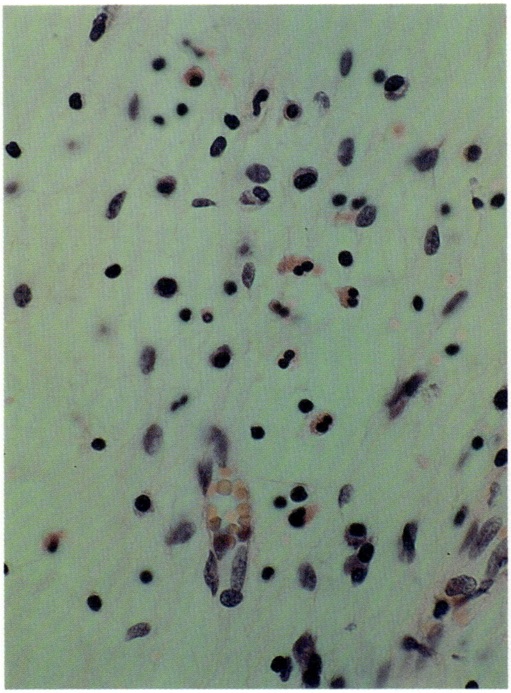

Abb. 78 und 79: Seröse Entzündung der Nasenschleimhaut bei schwacher und starker Vergrößerung

Entstehung und klinische Bedeutung

Virusinfekte oder auch chemische Schleimhautreizungen – z.B. durch giftig wirkende Gase – führen zur Durchlässigkeit der Kapillaren für Blutserum und damit zur massiven Schwellung der Schleimhaut. Wenn zusätzlich viele eosinophile Granulozyten austreten – vgl. **Abb. 79**, stärkere Vergrößerung (Pfeile) – liegt eine immunologische Reaktion auf eingeatmete Allergene vor, so z.B. beim «Heuschnupfen». Färbg./Vergr.: **78**. HE/120 ×. **79**. HE/300 ×.

6.1.2 Serös-schleimige Entzündung der Nasenschleimhaut (Schnupfen) EAP 6.7.2

Zusätzlich zu den Phänomenen der serösen Entzündung sind die Zylinderepithelien schleimbildender Zellen durch aufgeblähtes Cytoplasma modifiziert (vgl. das Epithel der **Abb. 80** mit dem Epithel der **Abb. 78**). In diesen aufgehellten Epithelzellen der **Abb. 80** werden große Mengen von Schleim gebildet und vorübergehend gespeichert.

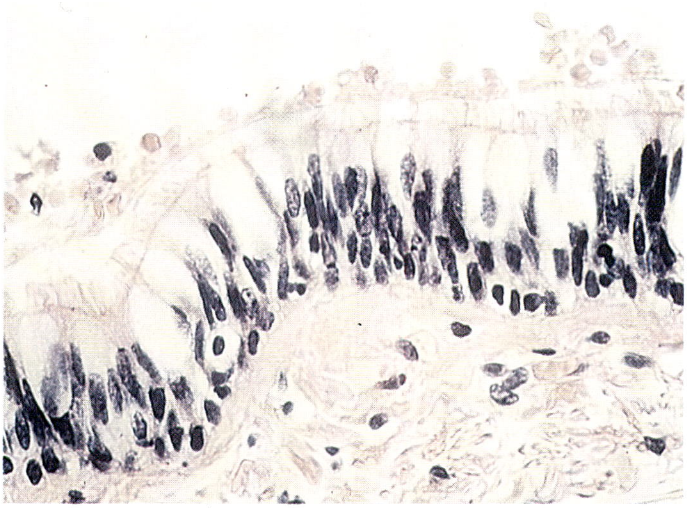

Abb. 80: Serös-schleimige Entzündung (Schnupfen)

Entstehung und klinische Bedeutung

Der Schnupfen, die akute katarrhalische Rhinitis, meist durch Viren verursacht, geht sowohl mit einer ödematösen Verdickung der Schleimhaut als auch einer durch Mediatoren bedingten Epitheltransformation mit Schleimhypersekretion **(Abb. 80)** einher. Ein Gemisch von Serum und Schleim fließt in großen Mengen über die Nasenschleimhaut ab. Das gleiche Bild entsteht in den Bronchien bei der serös-schleimigen, akuten Bronchitis. Färbg./Vergr.: HE/400 ×.

6.1.3 Fibrinöse Pneumonie **EAP 6.7.3 + 6.7.4**

Die Lungenalveolen sind von einem feinfaserigen, eosinophilen Netzwerk angefüllt. Dies kann bei der Herdpneumonie nur einzelne Alveolen betreffen **(Abb. 81)**; es können aber auch die Alveolen großer Areale oder ganzer Lungenlappen dicht von einem eosinophilen Fibrinfaserwerk durchsetzt sein. Bei der lappenfüllenden Entzündung **(Abb. 82)** liegt eine fibrinöse Lobärpneumonie vor. Zwischen den *Cohn*schen Poren ziehen gelegentlich Fibrinfäden von einer Alveole zur anderen (Pfeil).

Entstehung und klinische Bedeutung

Im Vergleich zur serösen oder serös-schleimigen Entzündung sind bei der fibrinösen Entzündung die Kapillaren wesentlich stärker geschädigt, so daß Fibrinogen die Kapillarwände passiert und als Fibrin ausfällt. Bei der fibrinösen Pneumonie werden auf diese Weise die Alveolen durch Ausfüllung mit Fibrin der Ventilation entzogen. Die Lungenschnittfläche ist hellrot und hat eine leberartige Konsistenz, man spricht von der «roten Hepatisation». Färbg./Vergr.: **81**. HE/120 ×. **82**. HE/120 ×.

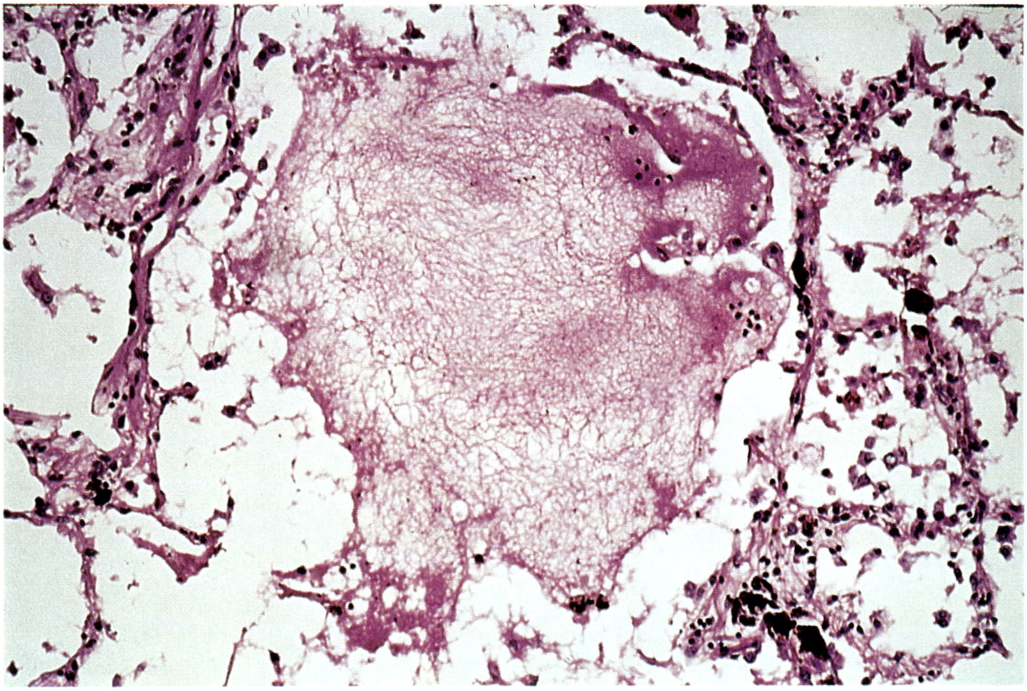

Abb. 81: Fibrinöse Pneumonie (Herdpneumonie)

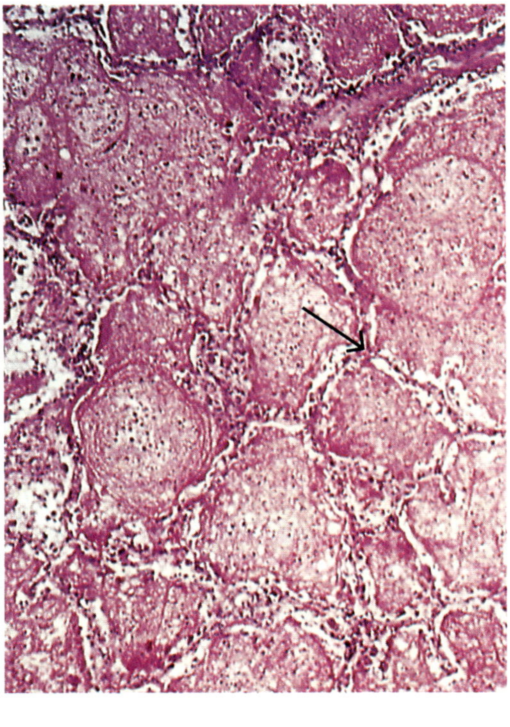

Abb. 82: Fibrinöse Pneumonie (Lobärpneumonie)

6.1.4 Fibrinöse Pericarditis **EAP 6.7.3**

Die Herzoberfläche **(Abb. 83)** ist von einem eosinophilen Material überzogen, welches nach außen (rechts) zottig ausgezogen ist. Bei stärkerer Vergrößerung **(Abb. 84)** ist in der oberen Bildhälfte noch feinfädiges Fibrin zu erkennen, das unten zu größeren Schollen zusammengesintert ist (F). Dazwischen liegen einzelne Makrophagen (Pfeile) und einige übersegmentierte neutrophile Granulozyten (Doppelpfeil). Rechts unten sind Zellen des Perikards zu erkennen.

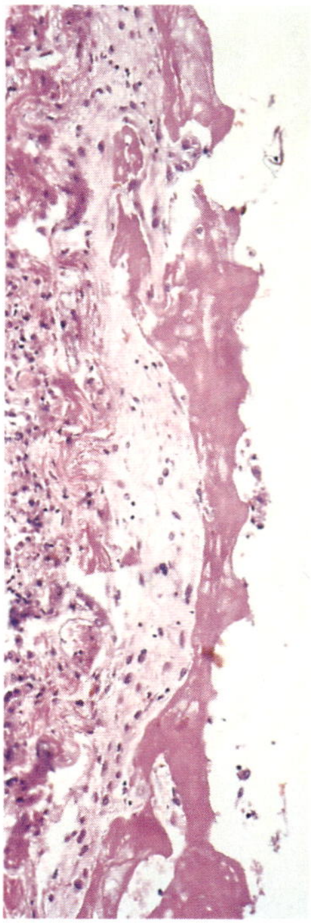

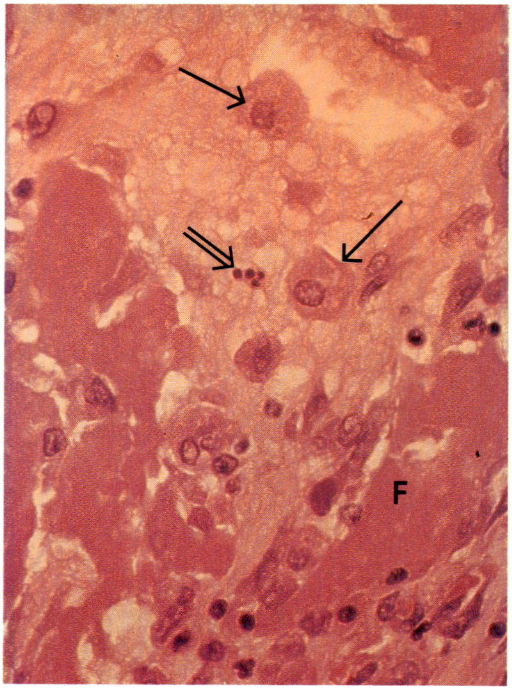

Abb. 83 und 84: Fibrinöse Pericarditis

Entstehung und klinische Bedeutung

Bei Entzündungen des Myokards tritt Fibrin aus den Kapillaren durch das Perikard in den Perikardspalt über und bildet dort nach Zusammensinterung makroskopisch nachweisbare grau-rote Zotten: Es entsteht das «Zottenherz». Die gleiche Veränderung zeigt sich über Myokardnekrosen, etwa über einem transmuralen Myokardinfarkt. – Analoge Vorgänge werden über allen anderen serösen Häuten beobachtet, z.B. über der Pleura als fibrinöse Pleuritis oder über dem Peritoneum als fibrinöse Peritonitis. Färbg./Vergr.: **83**. HE/130 ×. **84**. Fibrinfärbung *Weigert*/480 ×.

6.1.5 Endocarditis verrucosa rheumatica EAP 3.4.7 + 9.10.4

Eine wärzchenartige Auflagerung auf dem Endocard besteht aus Fibrin (F) mit Thrombozyten, einzelnen Lympho- und Granulozyten. Darunter sind ein ödematoses Granulationsgewebe (Oe) und rechts unten eine Narbe als Zeichen einer chronisch-rezidivierenden Endocarditis zu erkennen.

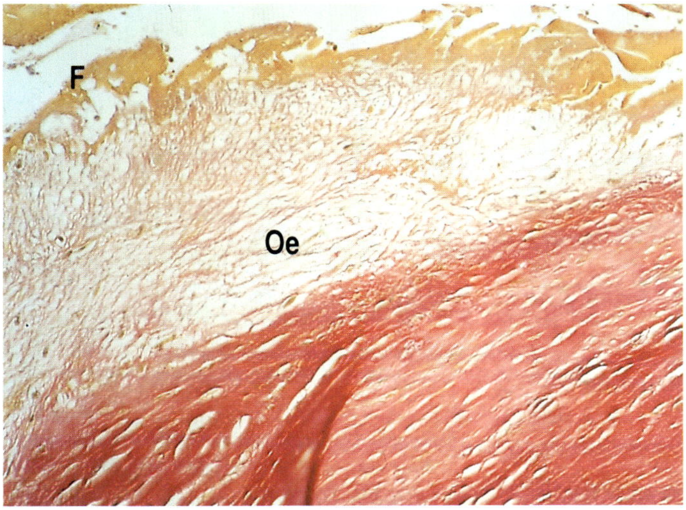

Abb. 85: Endocarditis verrucosa rheumatica

Entstehung und klinische Bedeutung

Als Folge eines rheumatischen Fiebers kommt es über eine fibrinoide Verquellung des Bindegewebes zu einem Endotheldefekt der Klappen des linken Herzens und daraufhin zur Ablagerung eines Thrombozyten-Fibrin-Thrombus. Dieser bildet aufgrund der Blutströmung schließlich die charakteristischen Knötchen mit sekundärem Einsprossen von Organisationsgewebe aus der Herzklappe. Diese Thrombozyten-Fibrin-Thromben können sich ablösen und z.B. im Gehirn Mikroembolien verursachen. Häufiger ist die nachfolgende Vernarbung des Klappenendokards (**Abb. 85** rechts unten) mit Ausbildung eines Herzklappenfehlers. Färbg./Vergr.: *van Gieson*/120 ×.

6.1.6 Endocarditis ulcerosa polyposa **EAP 9.10.4**

Auf der Herzklappe, in **Abb. 86** einer Aortenklappe, hat sich eine polypöse Auflagerung gebildet. Die Herzklappe ist stark verbreitert, erkennbar an der Vermehrung des hier rot gefärbten kollagenen Bindegewebes. Bei stärkerer Vergrößerung **(Abb. 87)** ist das hier hellrot gefärbte Bindegewebe (untere Bildhälfte) unregelmäßig angeordnet. Dieses ist Folge einer basalen Organisation des Thrombus, der mit Fibrin und massenhaft neutrophilen Granulozyten bedeckt ist (Pfeil). Auf der Oberfläche liegt frisches, nicht abgesintertes Fibrin. Bei *Gram*-Färbung sieht man oberflächlich im Fibrin massenhaft *Gram*-positive Kokken **(Abb. 88)**.

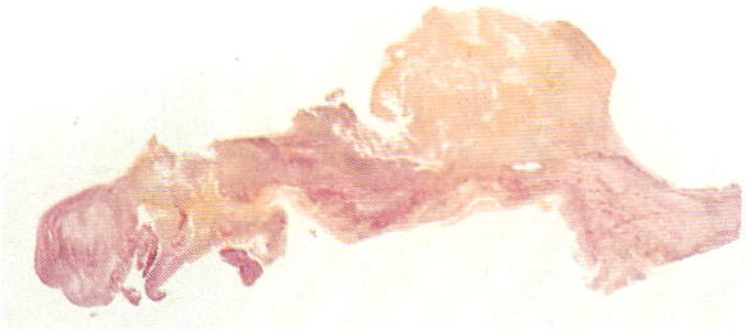

Abb. 86: Endocarditis ulcerosa polyposa

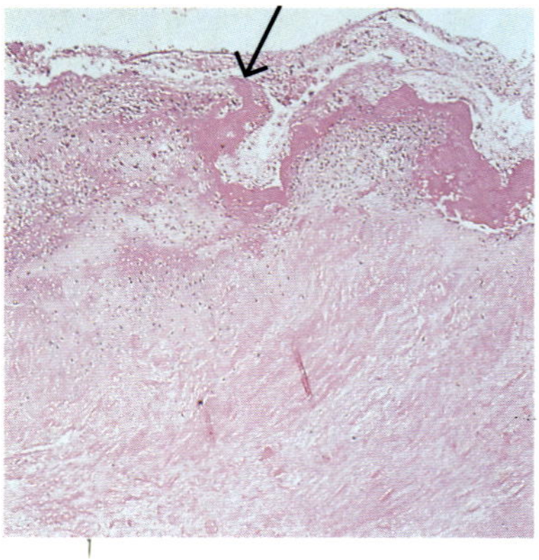

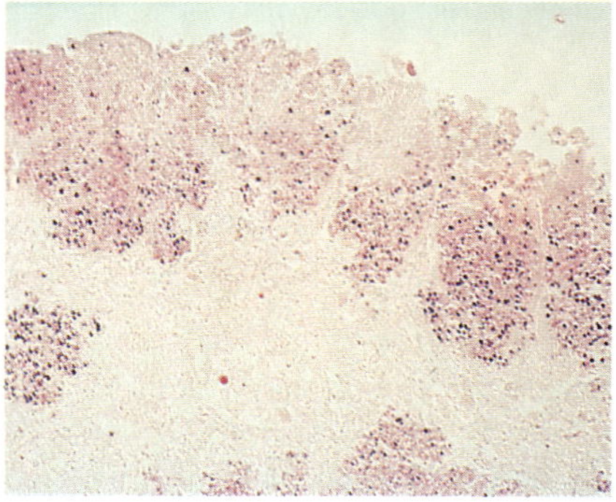

Abb. 87 und 88: Endocarditis ulcerosa polyposa

Entstehung und klinische Bedeutung

Es handelt sich um eine typische bakterielle Endocarditis als Ausdruck einer Septikämie, d.h. im Blut kreisen Bakterien, die sich bevorzugt an den Schließungsrändern der Klappen des linken Herzens ansetzen und dort das Endocard zerstören; als Folgen entstehen polypöse Thromben. Diese können sich ablösen und Infarkte in Hirn, Nieren, Milz usw. verursachen. Durch Zerstörung der ganzen Klappen entstehen Klappenfehler vom Typ der Aorten- oder Mitralinsuffizienz, durch Fibrose Klappenstenosen. Färbg./Vergr.: **86**. *van Gieson*/9 ×. **87**. HE/80 ×. **88**. *Gram*/80 ×.

6.1.7 Eitrige Entzündung

EAP 6.7.5

Zusätzlich zum Austritt von Blutserum wandern bei der eitrigen Entzündung massenhaft neutrophile Granulozyten aus den Blutgefäßen in das ödematöse Bindegewebe ein. **Abb. 89** und **90** zeigen stark ausgeweitete Blutgefäße mit der charakteristischen Randverlagerung (Marginalisation) der Granulozyten und Durchwanderung der Gefäßwände. Im umgebenden Ödem liegen die Granulozyten einzeln oder zu kleinen Gruppen. In **Abb. 90** ist die Auswanderung neutrophiler Granulozyten aus den dilatierten Kapillaren noch weiter fortgeschritten, und es sind auch bereits Makrophagen ausgetreten (Pfeile).

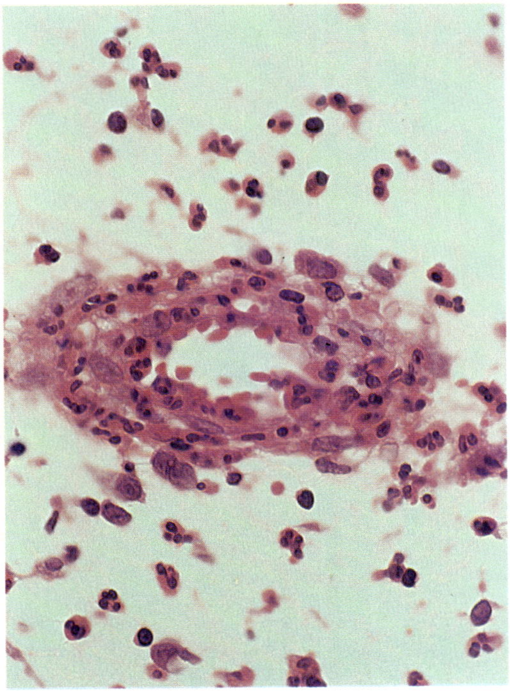

Abb. 89: Eitrige Entzündung

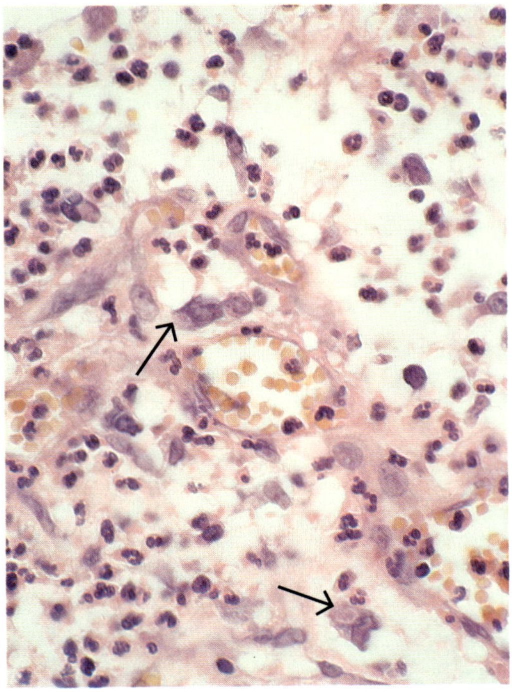

Abb. 90: Eitrige Entzündung

Entstehung und klinische Bedeutung

Dies ist das Vollbild der exsudativen Entzündung mit Ödem und Granulozyten-Diapedese. Diese Entzündungsform wird meist durch Bakterien hervorgerufen, die sowohl die Kapillarwände als auch andere Gewebsbestandteile auflösen. Chemotaktisch werden Entzündungszellen in das Entzündungsfeld geleitet. Dies spielt sich in analoger Form bei allen akuten eitrigen Entzündungen ab.
Färbg./Vergr.: **89**. HE/300 ×. **90**. HE/250 ×.

6.1.8 Akute eitrige Bronchitis **EAP 6.7.5.1**

Sowohl die Bronchialepithelzellen (oben) als auch das Bindegewebe sind dicht von neutrophilen Granulozyten durchsetzt. Im Zusammenhang mit der entzündlichen Kreislaufstörung kommt es zur massiven Dilatation der Kapillaren, die prall mit Blut angefüllt sind.

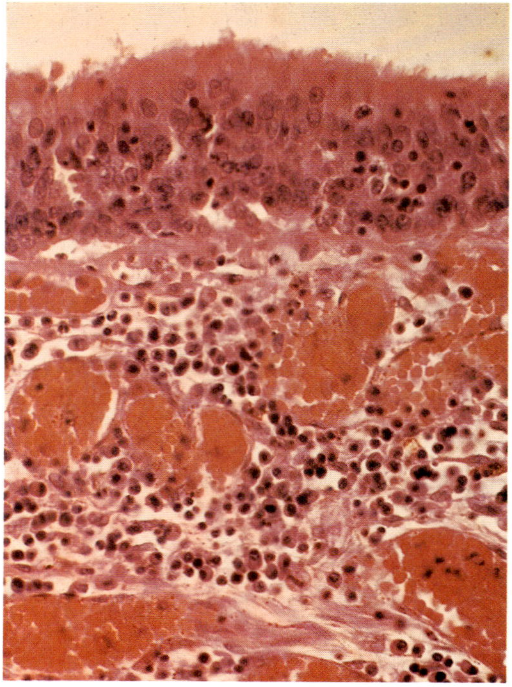

Abb. 91: Akute eitrige Bronchitis

Entstehung und klinische Bedeutung

Es handelt sich um das typische Bild einer bakteriell ausgelösten Bronchitis, wobei Virus-Infekte, z.B. Grippe-Viren, die bakterielle Entzündung begünstigen. Makroskopisch ist die Schleimhaut dann dunkelrot gefärbt, und zwar als Folge der massiven Kapillardilatation. Färbg./Vergr.: Hämalaun; Eosin/130 ×.

6.1.9 Leukozytäre Lobärpneumonie **EAP 6.7.4**

Die Lungenalveolen sind dicht von neutrophilen Granulozyten durchsetzt. An manchen Stellen finden sich noch Reste von Fibrin (Pfeile in **Abb. 92**).

Entstehung und klinische Bedeutung

Bei der eitrigen Pneumonie verursachen die Bakterien eine starke Schädigung der Alveolarkapillaren und damit eine Diapedese neutrophiler Granulozyten in die Alveolen. Bei der Lobärpneumonie wird das die rote Hepatisation charakterisierende Fibrin (vgl. **Abb. 82**) durch die einwandernden Granulozyten aufgelöst, und es entsteht das Stadium der grauen Hepatisation: Die Lungenschnittfläche ist grau gefärbt und trocken-feinkörnig. In günstig verlaufenden Fällen ist dieses Stadium der Lösung bereits eine beginnende Heilung: das verflüssigte Exsudat wird entweder ausgehustet oder auch auf dem Lymphwege resorbiert. Färbg./Vergr.: HE/250 ×.

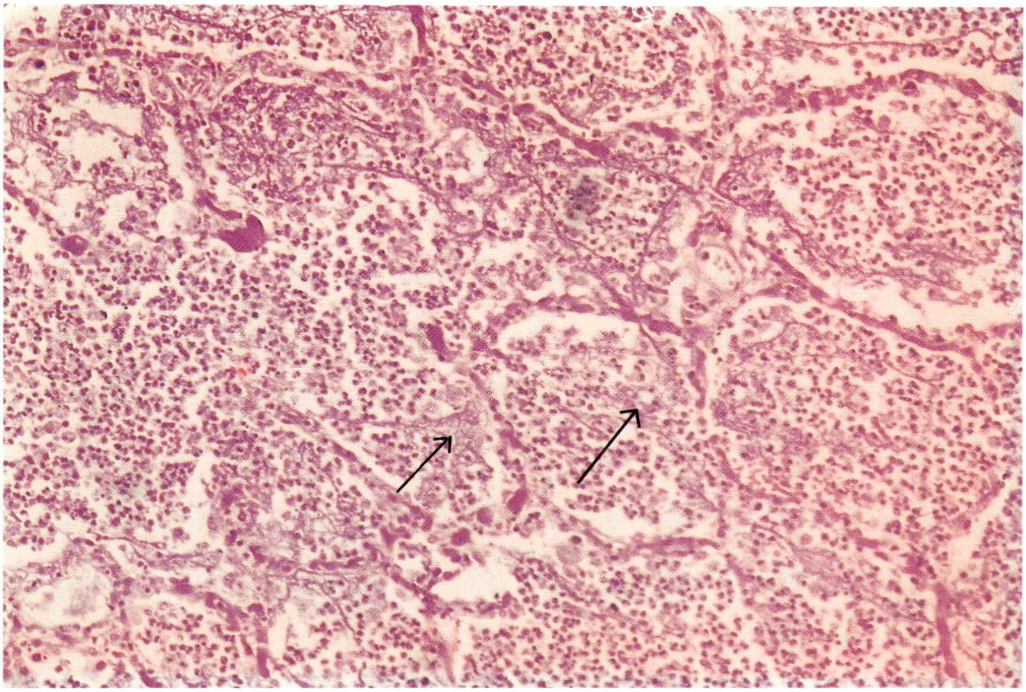

Abb. 92: Leukozytäre Lobärpneumonie

6.1.10 Eitrige Lymphadenitis

EAP 6.9.2

Der Randsinus dieses Lymphknotens (Pfeil) ist ausgeweitet und prall mit neutrophilen Granulozyten durchsetzt (Gr). Unmittelbar darüber ist die Lymphknotenkapsel zu erkennen, am unteren Bildrand das aus Lymphozyten bestehende lymphatische Gewebe.

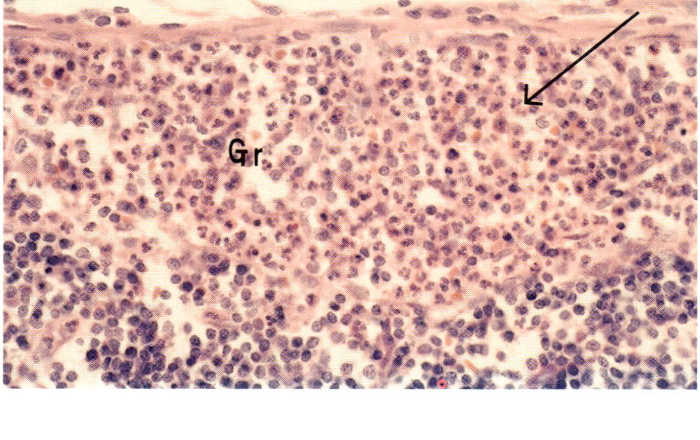

Abb. 93: Eitrige Lymphadenitis

Entstehung und klinische Bedeutung

Die eitrige Lymphadenitis ist die typische entzündliche Lymphknotenreaktion im Abflußgebiet einer eitrigen Entzündung, etwa der Extremitäten oder auch der parenchymatösen Organe. Da die neutrophilen Granulozyten die Lymphbahnen durchwandern, ist das Bild der eitrigen Lymphadenitis nur eine Art Momentaufnahme des lymphogenen Granulozytentransportes. Klinisch geht dies mit einer oft schmerzhaften Schwellung des Lymphknotens einher, da zugleich auch ein entzündliches Ödem vorliegt. Färbg./Vergr.: HE/210 ×.

6.1.11 Akute Gastritis — EAP 15.2.1

Wie der Vergleich von **Abb. 94** mit **Abb. 95** zeigt, liegen bei der akuten Corpus-Gastritis zwischen den Drüsenschläuchen massenhaft neutrophile Granulozyten. **Abb. 96** zeigt bei starker Vergrößerung die partielle Zerstörung der Magenschleimhautdrüsen durch die auswandernden Granulozyten (Pfeil).
In vielen Fällen von akuter Gastritis finden sich durch Silberimprägnation besonders deutlich darstellbare kleine, komma- oder auch spiralförmige Bakterien, die Campylobacter pylorides **(Abb. 97)**. Diese Erreger können auch Magen- und Duodenal-Geschwüre verursachen.

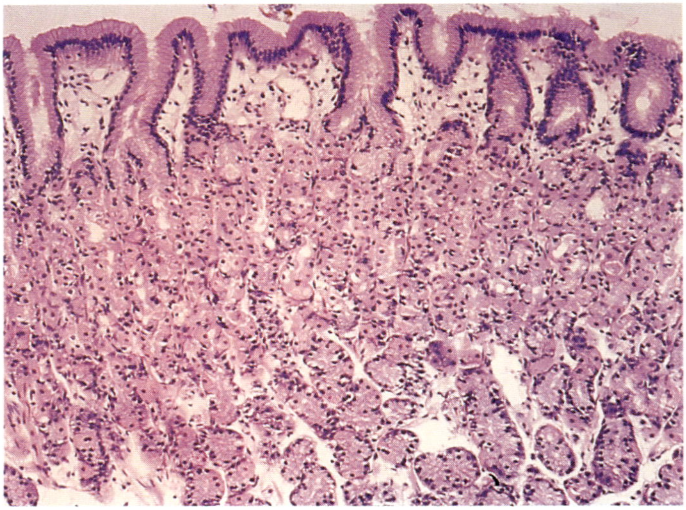

Abb. 94: Normale Magenschleimhaut

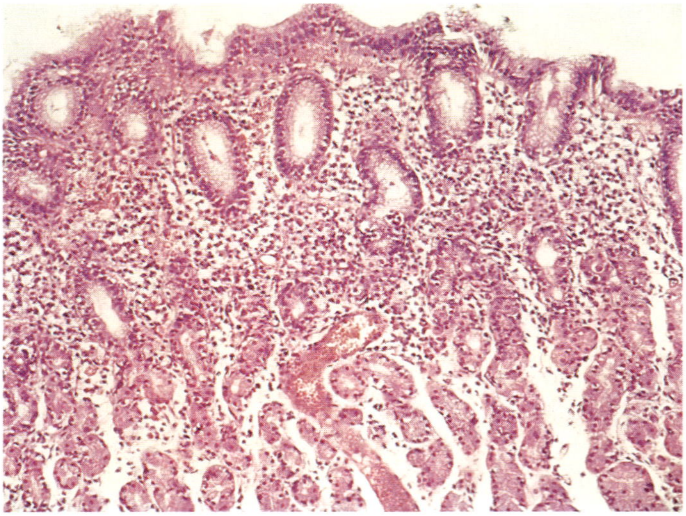

Abb. 95: Akute Gastritis

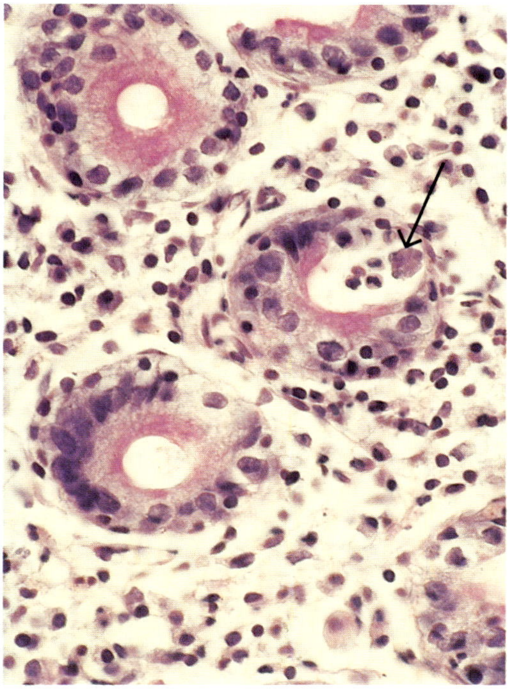

Abb. 96: **Akute Gastritis mit partiellen Drüsennekrosen**

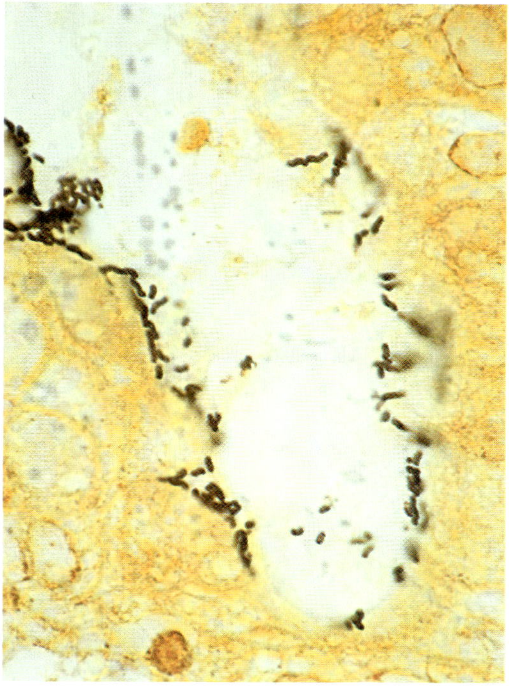

Abb. 97: **Darstellung des Campylobacter bei akuter Gastritis (Silberimprägnation)**

Entstehung und klinische Bedeutung

Die hier dargestellte Oberflächengastritis kann durch auf die Magenschleimhaut toxisch wirkende Nahrungsbestandteile ausgelöst werden. In der Mehrzahl der Fälle (Corpus-Gastritis, Gastritis Typ A) handelt es sich aber um eine Autoimmunkrankheit: Man findet Autoantikörper gegen Magenbelegzellen bzw. gegen den von ihnen produzierten Vitamin B_{12}-Resorptionsfaktor, den sog. intrinsic factor. Die akute Antrum-Gastritis dagegen ist meist Folge der in **Abb. 97** dargestellten Campylobacter pylorides-Infektion (= Gastritis Typ B). Wenn eine chemische Magenschleimhautreizung durch Duodenalreflux oder chronischen Alkoholabusus vorliegt, spricht man von der Gastritis Typ C. Klinisch tritt die Erkrankung meist erst beim Übergang in die chronische Gastritis auf. Färbg./Vergr.: **94** u. **95**. HE/200 ×. **96**. HE/400 ×. **97**. Versilberung *Warthin-Sterry*/350 ×.

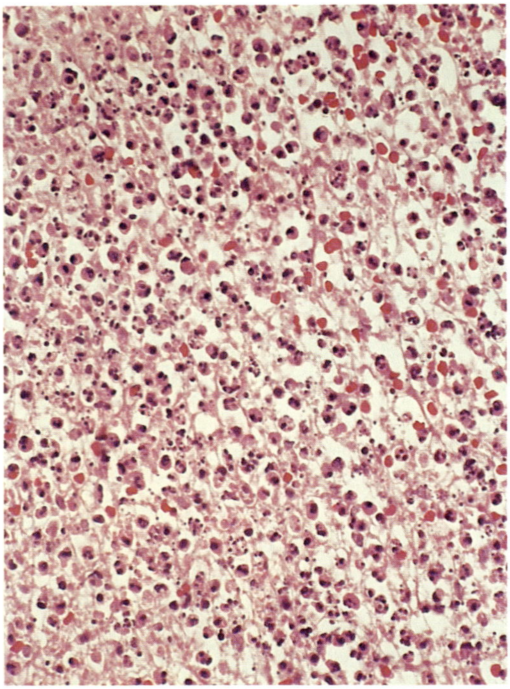

6.1.12 Erysipel EAP 4.3.2

Das Unterhautbindegewebe – die Epidermis ist nicht im Bild – ist hochgradig ödematös und dicht von neutrophilen und auch einzelnen eosinophilen Granulozyten durchsetzt. Dadurch ist das Bindegewebsgerüst weit auseinandergedrängt und nur in Form eines lockeren Faserwerkes erkennbar.

Entstehung und klinische Bedeutung

Durch Eindringen von Streptokokken in das Corium der Haut entsteht eine typische phlegmonöse Entzündung. Die Bakterienenzyme lösen die Interzellularsubstanzen auf, und die Erreger breiten sich diffus im Bindegewebe aus. Die Entzündung ist unscharf begrenzt und geht klinisch mit hohem Fieber und Schüttelfrost einher. Färbg./Vergr.: HE/200 ×.

Abb. 98: Erysipel

6.1.13 Appendizitis EAP 3.5.3

Durch Epitheldefekte, auf die sich Fibrin auflagert (Pfeil in **99**), dringen Bakterien in die Wand des Wurmfortsatzes ein. Ihre Enzyme zerstören Bindegewebe und glatte Muskulatur sowie die Blutgefäße, so daß Hämorrhagien auftreten. In **Abb. 99** ist die Wand des Wurmfortsatzes weitgehend nekrotisch und von neutrophilen Granulozyten durchsetzt (untere Hälfte). Am linken Bildrand sind noch Reste der Schleimhaut mit intakten Drüsenschläuchen zu erkennen. **Abb. 100** zeigt die Außenwand eines Wurmfortsatzes mit akuter, phlegmonöser Entzündung, wobei hier die Schleimhaut (S) völlig nekrotisch, großenteils abgestoßen und von Blutungen und Leukozyten diffus durchsetzt ist. Nekrotisch ist auch die Muskulatur (M); die Serosa (Se) ist ödematös, von Granulozyten durchsetzt, die Kapillaren sind als Folge der entzündlich bedingten Stase massiv erweitert und prall mit Erythrozyten angefüllt.

Entstehung und klinische Bedeutung

Warum die im Wurmfortsatz immer vorhandenen Kolibakterien, Streptokokken oder Anaerobier akut die Schleimhaut zerstören und in die Wand eindringen können, ist noch immer unklar. Lichtungsverlegungen der Einmündungsstelle der Appendix durch Kotsteine oder Wurmkonglomerate können eine akute Appendizitis auslösen. Alimentäre Faktoren sind ebenfalls beteiligt, da die akute Appendizitis gehäuft in Industrieländern auftritt. Klinisch führt diese phlegmonöse Zerstörung der Appendixwand zum sogenannten akuten Abdomen und kann nach Perforation über eine eitrige Peritonitis den Tod verursachen. Die sofortige Appendektomie ist also in jedem Falle angezeigt. Färbg./Vergr.: **99**. HE/150 ×. **100**. HE/200 ×.

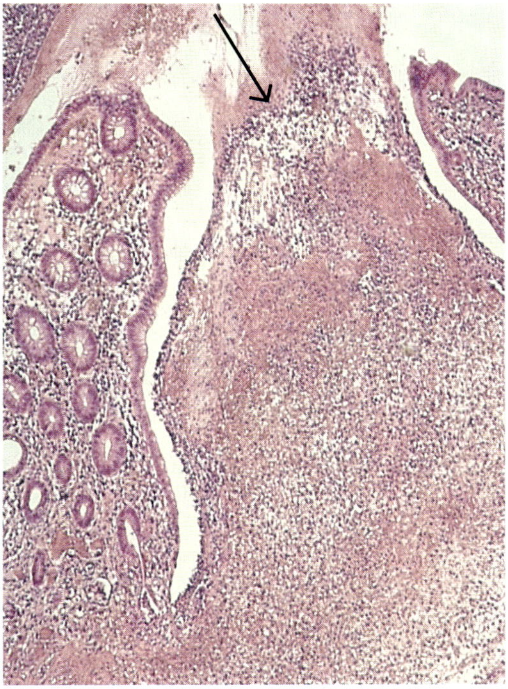

Abb. 99: **Appendizitis mit ulzeröser Zerstörung der Schleimhautoberfläche**

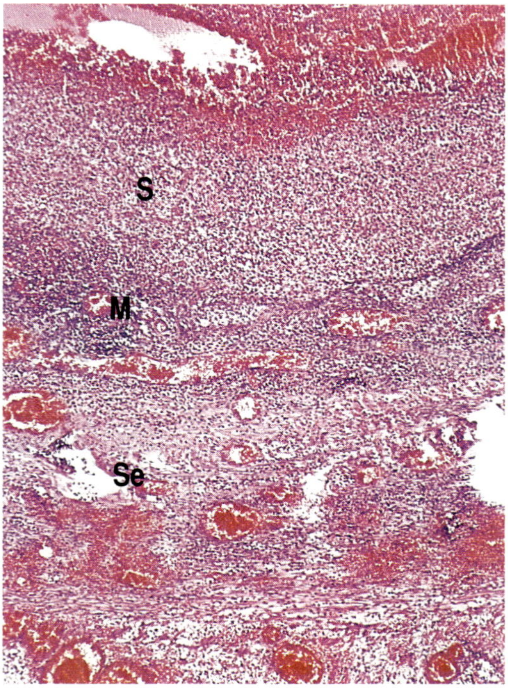

Abb. 100: **Fortgeschrittene ulzeröse Appendizitis**

6.1.14 Furunkel

EAP 6.7.5.3

Unter dem Plattenepithel (**101** oben) ist das Corium durch viel Bindegewebe verbreitert, und inmitten des Bindegewebes fallen multiple, konfluierende Abszesse auf (Pfeile). Bei stärkerer Vergrößerung **(Abb. 102)** sieht man in diesen Abszessen massenhaft neutrophile Granulozyten (untere Bildhälfte) zusammen mit Histiozyten (Pfeile) – das sind Zellen, die durch annähernd runde Kerne und ein geblähtes Zytoplasma auffallen. Am Rande des Furunkels entsteht eine Abszeßmembran **(Abb. 103)** mit zunächst lockerem Granulationsgewebe, das neu entstandene Kapillaren enthält (Doppelpfeile). In der Abszeßhöhle (obere Bildhälfte) liegen neben neutrophilen Granulozyten massenhaft histiozytäre Makrophagen (Pfeile).

Entstehung und klinische Bedeutung

Der Furunkel entsteht durch Eindringen von Bakterien, meist Staphylokokken, entlang des Haarbalges in die Haarwurzel. Dort lösen die Bakterien eine abszedierende Entzündung mit zentraler Nekrose aus. Dadurch entsteht ein aus der Haut ragender, meist sehr schmerzhafter Knoten. Durch Eröffnung des Abszesses erfolgt in der Regel rasche Heilung. Wenn die Erkrankung nicht zum Stillstand kommt, entwickelt sich die in **101–103** dargestellte chronisch-abszedierende Unterhautentzündung mit umgebendem Granulationsgewebe und breiter Vernarbung. Färbg./Vergr.: **101**. HE/120 ×. **102**. HE/250 ×. **103**. HE/300 ×.

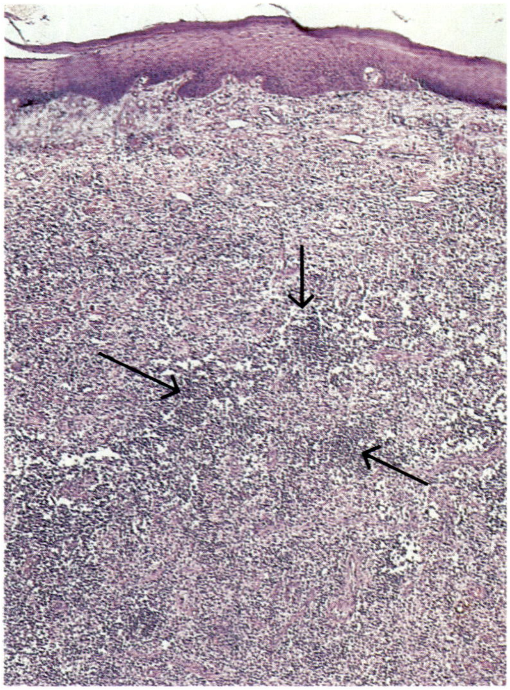

Abb. 101: Furunkel

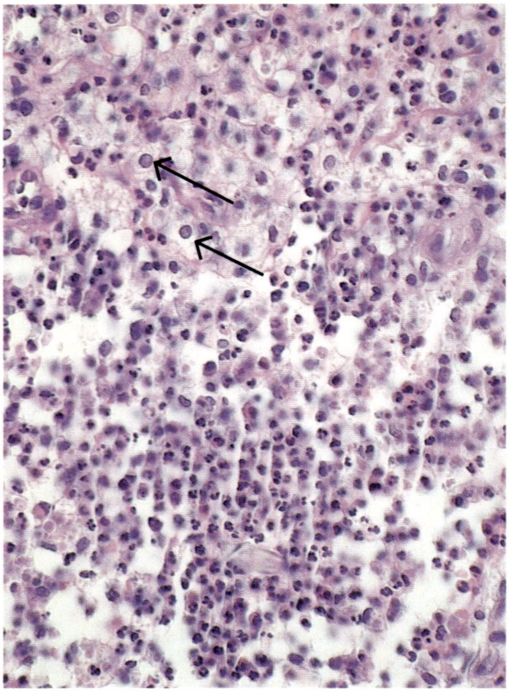

Abb. 102: Abszedierende Entzündung bei einem Furunkel

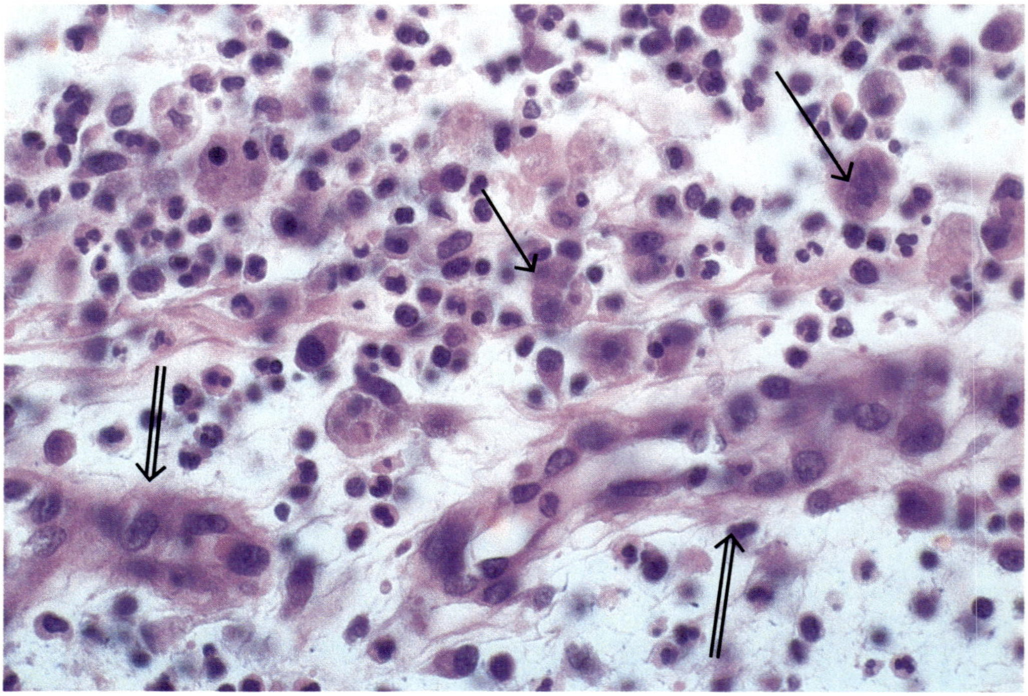

Abb. 103: Abszeßwand bei einem Furunkel mit Kapillar-Neubildung

6.1.15 Hirnabszeß EAP 6.7.5.3

Das Hirngewebe in Bildmitte der **Abb. 104** ist nekrotisch und dicht von neutrophilen Granulozyten durchsetzt. Die Nekrose ist von lockerem Bindegewebe mit vielen Lymphozyten und eisenhaltigen Makrophagen (gelbbraunes Pigment) umgeben. Diese Makrophagen werden als «Siderophagen» bezeichnet. Wenn das nekrotische Zentrum der **Abb. 104** mehr und mehr abgebaut wird, liegen die Granulozyten dicht nebeneinander (**Abb. 105** oben) und es entsteht eine Abszeßhöhle (oberer Bildrand). Das umgebende Hirngewebe weist massenhaft Kapillaren (Pfeile) und lockere Infiltrate von Granulozyten, Lymphozyten sowie vermehrt Gliazellen auf. Auf diese Weise wird der Hirnabszeß demarkiert, er kann aber auch durch diffuse Infiltration eine eitrige Encephalitis verursachen.

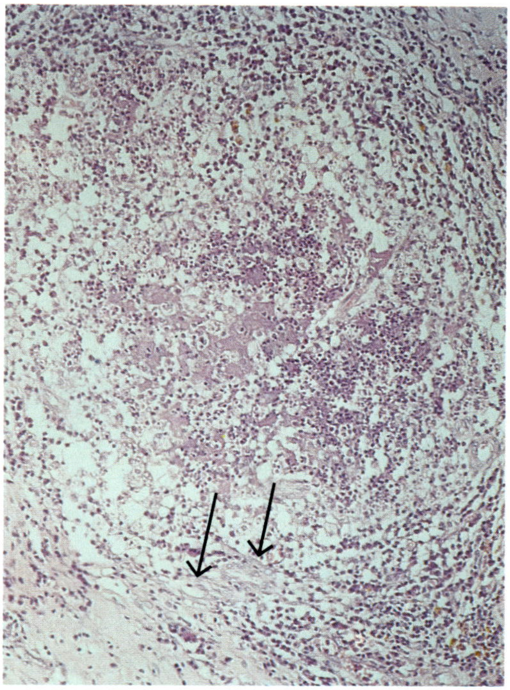

Abb. 104: Hirnabszeß

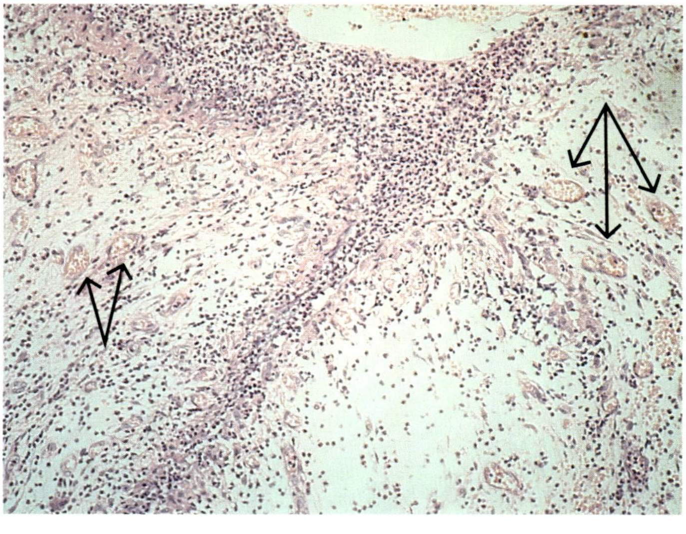

Abb. 105: Hirnabszeß (Demarkation)

Entstehung und klinische Bedeutung

Im vorliegenden Fall ist der Abszeß bei einer pulmonal ausgelösten Staphylokokken-Allgemeininfektion metastatisch entstanden, d.h. durch Einwanderung von Erregern in das Gehirn, die sich dann fokal vermehrten. Hirnabszesse können auch posttraumatisch entstehen. Sie führen entsprechend ihrer Lokalisation zu Ausfallserscheinungen im Zentralnervensystem und in vielen Fällen durch das umgebende fokale Hirnödem zum Hirndruck sowie zentralen Regulationsstörungen mit oft tödlichem Ausgang. Färbg./Vergr.: **104**. HE/150 ×. **105**. HE/150 ×.

6.1.16 Grippepneumonie **EAP 6.7.6**

Die Alveolarmembranen (Doppelpfeil) der Lunge sind in **Abb. 106** durch eine starke Erweiterung der Kapillaren verbreitert, die prall mit Blut angefüllt sind. Die Lichtungen der Alveolen enthalten ein lockeres Fibrinnetz (F), außerdem aber massenhaft Erythrozyten, die aus den Kapillaren ausgetreten sind. (Pfeil).

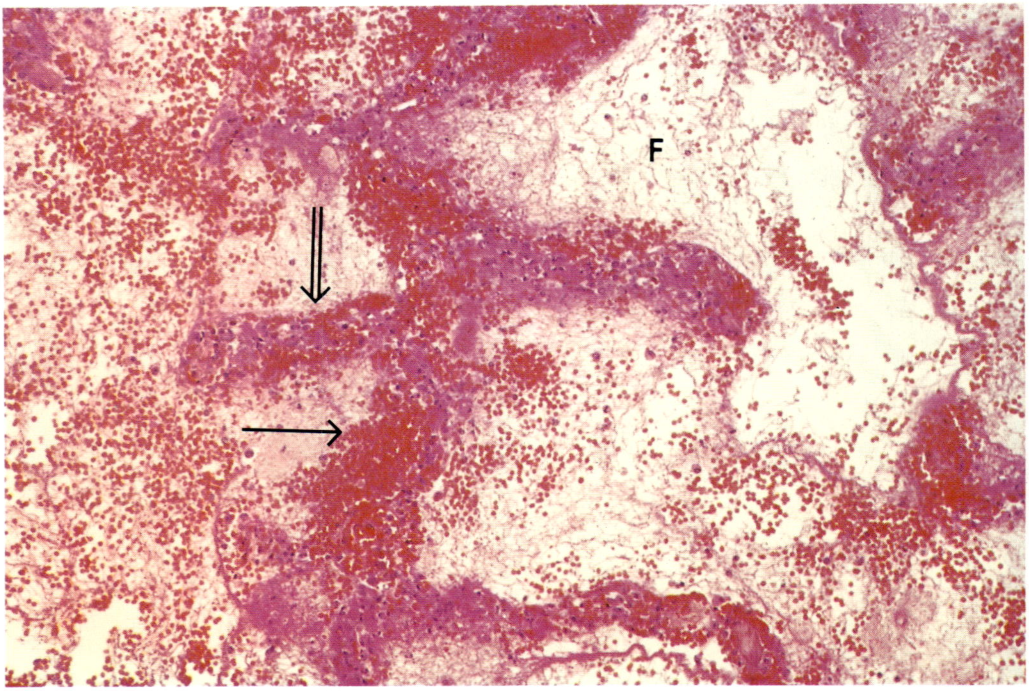

Abb. 106: Grippepneumonie

Entstehung und klinische Bedeutung

Es handelt sich um eine typische *hämorrhagische Entzündung*, charakterisiert durch eine massive Kapillardilatation und eine derart starke Permeabilitätsstörung der Kapillarwände, daß mit dem Fibrin eine große Zahl von Erythrozyten in die Alveolarlichtungen austritt. Bei der Grippe wird diese Permeabilitätsstörung durch die Grippeviren verursacht, oft gesteigert durch bakterielle Superinfektionen. Dies führt zur charakteristischen hämorrhagischen Tracheitis und Bronchitis. Eine hämorrhagische Broncho-Pneumonie ist oft Todesursache bei akuter Grippe-Infektion. Färbg./Vergr.: Hämalaun; Eosin/100 ×.

6.1.17 Colitis ulcerosa EAP 6.10.2

Die Dickdarmschleimhaut, die hier nur noch im oberen Bildteil typische Becherzellen aufweist, hat im Interstitium sehr viele Lymphozyten, Granulozyten und Histiozyten. Charakteristisch sind die durch Epithelnekrosen entstandenen Kryptenabszesse mit Massen neutrophiler Granulozyten (Pfeil).

Entstehung und klinische Bedeutung

Die Epithelnekrosen entstehen durch sehr verschiedenartige, im einzelnen noch nicht geklärte Schädigungen, wobei sowohl psychische Faktoren als auch Immunreaktionen beteiligt sind. Die Reduktion der Becherzellzahl vermindert die Menge des Schleimes und damit den Schleimhautschutz. Es kommt zu entzündlich bedingten Durchfällen mit Blutabgängen und auch für die chronische Colitis ulcerosa charakteristischen Fernkomplikationen (z.B. Arthritis, Pyelonephritis usw.). Färbg./Vergr.: HE/200 ×.

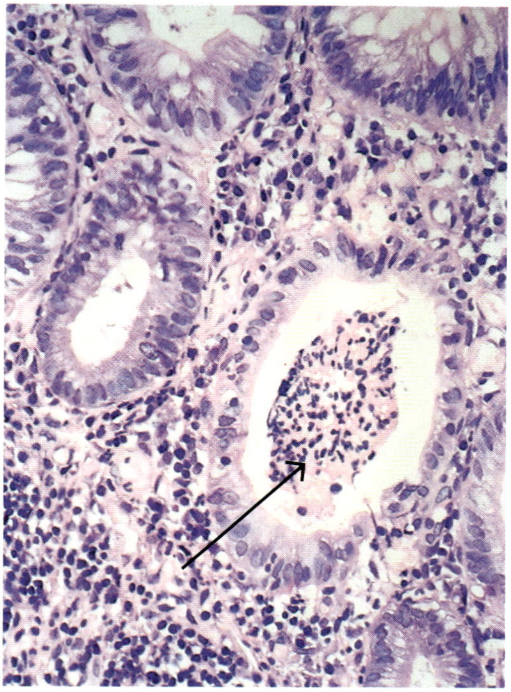

Abb. 107: Colitis ulcerosa

6.2 Granulierende und vernarbende, unspezifische Entzündungen

6.2.1 Entzündliches Granulationsgewebe EAP 6.7.7

Unter einer von Leukozyten durchsetzten Nekrose (oberes Bilddrittel) ist ein typisches entzündliches Granulationsgewebe ausgebildet. Es besteht aus Kapillaren, die in großer Zahl entstanden sind; stellenweise sieht man Angioblasten-Paare, die noch keine Lichtung gebildet haben (Pfeile). Das dazwischenliegende ödematöse Bindegewebe ist dicht von Entzündungszellen durchsetzt, wobei es sich im wesentlichen um Lymphozyten, Plasmazellen und (etwas größere) Histiozyten handelt.

Entstehung und klinische Bedeutung

Dieses Granulationsgewebe bietet das typische Bild einer chronisch-granulierenden Entzündung, die sich z.B. in Umgebung von Abszessen ausbildet und sie abkapselt. **Abb. 108** stammt vom Randgebiet eines Karbunkels, worunter man mehrere, ineinander übergehende Furunkel versteht. Das gleiche Granulationsgewebe wird aber auch in der Umgebung von allen anderen Abszessen beobachtet, in **Abb. 105** in Umgebung eines Hirnabszesses. Analoges Granulationsgewebe bildet sich als «Organisationsgewebe», wenn Hämatome oder Thromben abgebaut, «organisiert» werden (vgl. **Abb. 213**). Färbg./Vergr.: HE/150 ×.

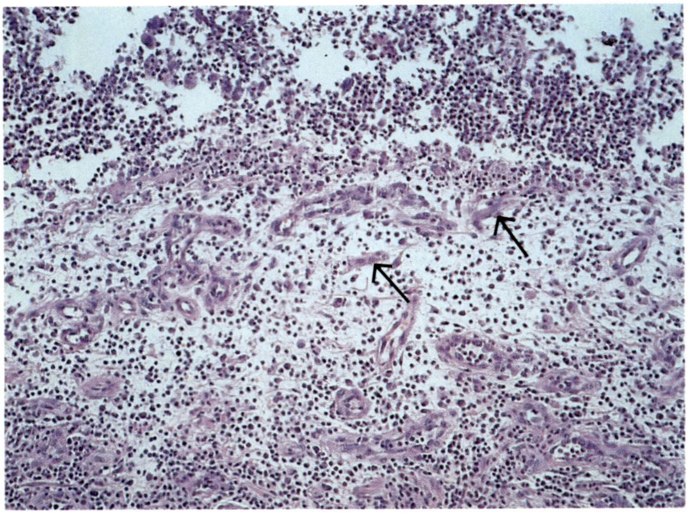

Abb. 108: Entzündliches Granulationsgewebe (Karbunkel)

6.2.2 Chronisches Magengeschwür EAP 15.3.2.2

Auch im Grunde eines chronischen Magengeschwürs (**Abb. 109**, Pfeil) bildet sich Granulationsgewebe. Man sieht, wie das Geschwür tief in die Magenwand hineinreicht und Teile der Muscularis propria zerstört hat. Am unteren Rand finden sich stark ausgeweitete Blutgefäße, aus denen es u.U. zu tödlichen Blutungen kommen kann. Die Magenschleimhaut am Rande des Geschwürs ist reaktiv verdickt. Im Grunde des Geschwüres ist Granulationsgewebe ausgebildet. In **Abb. 110** ist

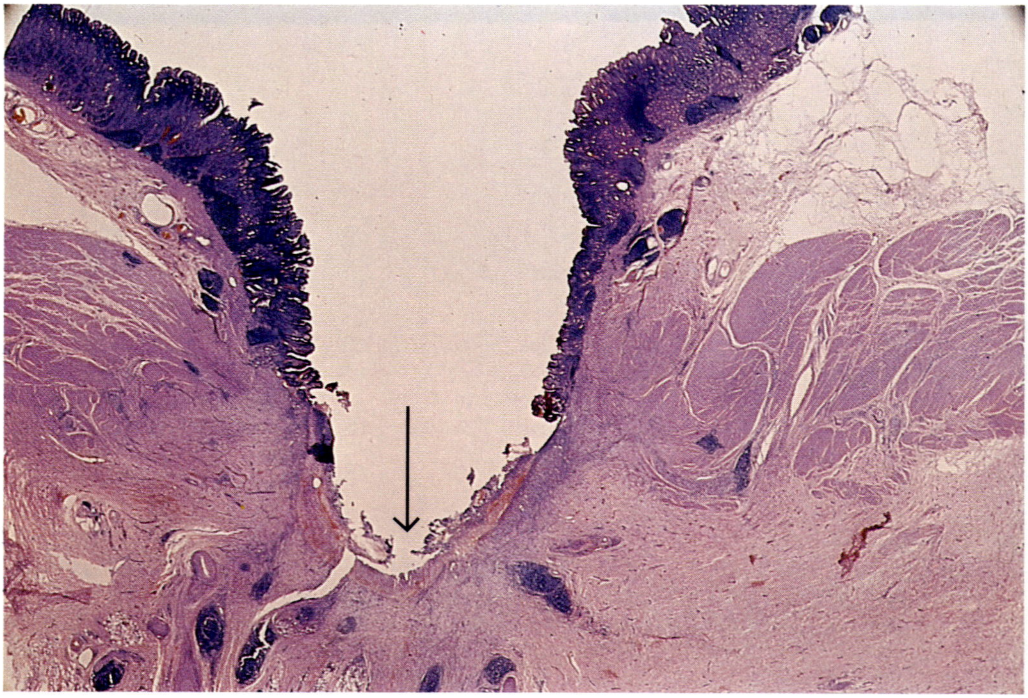

Abb. 109: Chronisches Magengeschwür

die typische Schichtung des Geschwürsgrundes zu erkennen: als innere Lage sieht man Fibrin (F), durchsetzt mit neutrophilen Granulozyten. Darunter ist eine fibrinoide Nekrose (N) entstanden, die über einem kapillarenreichen Granulationsgewebe (Gr) liegt.

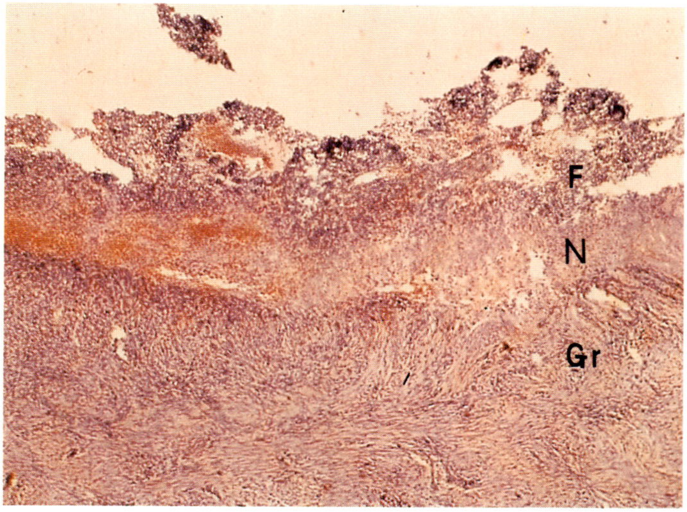

Abb. 110: Typische Schichtung eines chronischen Magengeschwürs

Entstehung und klinische Bedeutung

Das Magengeschwür ist die Folge eines Defektes der Magenschleimhaut aufgrund einer Störung des Gleichgewichtes zwischen den aggressiven Faktoren (Salzsäure, Pepsin usw.) und den defensiven Faktoren der Magenschleimhaut (sogenannte mukoepitheliale Schranke). Das nekrotische Areal wird als Zeichen einer Ausheilung von chronischem Granulationsgewebe umgeben. Trotzdem kommt es immer wieder zu rezidivierenden Blutungen, histologisch erkennbar in **Abb. 110** links. Bei Ausheilung des Magengeschwüres geht das Granulationsgewebe in Narbengewebe über. Der gleiche Ablauf findet sich beim Ulcus duodeni. Färbg./Vergr.: **109**. HE/80 ×. **110**. Hämalaun; Eosin/130 ×.

6.2.3 Chronische, interstitielle (Pyelo-)Nephritis **EAP 16.3.1**

Charakteristisch ist auch hier eine Kapillarvermehrung (Pfeil in **Abb. 111**) und eine Einwanderung von Lymphozyten und Plasmazellen in das Insterstitium der Nierenrinde. Dadurch werden die Tubuli (Doppelpfeil) komprimiert und weitgehend atrophisch. Die Glomeruli reagieren ebenfalls mit einer Vermehrung des Bindegewebes und ihrer Schlingen. Als Ausheilungsstadium entsteht die pyelonephritische Schrumpfniere **(Abb. 112)**. Jetzt ist das Interstitium mit breiten Bindegewebszügen durchsetzt, die die Restlichtungen der Tubuli (Pfeil) hochgradig einengen. Die Glomeruli sind zum Teil ebenfalls in hyaline Narben verwandelt (Doppelpfeil), zum Teil noch erhalten.

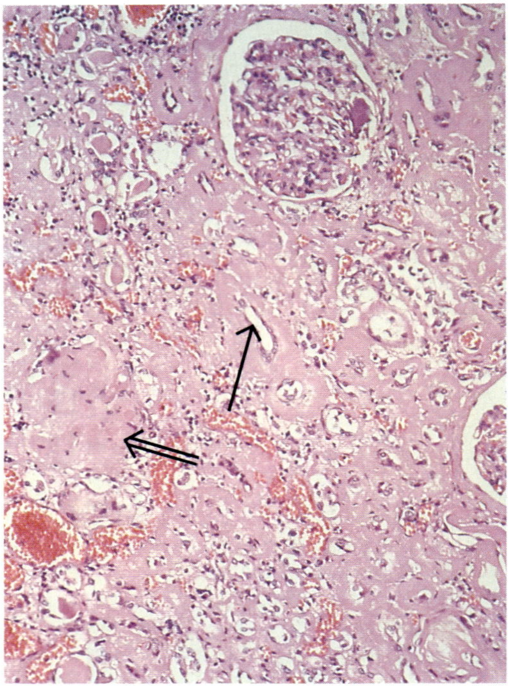

Abb. 111: Chronische interstitielle Pyelonephritis mit Bindgewebsvermehrung in den Glomerulus-Schlingen

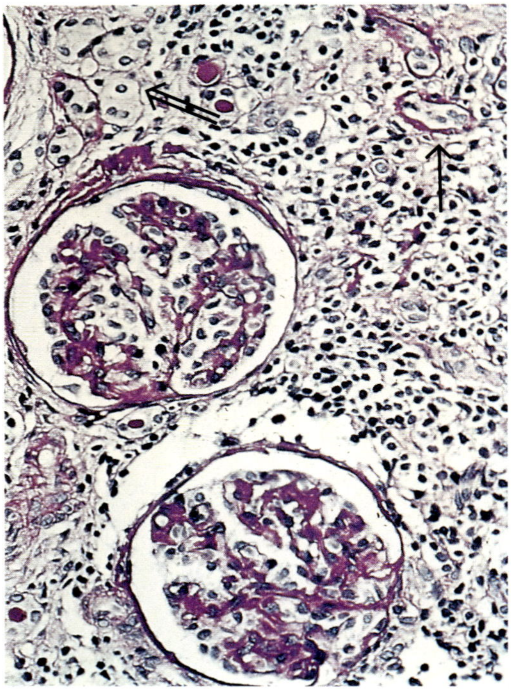

Abb. 112: Interstitielle Vernarbung bei chronischer Glomerulonephritis

Entstehung und klinische Bedeutung

Die chronische, interstitielle (Pyelo-)Nephritis, die häufigste Nierenerkrankung, entsteht entweder durch Aufwärtswanderung von Bakterien über den Harntrakt in die Nieren oder aber auf hämatogenem Weg. Es kommt durch Zerstörung der Tubuli zur allmählichen Verminderung der Nierenfunktion, bei den pyelonephritischen Schrumpfnieren schließlich zur tödlichen Urämie. Färbg./Vergr.: **111**. PAS/200 ×. **112**. HE/100 ×.

6.2.4 Chronisch-hypertrophische Bronchitis **EAP 13.3.1.3**

Die Bronchiallichtung hat einen verbreiterten Epithelbelag und enthält Schleim, von dem noch violett gefärbte Reste erhalten sind. Die Bronchialwand ist erheblich verdickt, enthält ein Granulationsgewebe mit proliferierenden Kapillaren und Entzündungszellen. **Abb. 113** zeigt eine besonders starke Bindegewebsvermehrung und eine Vermehrung von Schleimdrüsen (Pfeil), die durch das Bindegewebe ihrerseits bereits teilweise wieder atrophisch geworden sind. Bronchialknorpel ist in **Abb. 113** nicht mehr erhalten.

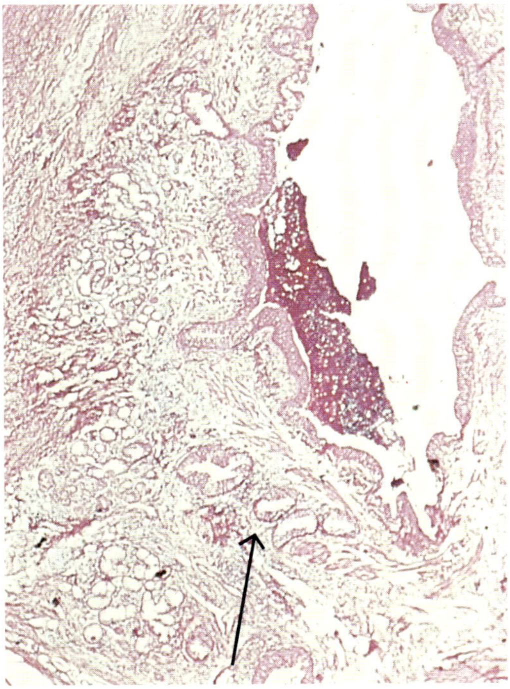

Abb. 113: Chronisch hypertrophische Bronchitis

Entstehung und klinische Bedeutung

Die chronische Bronchitis ist meistens Folge einer akuten Bronchitis (vgl. **Abb. 91**), die nicht ausheilt, sondern durch Zerstörung und Regeneration des Bronchialepithels und der gesamten Bronchialwand einschließlich Schleimdrüsen und Knorpel zu weitgehender Funktionsuntüchtigkeit des gesamten Bronchialsystems führt. In **Abb. 113** ist eine partielle Bronchialstenose als Folge des chronisch-fibrosierenden Granulationsgewebes dargestellt. Andere Anteile des Bronchialsystems weiten sich aus; es entstehen Bronchiektasen mit massiver Schleimretention. Durch Übergreifen der Entzündung auf das umgebende Lungengewebe entstehen rezidivierende Bronchopneumonien, starke Atembehinderungen und auch Drucksteigerung im kleinen Kreislauf mit reaktivem Cor pulmonale. Färbg./ Vergr.: PAS/200 ×.

6.3 Granulomatöse Entzündungen

6.3.1 Verkäsende Tuberkulose EAP 6.7.8.1

In einem Hiluslymphknoten der Lunge **(Abb. 114)** ist eine große Verkäsung entstanden (K). Es handelt sich um eine kern- und zellfreie Nekrose, die in HE-Färbung körnig-eosinophil ist. Makroskopisch handelt es sich um eine weiß-gelbliche, bröckelige Masse, daher der Name «Verkäsung». Umgeben ist die Nekrose von einer charakteristischen granulomatösen Zellreaktion. Diese besteht aus spindeligen Epitheloidzellen (Pfeil), einzelnen *Langhans*schen Riesenzellen (Doppelpfeil) und Lymphozyten. Nach außen (links und unten) schließen sich Lymphozyten an, hier schon als Teile des lymphatischen Gewebes im Lymphknoten. – Bei der verkäsenden Miliartuberkulose der Lunge **(Abb. 115)** liegen inmitten des Lungengewebes annähernd runde Zellnester, die ebenfalls eine zentrale Verkäsung (K) sowie einen Epitheloidzellsaum mit *Langhans*schen Riesenzellen und in der Peripherie Lymphozyten aufweisen.

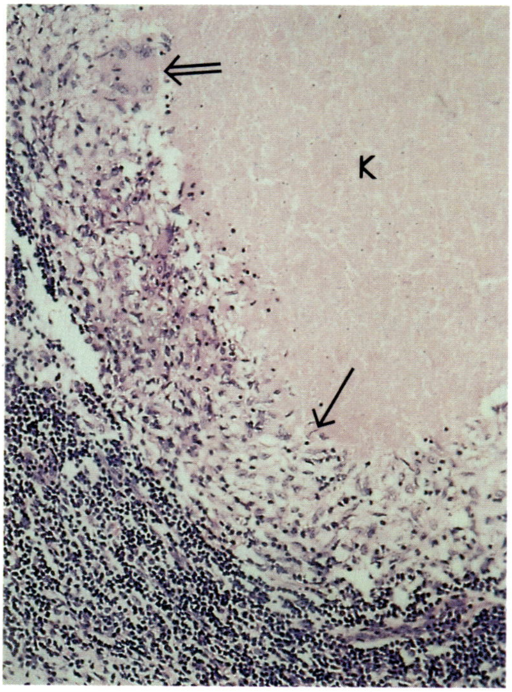

Abb. 114: Verkäsende Lymphknotentuberkulose

Entstehung und klinische Bedeutung

Die verkäsende Lymphknotentuberkulose der **Abb. 114** kann grundsätzlich in allen Lymphabflußgebieten von tuberkulös veränderten Organen entstehen, sehr oft findet man sie am Lungenhilus. Sie neigt zum Fortschreiten, weswegen man auch von einer «fortschreitenden Lymphknotentuberkulose» spricht. In den Verkäsungsherden sind massenhaft Tuberkelbazillen nachweisbar. – Die Miliartuberkulose der Lungen **(Abb. 115)** entsteht hämatogen, oft nach Einbruch einer verkäsenden Lymphknotentuberkulose in die Blutbahn. Es handelt sich dabei um eine progressive Verlaufsform der Tuberkulose, die z.B. über eine weitere hämatogene Streuung zur tödlichen Meningitis tuberculosa führen kann. Färbg./Vergr.: **114**. HE/150 ×. **115**. *van Gieson*/100 ×.

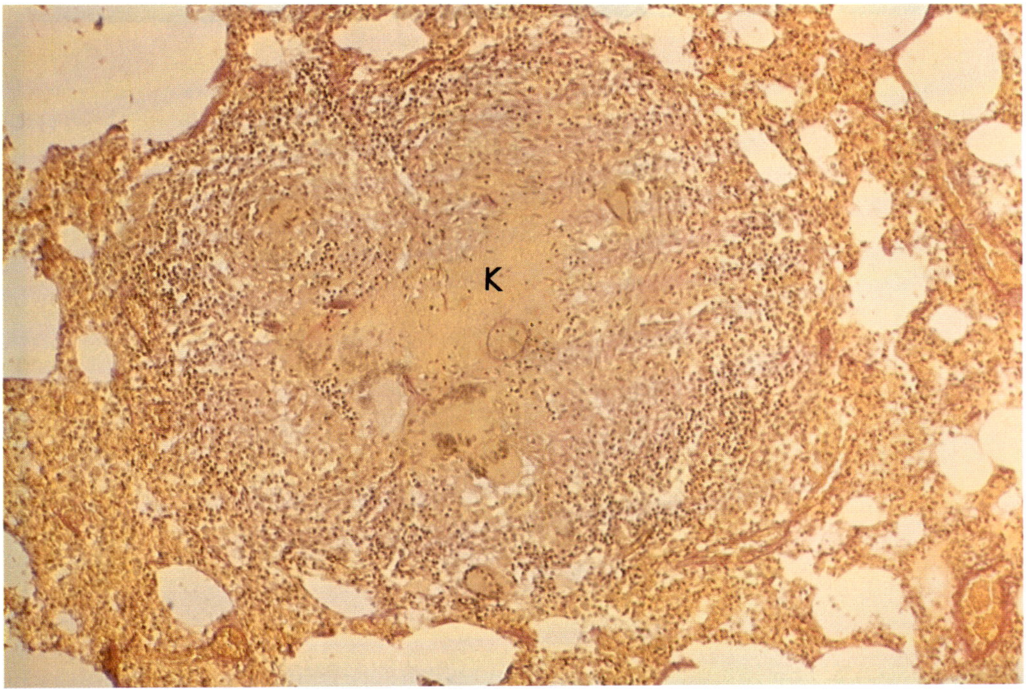

Abb. 115: Verkäsende Miliartuberkulose in der Lunge

6.3.2 Chronische Miliartuberkulose der Leber **EAP 6.7.8.1**

Inmitten des Leberparenchyms liegen angenähert runde Herde, die im Zentrum eine hier nur kleine Nekrose aufweisen (Pfeil). In der Umgebung finden sich vielkernige *Langhans*sche Riesenzellen. Außer Epitheloidzellen und Lymphozyten sieht man eine zirkuläre Bindegewebsnarbe, die den Herd abkapselt.

Entstehung und klinische Bedeutung

Wie die Miliartuberkulose der Lunge ist auch diese Veränderung die Folge einer hämatogenen Streuung von Tuberkelbazillen. Sie gelangen zwar in alle Organe, siedeln sich aber bevorzugt in der Leber ab. Eine Leberfunktionsstörung ist damit nicht verbunden. Färbg./Vergr.: *van Gieson*/180 ×.

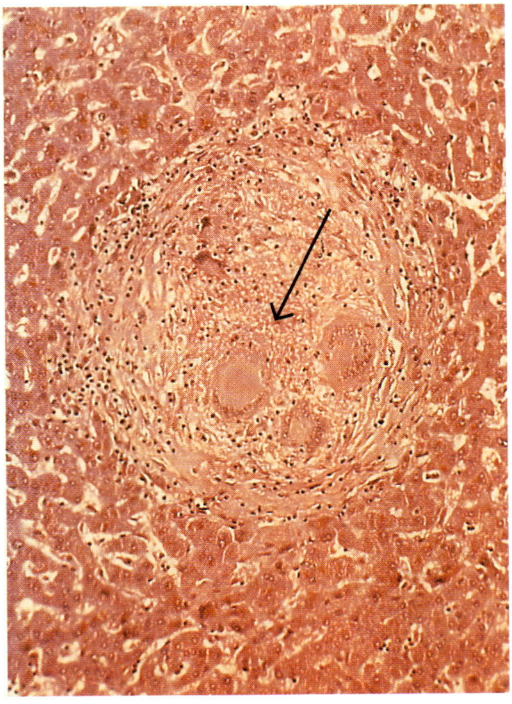

Abb. 116: Chronische Miliartuberkulose in der Leber

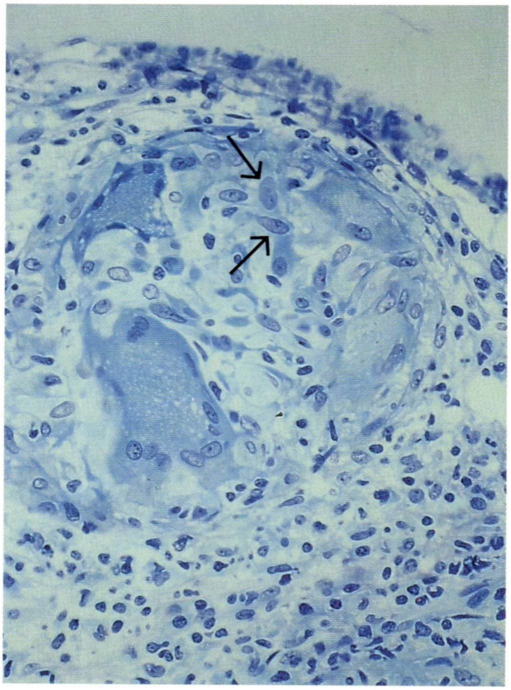

6.3.3 Sarkoidose-Granulom (M. *Boeck*) EAP 7.8.1

Das Knötchen besteht wiederum aus spindeligen Epitheloidzellen (Pfeile) und hier relativ großen *Langhans*schen Riesenzellen. Dazwischen sieht man feine Bindegewebsfasern und in der Umgebung vorwiegend Lymphozyten. In **Abb. 117** ist das Sarkoid-Granulom im Knochenmark entstanden. Der obere Bildrand wird durch ein Knochenbälkchen gebildet, das hier nicht angefärbt ist. Am unteren Bildrand liegen Granulozyten unterschiedlichen Reifungsgrades. Das Material wurde hier in Kunststoff (Metacrylat) eingebettet, wodurch die Schrumpfung wesentlich geringer ist und die Zellen besser erhalten bleiben.

Abb. 117: Sarkoidose-Granulom (Morbus *Boeck*)

Entstehung und klinische Bedeutung

Die Ursache der Sarkoidose ist unbekannt. Die in **Abb. 117** im Knochenmark dargestellte granulomatöse Reaktion findet sich in typischer Weise in Lymphknoten, Lunge, Milz und Leber, aber auch in Haut und Schleimhäuten. Da diese periphere Streuung einer Miliartuberkulose ähnelt – allerdings ohne die tuberkulöse Verkäsung – wurde die Sarkoidose vielfach als modifizierte Form der Tuberkulose aufgefaßt, wobei die Modifikation auf immunologischem Gebiet vermutet wurde. In der Tat steht die Transformation von Zellen des mononukleären Makrophagensystems in Epitheloidzellen im Zusammenhang mit einer Immunreaktion vom verzögerten Typ. Die formal-pathogenetischen Zusammenhänge sind jedoch noch unklar. Färbg./Vergr.: *Giemsa* (Semidünnschnitt)/200 ×.

6.3.4 Darmgranulom bei M. *Crohn* EAP 6.10.1

Unter der nekrotischen Schleimhautoberfläche (in **Abb. 118** außerhalb des oberen Bildrandes) findet sich auch hier ein Epitheloidzellherd mit Riesenzellen vom *Langhans*typ (Pfeile). Neben Epitheloidzellen enthält der Herd Lymphozyten und Granulozyten.

Entstehung und klinische Bedeutung

Auch hier ist die Genese unbekannt. Im akuten Stadium entstehen Schleimhautnekrosen, die tiefe Fissuren bilden und dicht von neutrophilen und eosinophilen Granulozyten durchsetzt sind. In den tieferen Schleimhautschichten bilden sich Epitheloidzellgranulome, wahrscheinlich ebenfalls als Folge einer Immunreaktion vom verzögerten Typ. Die Erkrankung kann über tiefe, die gesamte Darmschleimhaut durchsetzende Fisteln zur Darmperforation und damit zur diffusen Peritonitis führen oder auch nach Vernarbung zur Lichtungseinengung des Darmes bis zum Ileus. Färbg./Vergr.: HE/150 ×.

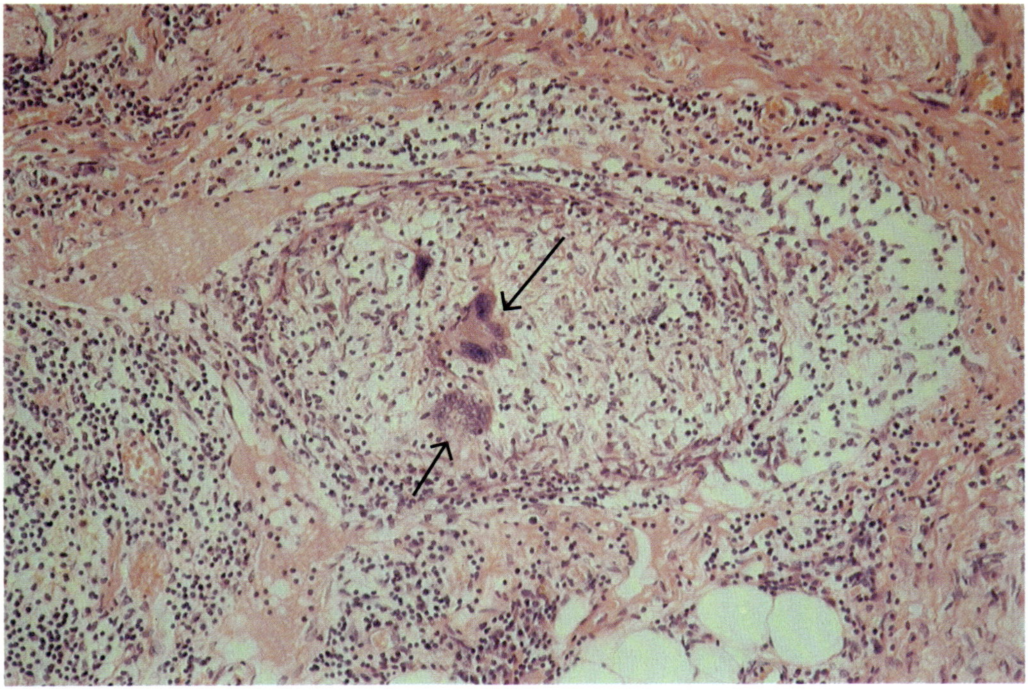

Abb. 118: Darmgranulom (Morbus *Crohn*)

6.3.5 Subkutanes Fremdkörpergranulom

EAP 6.7.8.2

Unter der Oberhaut (im Bild oben Anteile der Epidermis) liegt inmitten von Bindegewebe ein unscharf begrenztes Knötchen, das durch ein faserreiches, entzündliches Granulationsgewebe und vor allem durch zahlreiche große, vielkernige Riesenzellen charakterisiert ist. Hierbei handelt es sich um typische Fremdkörper-Riesenzellen **(Abb. 121)**. Diese sind meist größer und polymorpher als die *Langhans*-Riesenzellen bei der Tuberkulose **(Abb. 115 und 116)** M. *Boeck* (vgl. **Abb. 117**), oder bei M. *Crohn* (vgl. **Abb. 118**). Die in **Abb. 119** dichtstehenden Riesenzellen enthalten resorbierte Fremdkörperbestandteile. Bei Untersuchung im Polarisationsmikroskop **(Abb. 120)** leuchten hier doppelbrechende Kristalle auf.

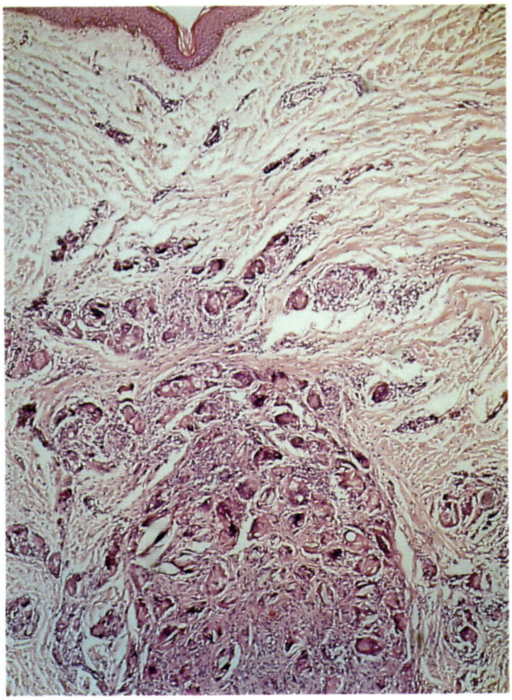

Abb. 119: Subkutanes Fremdkörpergranulom

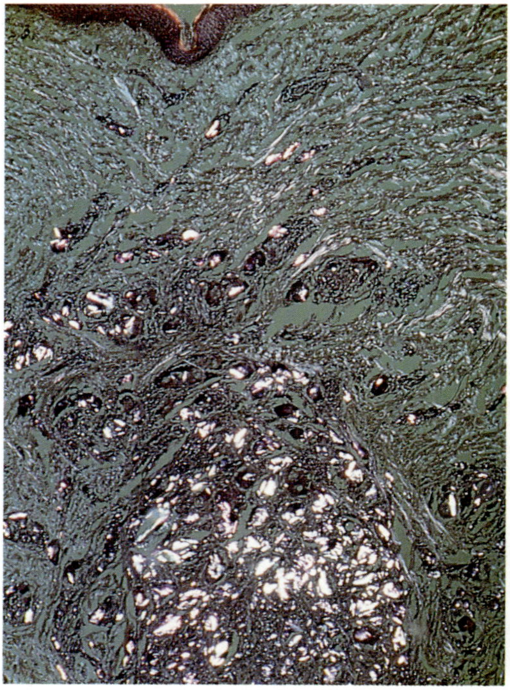

Abb. 120: Subkutanes Fremdkörpergranulom im Polarisationsmikroskop

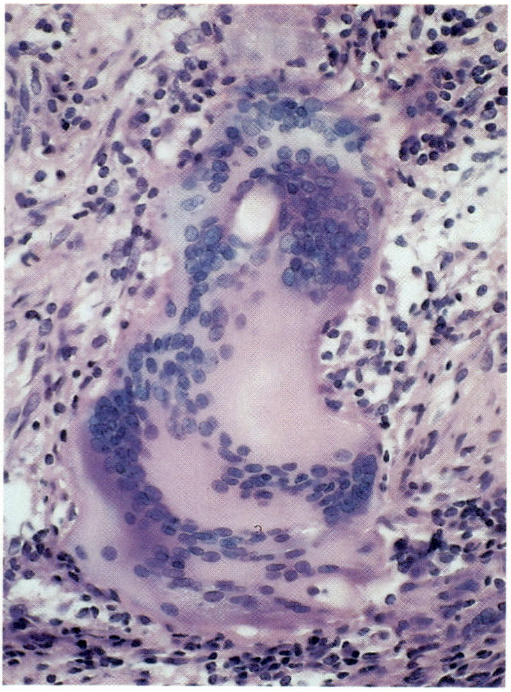

Abb. 121: Fremdkörper-Riesenzelle

Entstehung und klinische Bedeutung

Solche Fremdkörpergranulome entstehen z.B. nach subkutaner Injektion von kristallhaltigen Kortikoidsubstanzen. Sie bilden tastbare, gelegentlich schmerzhafte Knötchen. Die primäre Entzündung ist in **Abb. 119 + 120** schon in eine Vernarbung übergegangen und damit ausgeheilt. Färbg./Vergr.: **119**. HE bei normalem Durchlicht/100 ×. **120**. HE im polarisierten Licht/ 100 × **121** HE bei normalem Durchlicht.

6.3.6 Rheumatische Myokarditis EAP 6.7.8.3

Im Interstitium des Myokards, vorwiegend perivaskulär, bilden sich die *Aschoff-Geipel*schen Knötchen **(Abb. 122).** Die Entstehung dieser Knötchen beginnt mit einer fibrinoiden Verquellung des Bindegewebes. Ihr folgt eine Einwanderung von Lymphozyten und Histiozyten. Durch Konfluenz der letzteren entstehen die charakteristischen, mehrkernigen *Aschoff*schen Riesenzellen (**Abb. 123,** Doppelpfeil). Andere Histiozyten imponieren als *Anitschkow*-Zellen, charakterisiert durch eine zentrale «raupenförmige» Chromatinverdichtung. In **Abb. 123** (Pfeil) ist eine solche *Anitschkow*-Zelle zu erkennen. In dieser Abbildung sieht man auch Reste der fibrinoiden Verquellung (F). Die Elemente des *Aschoff*schen Knötchens sind hier artefiziell disloziert.

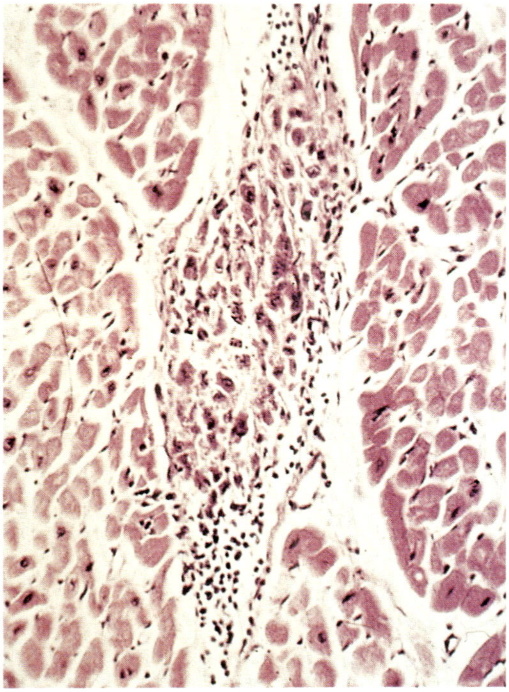

Abb. 122: Rheumatische Myokarditis mit *Aschoff*schem Knötchen

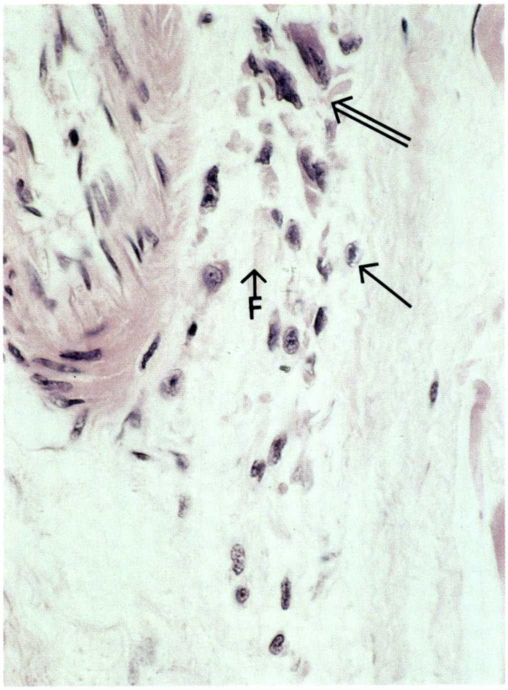

Abb. 123: Zelluläre Zusammensetzung eines *Aschoff*schen Knötchens

Entstehung und klinische Bedeutung

Es handelt sich um die Folge einer Antigen-Antikörper-Reaktion nach Sensibilisierung durch Streptokokken der Gruppe A. Die rheumatische Myokarditis tritt häufig bei rheumatischem Fieber auf, seltener im Zusammenhang mit der chronisch-rezidivierenden rheumatischen Polyarthritis. Sie kann Ursache einer chronischen Herzinsuffizienz werden. Färbg./Vergr.: **122**. HE/120 ×. **123**. HE/230 ×.

6.3.7 Rheumatoide Arthritis **EAP 6.7.8.4**

Dargestellt ist eine rheumatoide Synovialitis mit fibrinoider Verquellung (F) und palisadenförmig angeordneten Histiozyten, überzogen von einem hier nur sehr schmalen Fibrinfilm (Pfeil). Darunter liegen Lymphozyten und Plasmazellen (Doppelpfeil in **Abb. 124**).

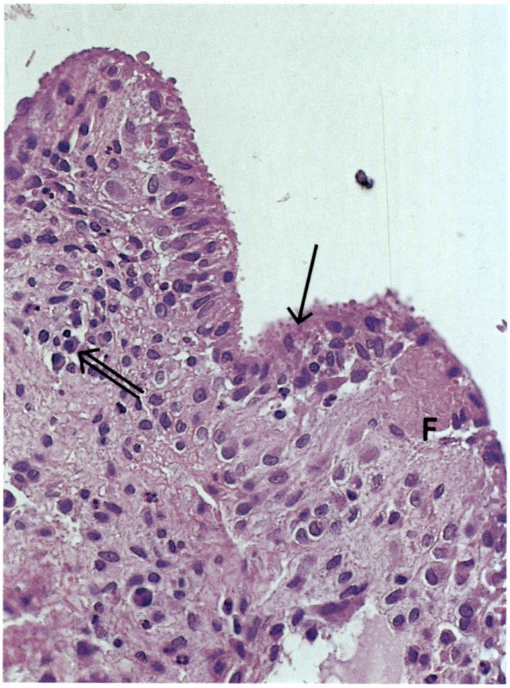

Abb. 124: Rheumatoide Arthritis

Entstehung und klinische Bedeutung

Die in Schüben verlaufende rheumatoide Arthritis ist analog der Myocarditis rheumatica **(Abb. 122)** die Folge einer immunologischen Reaktion gegen ein persistierendes Antigen. Dieses ist bei der chronischen Polyarthritis allerdings noch nicht sicher bekannt. Die immunologische Reaktion führt zu einer Schädigung der Gefäßendothelien mit Permeation von Monozyten, die sich als Histiozyten schließlich in der charakteristischen Weise palisadenartig aufreihen. Parallel damit geht eine Zerstörung des Gelenkknorpels einher, und durch Fibrosierung des Gelenkspaltes kann eine zunächst bindegewebige Ankylose (Verödung des Gelenkspaltes) zur Gelenkversteifung führen. Färbg./Vergr.: HE/200 ×.

6.3.8 Rheumatismus nodosus **EAP 3.4.7**

Im Zentrum die hier gelb gefärbte fibrinoide Nekrose, umgeben von einem breiten Histiozytenwall; außen schließt sich eine rot gefärbte Vernarbung aus kollagenem Bindegewebe an.

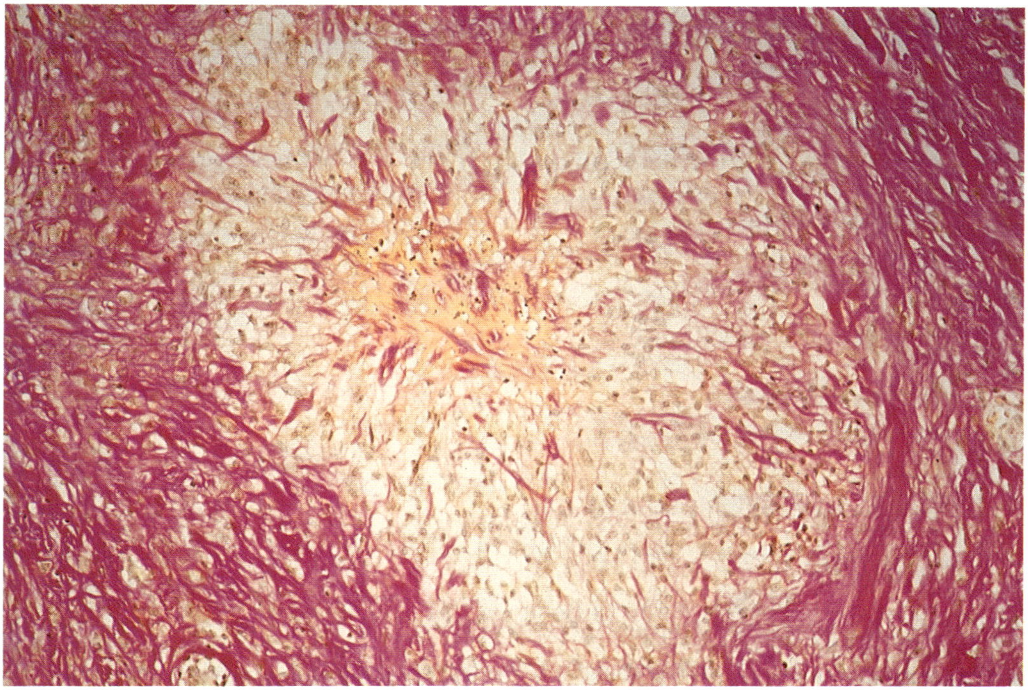

Abb. 125: Rheumatismus nodosus

Entstehung und klinische Bedeutung

Im Zusammenhang mit einer chronischen Polyarthritis können diese meist derben und sehr schmerzhaften Knoten sowohl in der Nachbarschaft von Gelenkkapseln und Sehnenscheiden, aber auch im Unterhautgewebe auftreten. Sie sind Teilerscheinung der rheumatischen Antigen-Antikörper-Reaktion. Färbg./Vergr.: *van Gieson*/120 ×.

7 Zellersatz

7.1 Metaplasie

7.1.1 Intestinale Metaplasie der Magenschleimhaut EAP 7.2.2

Statt des normalen Oberflächenepithels sieht man runde, blasige Zellen (Pfeile). Es handelt sich um Enterozyten bzw. Becherzellen, wie sie normalerweise nur im Darm vorkommen. Das bindegewebige Stroma der Magenschleimhaut ist verbreitert, und als Ausdruck einer chronischen Gastritis finden sich viele Lymphozyten, Histiozyten und Plasmazellen.

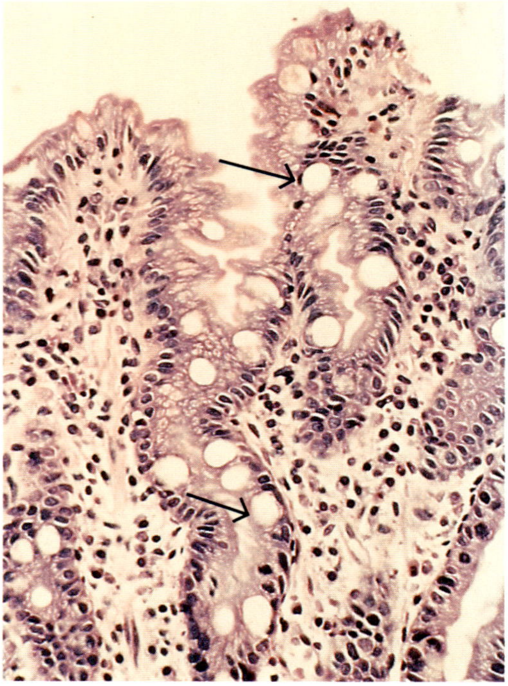

Abb. 126: Intestinale Metaplasie der Magenschleimhaut

Entstehung und klinische Bedeutung

Bei lang dauernder chronischer Gastritis tritt eine Umdifferenzierung der Oberflächenepithelzellen ein. Statt der normalen, schleimbildenden Zellen entstehen Zellformen des Dünn- und Dickdarmes, in **Abb. 126** Becherzellen, die eine intensive PAS-Reaktion zeigen, also massenhaft saure Mukopolysaccharide enthalten. Es wird angenommen, daß diese intestinale Metaplasie eine mögliche Vorform des intestinalen Magencarcinoms (vgl. **Abb. 179–180**) ist. Färbg./Vergr.: HE/400 ×.

7.1.2 Myositis ossificans **EAP 8.2.5**

In Umgebung eines im Zentrum des Bildes liegenden Blutgefäßes sind unregelmäßige Knochenbälkchen angeordnet, die violett gefärbt sind und mit unregelmäßigen Fortsätzen in das heller gefärbte Bindegewebe einstrahlen. Innerhalb des Knochengewebes werden Lakunen in Form umschriebener Aufhellungen gefunden (Pfeile). Die im Bindegewebe liegenden Entzündungszellen (Lymphozyten, Histiozyten usw.) sind bei dieser schwachen Vergrößerung nicht dargestellt.

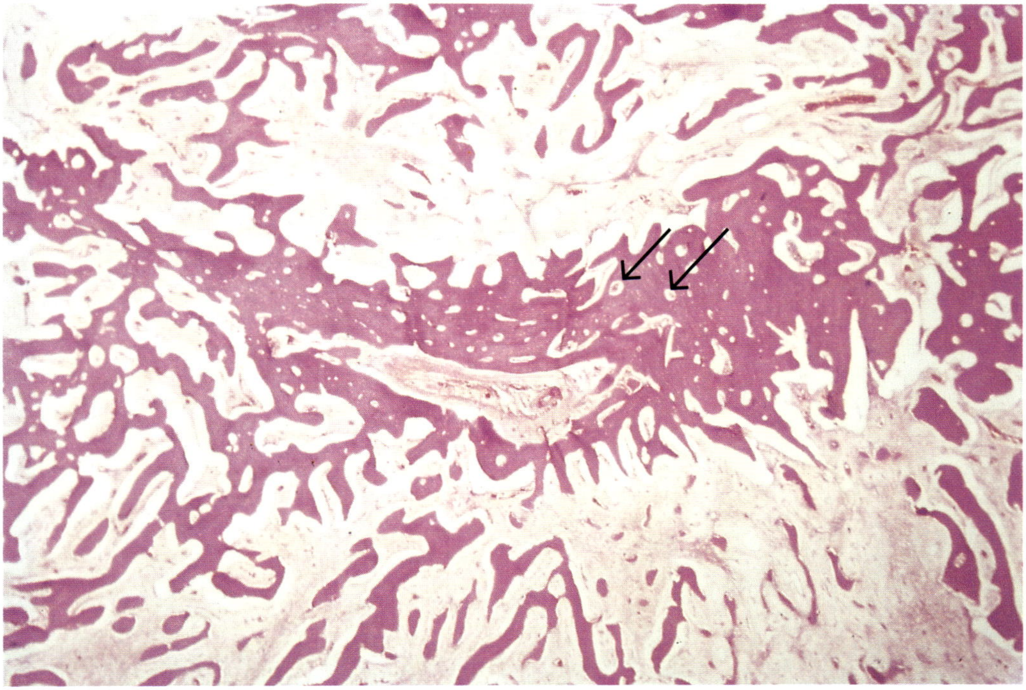

Abb. 127: Myositis ossificans

Entstehung und klinische Bedeutung

Voraussetzung dieser Metaplasie des Bindegewebes und der quergestreiften Muskulatur sind chronische traumatische Reizungen. Als Beispiel gilt der «Reiterknochen» des M. sartorius. Generell kommt diese Erkrankung bevorzugt im Arm- und Hüftbereich junger Männer vor. Durch wiederholte Traumen gehen Anteile der Skelettmuskulatur zugrunde, die durch bindegewebige Narben ersetzt werden. Die dabei entstehenden sauren Stoffwechselprodukte begünstigen lokale Verkalkungen und schließlich eine reaktive Knochenneubildung. Die hierbei oft auftretenden, stark proliferierenden Osteoblasten können die Differentialdiagnose zu einem extraossären Osteosarkom erschweren. Die Erkrankung ist gutartig und der operativen Therapie zugänglich. Färbg./Vergr.: HE/80 ×.

7.2 Dysplasie

7.2.1 Einfachgradige Dysplasie der Cervixschleimhaut EAP 7.3.2

Statt des normalen Plattenepithels (vgl. **Abb. 128**) sieht man in **Abb. 129** übereinandergeschichtete, verschieden große Zellen, die nur eine unvollständige Verhornung aufweisen. Diese Zellen wandern auch bis zur Oberfläche, wo nur eine geringgradige Verhornung erkennbar ist. Zwischen den Epithelzellen liegen einzelne Lymphozyten. Die Basalmembran (B) ist intakt.

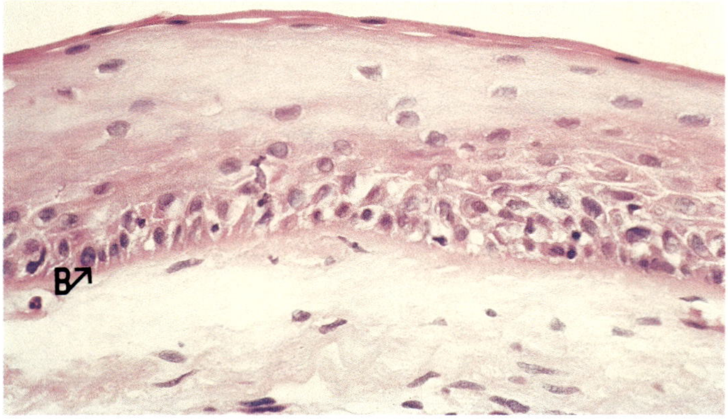

Abb. 128: Normales, etwas altersatrophisches Plattenepithel der Portio uteri

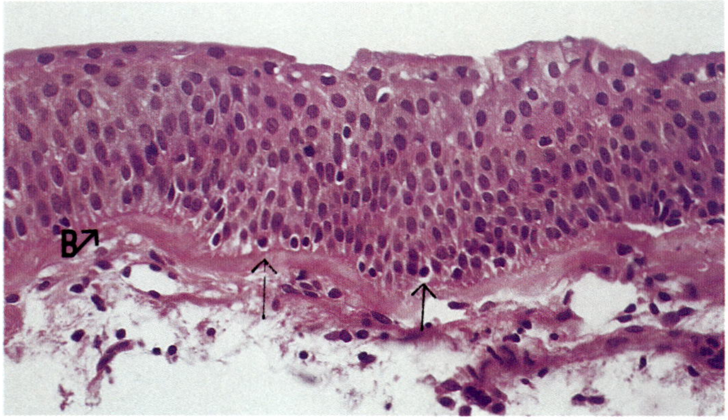

Abb. 129: Einfachgradige Dysplasie der Cervix uteri

Entstehung und klinische Bedeutung

Es handelt sich um eine typische, potentiell präkanzeröse Veränderung des Plattenepithels. Da diese Zellen nicht mehr normalen Epithelzellen entsprechen, wird die Neubildung als cervicale intraepitheliale Neoplasie (CIN) bezeichnet. Die Zellen wandern bis zur Oberfläche, werden dort abgestoßen und lassen sich im Abstrich nachweisen. Im vorliegenden Fall erreichen sie den Grad Pap III. Der histologische oder zytologische Befund erfordert eine weitere Überwachung der Patientin. Färbg./Vergr.: **128** und **129** HE/200 ×.

7.2.2 Mittelgradige Dysplasie in einer Plattenepithelmetaplasie der Bronchialschleimhaut

EAP 7.3.2

Statt des normalen Zylinderepithels ist Plattenepithel entstanden (Plattenepithelmetaplasie), das unregelmäßig geschichtet ist. Die Basalzellen liegen auffallend dicht nebeneinander, und in den mittleren Zonen sieht man mehrere Mitosen (Pfeile). Die Verhornung nach oben ist unvollständig; auch hier sind bei intakter Basalmembran atypische Zellen zu erkennen.

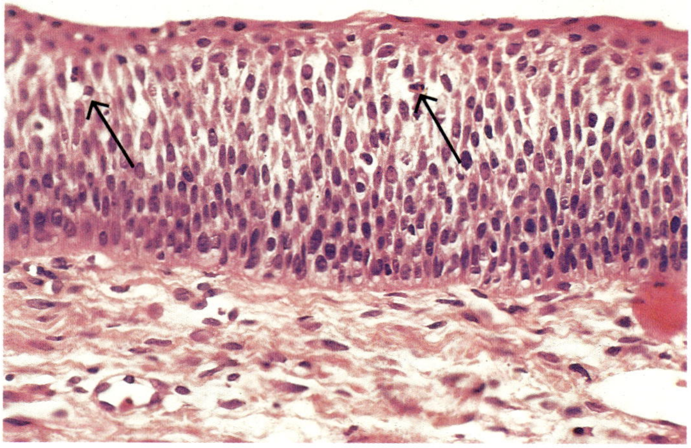

Abb. 130: Mittelgradige Dysplasie des Bronchus

Entstehung und klinische Bedeutung

Eine Plattenepithelmetaplasie entsteht im Bronchialsystem meist als Folge einer chronischen Reizung, also oft in Zusammenhang mit einer chronischen Bronchitis. Inhalation von Zigarettenrauch und anderen kanzerogenen Schadstoffen transformiert die zunächst regelrechten Plattenepithelzellen in Richtung der potentiell präkanzerösen Dysplasie. Da auch hier atypische Zellen bis an die Oberfläche des Plattenepithels wandern, werden im Bürstenabstrich dysplastische Zellen gefunden. Diese Dysplasien, die prinzipiell in allen Schleimhäuten vorkommen, können sowohl Vorläufer als auch Ausläufer von Carcinomen sein, so daß der histologische oder zytologische Nachweis dieser Dysplasie dazu auffordert, nach einem bereits ausgebildeten Carcinom zu fahnden oder zumindest den Patienten weiter zu überwachen. Färbg./Vergr.: HE/200 ×.

7.2.3 Carcinoma in situ in einer Cervixdrüse **EAP 7.3.2**

In der linken Bildhälfte sieht man regelrechtes hochzylindrisches Cervixepithel mit basalständigen oder mittelständigen Kernen. Die Cervixdrüse selbst enthält blaß-eosinophilen Schleim. Der rechte Teil der Drüse und insbesondere auch die untere Hälfte der **Abb. 131** sind durch atypische Plattenepithelien ausgekleidet, die übereinandergeschichtet sind. Auch hier ist noch keine Tiefeninfiltration zu erkennen. In **Abb. 132** ist eine andere Stelle des gleichen Gewebes stärker vergrößert. Hier ist die Kernpolymorphie, die für ein Carcinom charakteristisch ist, noch deutlicher.

Entstehung und klinische Bedeutung

Das Carcinoma in situ ist definitionsgemäß ein Carcinom, das noch nicht infiltriert ist, d.h. die Basalmembran noch nicht durchbrochen hat (cervicale intraepitheliale Neoplasie, CIN III). In der Cervix uteri erfordert dieser Befund die Konisation und histologische Aufarbeitung in Serienschnitten, um sicher zu sein, daß keine Tiefeninfiltration vorliegt, und daß der Tumor in situ entfernt wurde. Da die atypischen Epithelzellen die Basalmembran noch nicht durchbrochen haben, liegt kein voll ausgebildetes Carcinom vor. Metastasen sind nicht nachweisbar. Auch hier gilt aber, was zur mittelgradigen Dysplasie (vgl. **Abb. 130**) festzuhalten war: das Carcinoma in situ kommt in Nachbarschaft infiltrierender Carcinome vor, weswegen eine gründliche Nachuntersuchung angezeigt ist. Färbg./Vergr.: **131**. HE/150 ×. **132**. HE/220 ×.

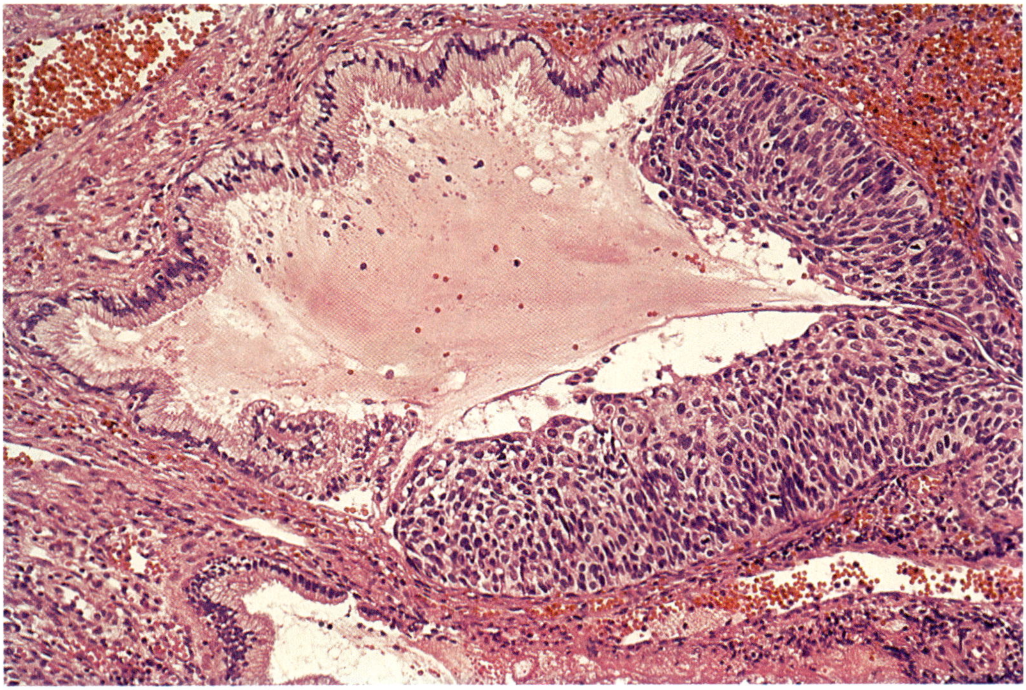

Abb. 131: Carcinoma in situ der Cervix uteri

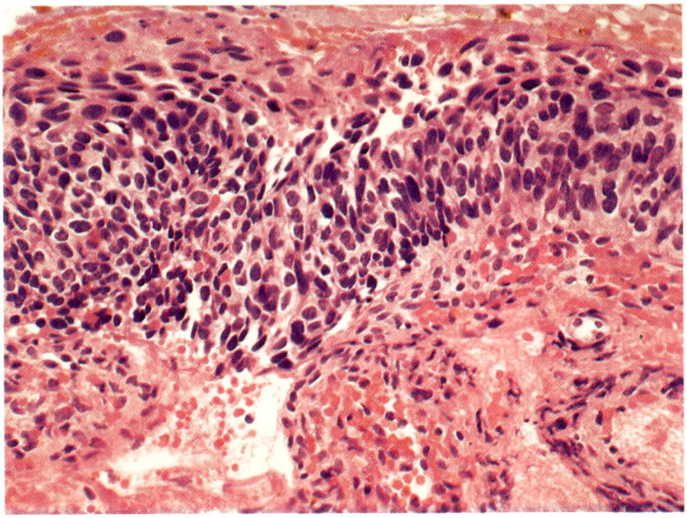

Abb. 132: Kernpolymorphie bei Carcinoma in situ

7.2.4 Präcanceröse Magenschleimhaut-Dysplasie **EAP 7.4**

Statt der normalen Magenschleimhaut mit der oberflächlichen foveolären schleimbildenden Zellschicht und den Haupt- und Belegzellen (vgl. **Abb. 94)** bestehen die dysplastischen Drüsenschläuche **(Abb. 133)** aus hochzylindrischen Zellen mit hyperchromatischen Kernen, die meist schmale Spindelform haben. Die hochzylindrischen Zellen und Kerne liegen dicht nebeneinander, und viele sind in Mitose (Pfeile), wobei die Kernteilungsfiguren im Gegensatz zu den Ruhekernen lumennah lokalisiert sind. Auch liegen die Kerne oft zu mehreren übereinander.

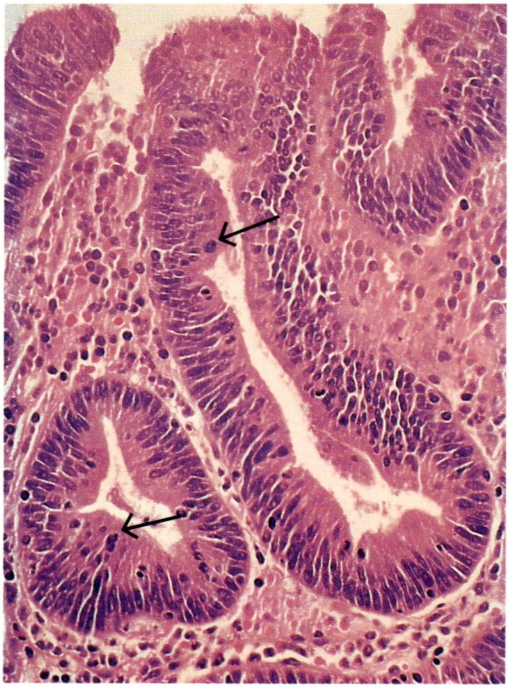

Abb. 133:
Präcanceröse Schleimhautdysplasie des Magens

Entstehung und klinische Bedeutung

Die Magenschleimhaut-Dysplasie ist wie die Dysplasie der Cervix-Schleimhaut (vergl. Abb. **129**) ein mögliches Krebs-Vorstadium, hier für den Magenkrebs vom intestinalen, d.h. drüsigen Typ. Sie entsteht immer als Folge einer chronischen Gastritis und eines zusätzlichen – im einzelnen noch nicht bekannten – karzinogenen Reizes. Die Magenschleimhaut-Dysplasien können oft lange Zeit erhalten bleiben, können sich auch zurückbilden, sind aber Warn-Zeichen, zumal sie oft in Nachbarschaft voll ausgebildeter Magenkarzinome vorkommen. Diese potentiell präcancerösen Veränderungen der Magendrüsen sind von entzündlich-regenerativen Epithelveränderungen zu unterscheiden, bei denen ebenfalls atypische Kerne vorkommen, aber nicht entsprechend der **Abb. 133** eng geschichtet. Färbg./Vergr.: 200 ×.

8 Tumoren

8.1 Mesenchymale Tumoren

8.1.1 Leiomyom des Uterus **EAP 8.7.1**

Es handelt sich um spindelige Zellen, die zu Bündeln angeordnet sind und einander durchflechten. Die Kerne sind schmal, spindelig und gleich groß. Mitosen werden nicht gefunden.

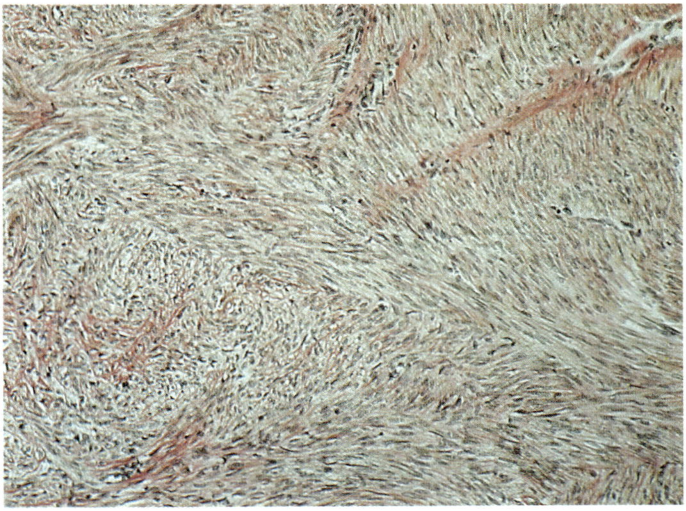

Abb. 134: Leiomyom

Entstehung und klinische Bedeutung

Die Ursache aller mesenchymalen Tumoren ist unbekannt. Leiomyome kommen besonders häufig im Myometrium vor, und zwar häufig in Mehrzahl (Uterus myomatosus). Sie können Faustgröße erreichen und führen meist zu erheblichen Menorrhagien, so daß ein operativer Eingriff angezeigt ist. Seltener treten sie im Magen-Darm-Kanal auf. Wie alle gutartigen Tumoren wachsen sie verdrängend und neigen zu regressiven Veränderungen mit Hyalinisierungen, Verkalkungen und gelegentlich sogar Verknöcherungen. **Abb. 134** zeigt ein zellreiches Leiomyom ohne regressive Veränderungen. Färbg./Vergr.: *van Gieson*/100 ×.

8.1.2 Lockeres Fibrom **EAP 8.7.1**

Der Tumor besteht aus unterschiedlich breiten Bindegewebsfasern, die in sehr verschiedenen Richtungen verlaufen. Zwischen den hier rot gefärbten kollagenen Fasern liegen lockere, hell gefärbte Bindegewebszüge und zahlreiche Kapillaren (Pfeile). Die Zellkerne sind klein und gleichmäßig. Mitosen sind nicht zu erkennen.

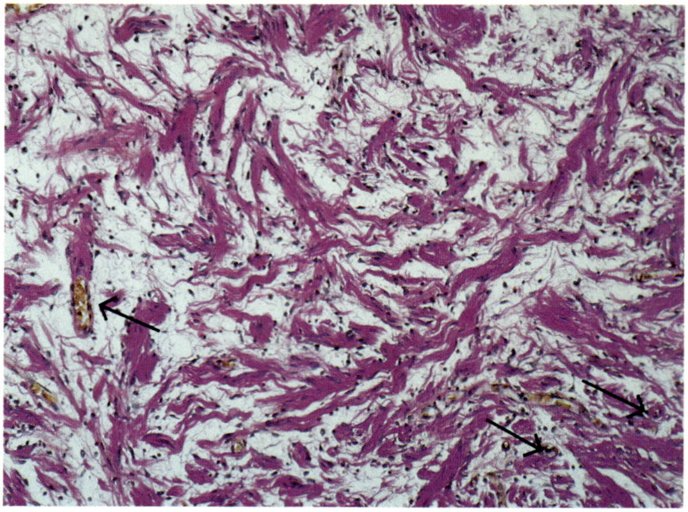

Abb. 135: Fibrom

Entstehung und klinische Bedeutung

Fibrome kommen als typische Tumoren des Bindegewebes an allen Stellen vor, bevorzugt in der Subkutis, aber auch unter der Schleimhaut des Mundes und des Magen-Darm-Kanales. Die lockeren Fibrome **(Abb. 135)** sind durch die weit auseinanderliegenden kollagenen Fasern weich (Fibroma molle). Feste Fibrome (Fibroma durum) sind faserreich, wobei die Bindegewebsfasern dicht nebeneinanderliegen. Färbg./Vergr.: HE/100 ×.

8.1.3 Fibrolipom **EAP 8.7.1**

Nester heller Fettzellen, die ein Wabengerüst bilden und einzelne Kapillaren enthalten, werden von hier rot gefärbten kollagenen Bindegewebszügen umgeben. Dadurch wird die Lipomstruktur gelappt. Man findet weder regressive Veränderungen noch Zellproliferationen.

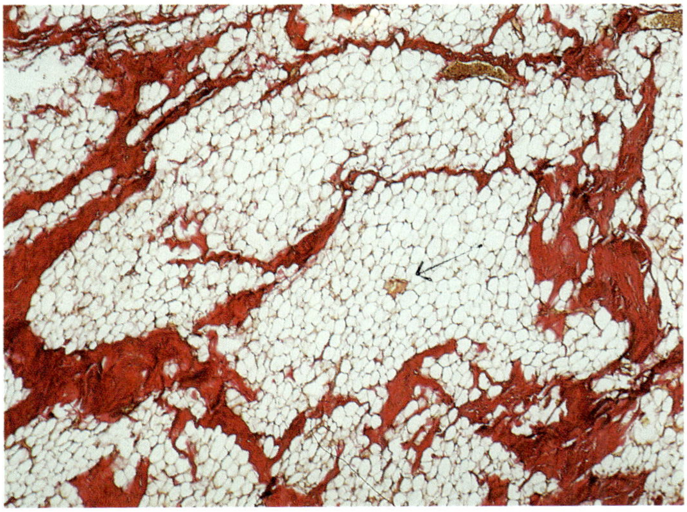

Abb. 136: Fibrolipom

Entstehung und klinische Bedeutung

Lipome sind die häufigsten Geschwülste der Mesenchymreihe. Sie bestehen aus ausgereiften Fettzellen. Der Gehalt an kollagenen Bindegewebsfasern ist sehr unterschiedlich. Generell gilt für die Nomenklatur von Kombinationstumoren wie in **Abb. 136** folgende Regel: der vorherrschende Tumortyp wird an das Ende gestellt: ein Fibrolipom ist ein Lipom mit fibromatöser Komponente, ein Lipofibrom ist ein Fibrom mit Lipomanteilen. – Lipome kommen entsprechend der ubiquitären Verteilung des Fettgewebes an allen Stellen des Organismus vor, selten im Zentralnervensystem. Von normalem Fettgewebe sind sie makroskopisch und mikroskopisch nur durch ihre Lappung zu unterscheiden. Färbg./Vergr.: *van Gieson*/80 ×.

8.1.4 Haemangiom **EAP 8.7.1**

Es handelt sich um tumorartige Neubildungen, die fast nur aus Blutgefäßen aufgebaut sind. **Abb. 137** zeigt ein kavernöses Haemangiom der Leber: Zwischen schmalen Bindegewebssepten liegen stark ausgeweitete Bluträume, die prall mit Blut angefüllt sind. Wenn das Angiom nur aus Kapillaren aufgebaut ist, liegt ein kapilläres Haemangiom vor.

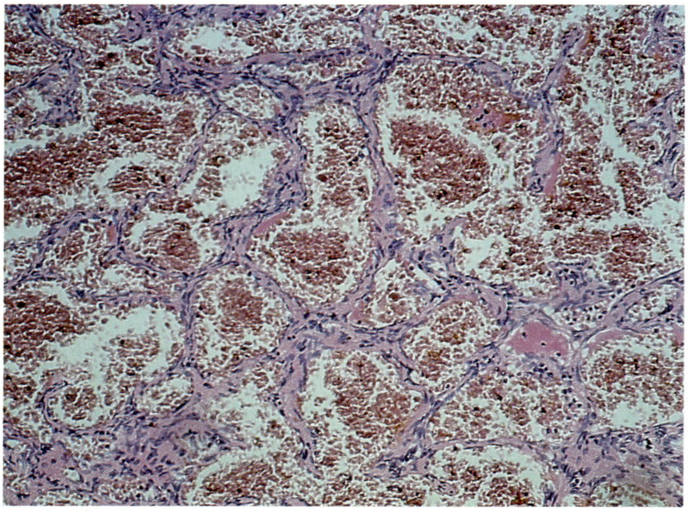

Abb. 137: Kavernöses Haemangiom

Entstehung und klinische Bedeutung

Angiome kommen unter deutlicher Bevorzugung der Haut in allen Organen vor. Es handelt sich um die häufigste Geschwulst des Gefäß-Bindegewebssystems. Sie bildet in der Haut scharf begrenzte, rötliche Knoten, als angeborene Tumoren vielfach schon bei Kindern. Bösartiges Wachstum kommt nicht vor. Bösartige Gefäßtumoren wie das Haemangioendotheliom oder Haemangioperizytom oder andere Angiosarkome entstehen primär als maligne Tumoren. Das gutartige kavernöse Haemangiom der Leber **(Abb. 137)** kann in seltenen Fällen einreißen und zu einem Haemaskos, d.h. zu einer Blutung in die freie Bauchhöhle führen. Färbg./ Vergr.: HE/100 ×.

8.1.5 Neurinom versus Neurom

EAP 17.1.1.5

In der Mitte liegen in Zügen angeordnete spindelige Zellen mit ovalen oder spindeligen Kernen, die in charakteristischer Weise palisadenförmig angeordnet sind. Sie liegen in einer hier gelb-braun gefärbten Grundsubstanz und zeigen keine Mitosen. Der Tumor der **Abb. 138** ist von rot gefärbtem Bindegewebe umgeben, das eine Kapsel bildet. – Das subkutane Stumpfneurom der **Abb. 139** zeigt unter der Epidermis (E) von Bindegewebe umgebene Nervenfasern, die einander umwinden und dadurch als mehrere Querschnitte erscheinen. Entzündungsreaktionen liegen nicht vor.

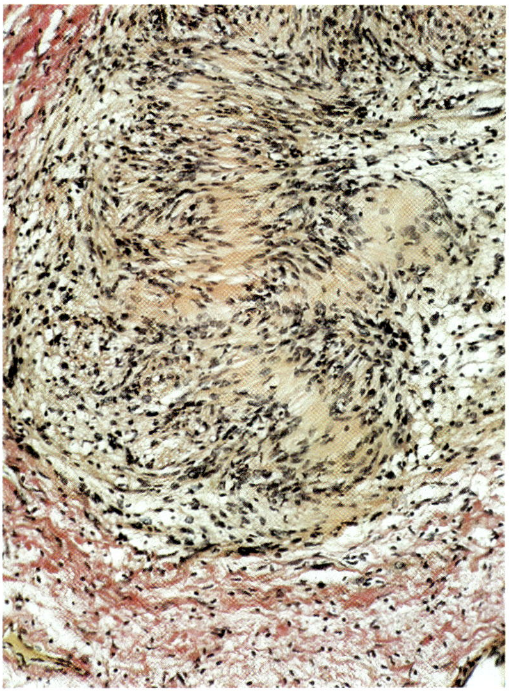

Abb. 138: Neurinom

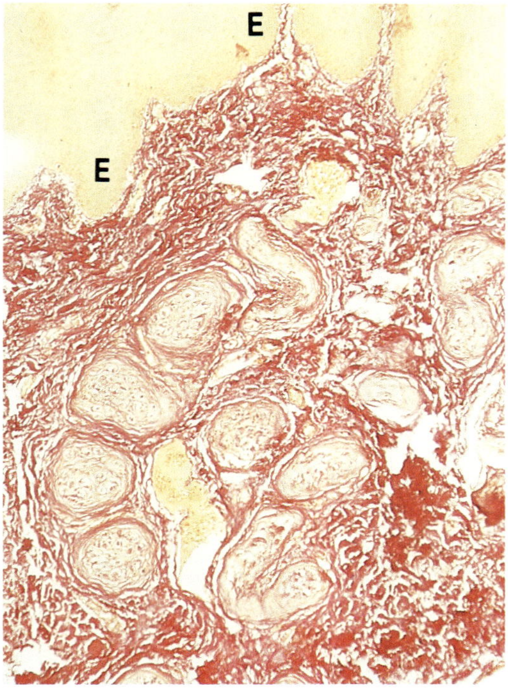

Abb. 139: Subkutanes Stumpfneurom

Entstehung und klinische Bedeutung

Das Neurinom (**Abb. 138**) entsteht als gutartige Wucherung von *Schwann*-Zellen, daher auch die Bezeichnung *Schwann*om. Die Tumoren kommen an Hirnnerven, Wurzelnerven des Rückenmarks und an peripheren Nerven sowie im vegetativen Nervensystem vor. Gefährlich sind insbesondere die Akustikus-Neurinome, die den Hirnstamm verdrängen und durch Kompression des Aquädukts gelegentlich einen Okklusions-Hydrocephalus verursachen. – Davon streng zu unterscheiden sind die Neurome. **Abb. 139** zeigt ein subkutanes Stumpfneurom. Neurome sind keine echten Geschwülste. Sie entstehen vielmehr durch Aussprossungen von Nervenfasern nach Verletzung, wenn der regenerierende Achsenzylinder nicht in eine Markscheide einmünden kann. Mit den aussprossenden Achsenzylindern vermehrt sich Bindegewebe, und so entstehen die Narbenneurome als Stumpf- oder Amputations-Neurome. Sie sind in der Regel im Gegensatz zu den Neurinomen sehr schmerzhaft, da sie ja intakte Nervenfasern enthalten. Färbg./Vergr.: **138**. *van Gieson*/200 ×. **139**. *van Gieson*/80 ×.

8.1.6 Meningeom **EAP 17.1.1.5**

Die Tumorzellen mit angenähert runden Kernen sind konzentrisch, zwiebelschalenartig angeordnet und bilden damit kleine Knoten, die von hier rot gefärbtem Bindegewebe umgeben sind. Die Kerne sind gleichförmig und zeigen keine Mitosen. Eine Entzündungsreaktion ist nicht zu erkennen.

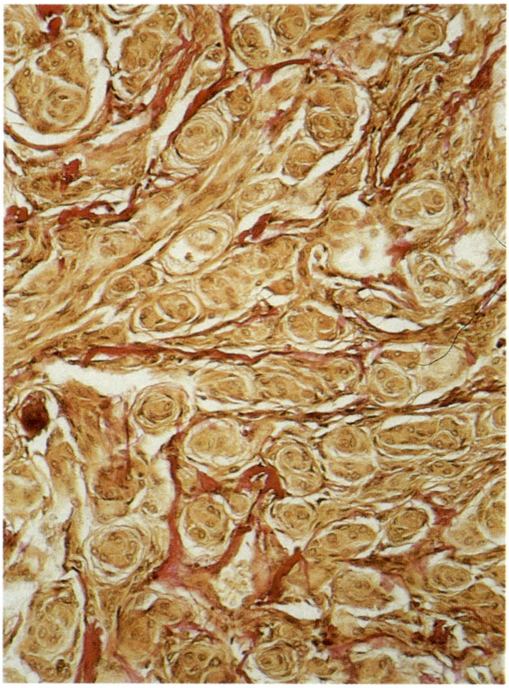

Abb. 140: Meningeom

Entstehung und klinische Bedeutung

Diese häufigsten intrakraniellen Tumoren entwickeln sich meist zwischen dem inneren und äußeren Durablatt. Prädilektionsorte sind die Gebiete entlang der Falx cerebri und entlang des Keilbeinrandes. Man findet sie aber auch am Tentorium und an der Dura des Rückenmarkes. Größere Tumoren können Großhirn und Rückenmark tief eindellen. Die in **Abb. 140** dargestellte histologische Form eines endotheliomatösen Meningeoms zeigt Arachnoidealzellen in konzentrischer Anordnung. Gelegentlich kommen Kalk-Konkremente (Psammomkörper) vor. Andere Meningeomformen haben mehr spindelige Zellen. – Große Meningeome, die durch Verdrängung Hirndrucksymptome verursachen, müssen operativ entfernt werden. Färbg./Vergr.: *van Gieson*/100 ×.

8.1.7 Chondrom EAP 4.8.1

Man sieht verschieden große Knorpelzellen, die in ihren Lakunen durchweg einen angenähert runden Kern besitzen. Die Kerne sind gleichförmig; Mitosen fehlen. Zwischen den lakunären Knorpelzellen liegt degenerativ veränderte Knorpelgrundsubstanz.

Entstehung und klinische Bedeutung

Diese gutartigen Knorpeltumoren sind mit etwa 50% die weitaus häufigste Knochentumorform. Als Enchondrome liegen sie im Inneren des Knochens, besonders häufig in den kleinen Röhrenknochen der Finger, als Osteochondrome sitzen sie der Metaphyse der langen Röhrenknochen außen an und leiten sich dort von metaplastisch entstandenen Knorpelherden im Periost ab. – Eine Erkrankung mit mehreren Enchondromen ist der Morbus *Ollier*. Enchondrome der kleinen Knochen und peripheren Extremitäten entarten fast nie. Stamm-Chondrome sind selten und erregen schon aufgrund der Lokalisation Verdacht auf ein Chondrosarkom. Färbg./Vergr.: *van Gieson*/100 ×.

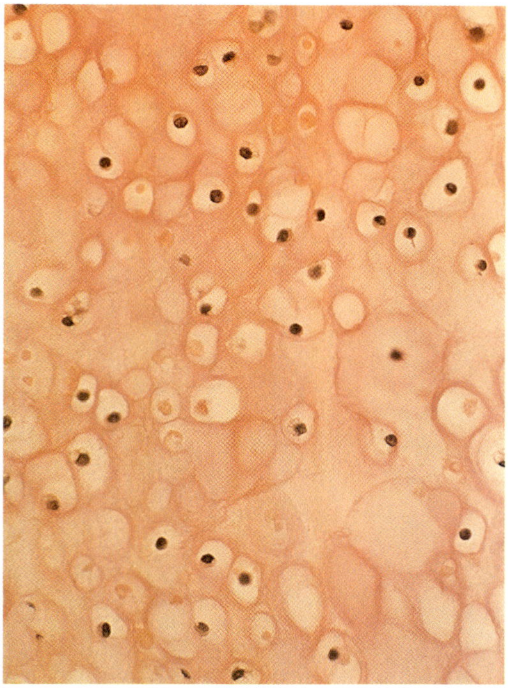

Abb. 141: Chondrom

8.1.8 Chondrosarkom EAP 4.8.1

Im Gegensatz zur **Abb. 141** sieht man in **Abb. 142** in den Knorpelzellen polymorphe Kerne, und zwar meist auch zwei oder mehr Kerne. Hier werden auch Mitosen gefunden. Die mit einem Pfeil markierte Zelle befindet sich in der mitotischen Telophase. Im Vergleich zum Chondrom der **Abb. 141** fällt außer der Polymorphie der Kerne auch eine verstärkte Degeneration des Knorpelgrundgewebes auf (im Bild links unten).

Entstehung und klinische Bedeutung

Chondrosarkome können besonders im Stammbereich aus Chondromen hervorgehen. Die hochdifferenzierten, relativ zellarmen Formen der **Abb. 142** wachsen zwar langsam, können aber Kindskopfgröße erreichen. Auf der Schnittfläche haben sie eine charakteristische lobuläre Struktur, oft mit Hyalinisierungen und vor allem auch Verkalkungen. Mit zunehmendem Malignitätsgrad treten verstärkt polymorphe Zellen auf. Die vollständig entdifferenzierten Chondrosarkome bestehen aus atypischen und spindeligen oder runden Zellen mit nur geringer knorpeliger Grundsubstanzbildung. Sie sind hoch maligne und wachsen rasch. Färbg./Vergr.: *van Gieson*/100 ×.

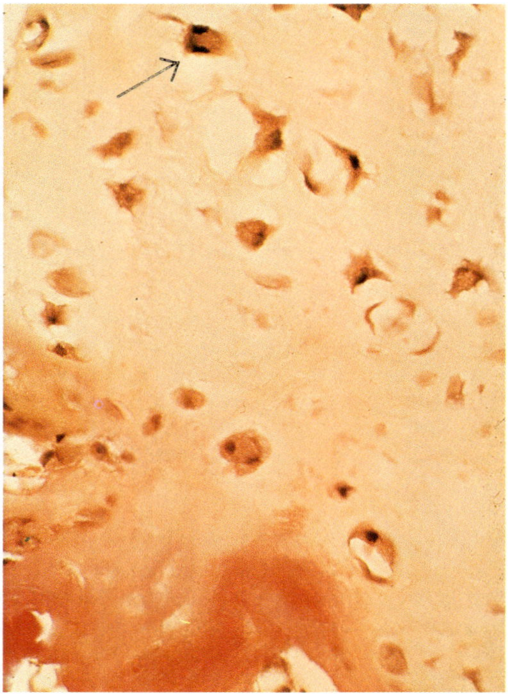

Abb. 142: Chondrosarkom

8.1.9 Fibrosarkom EAP 8.7.1

Der Tumor besteht aus spindeligen Zellen unterschiedlicher Größe und unterschiedlicher Anordnung, wobei auch hier die Zellen einander durchflechten. Mehrere Mitosen fallen auf (Pfeile). Eingelagert sind Kapillaren (Doppelpfeile), die mit den spindeligen Zellen proliferieren.

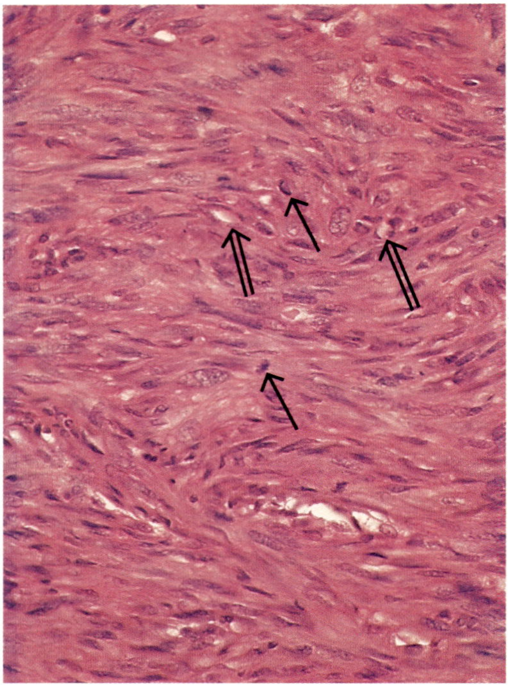

Entstehung und klinische Bedeutung

Wie die Fibrome **(Abb. 135)** entstehen Fibrosarkome prinzipiell an allen Stellen des Organismus, jedoch kaum im Zentralnervensystem. Besonders häufig sind sie in Weichteilen und im Knochen. Aufgrund der meist guten Vaskularisation sind degenerative Veränderungen selten. Die Metastasierung erfolgt vorwiegend hämatogen. Färbg./Vergr.: HE/100 ×.

Abb. 143: Fibrosarkom

8.1.10 Malignes fibröses Histiozytom EAP 8.7.1

Der Tumor besteht aus relativ locker angeordneten Zellzügen **(Abb. 144)**, die charakteristische, großräumig geschichtete Wirbel bilden (*«storiform pattern»* im anglo-amerikanischen Schrifttum). Die Zellen sind im Gegensatz zum Fibrosarkom (vgl. **Abb. 143**) feinblasig aufgehellt, und es werden mehrkernige Zellen gefunden. Die immunhistochemische Reaktion auf Vimentin ist positiv **(Abb. 145)**, was an diesem Tumor beispielhaft für alle mesenchymalen Tumoren abgebildet wird. **Abb. 144** zeigt in der Mitte blau gefärbte kollagene Bindegewebszüge im Gegensatz zu den aufgelockerten histiozytären Wirbeln.

Entstehung und klinische Bedeutung

Dieses Sarkom kommt fast nur in der Skelettmuskulatur und im Knochen vor. Es wächst und metastasiert ähnlich wie das Fibrosarkom. Außer den Fibroblasten proliferieren hier aber bevorzugt maligne Histiozyten, die sich aus dem mononukleären Makrophagensystem ableiten. Färbg./Vergr.: **144**. Trichromfärbung *Ladewig*/150 ×. **145**. Immunperoxydasereaktion auf Vimentin/150 ×.

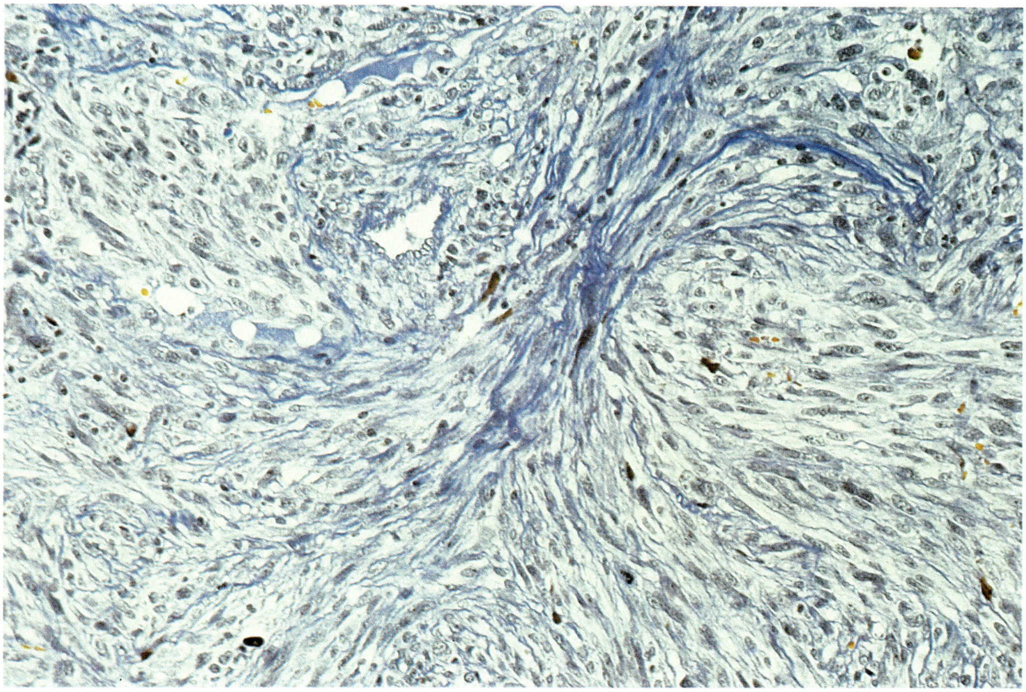

Abb. 144: Malignes fibröses Histiozytom

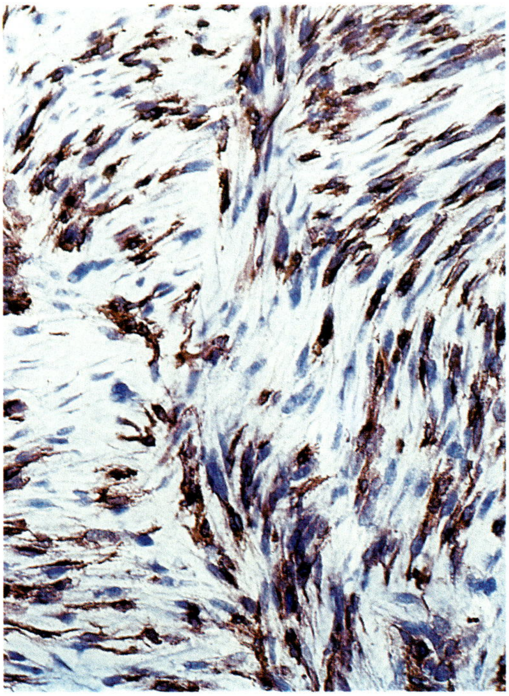

Abb. 145: Immunhistochemische Reaktion auf Vimentin im malignen fibrösen Histiozytom

8.1.11 Liposarkom EAP 8.7.1

Es handelt sich um einen sehr polymorphzelligen Tumor: Neben kleinen Fettzellen, bei denen wie beim Lipom (vgl. **Abb. 136**) die Fettsubstanz durch die Alkoholbehandlung bei der Färbung herausgelöst wurde, so daß optisch leere Vakuolen entstanden sind, sieht man Zellen mit großen Kernen, auch solche mit mehreren Kernen. In der Mitte (Doppelpfeil) ein Lipoblast mit einem großen, zentralen Kern und großem Nucleolus sowie zahlreichen Fettvakuolen im Zytoplasma, die zum Teil kleine Kerne enthalten. Selten findet man Mitosen (der obere Pfeil zeigt auf eine Telophase).

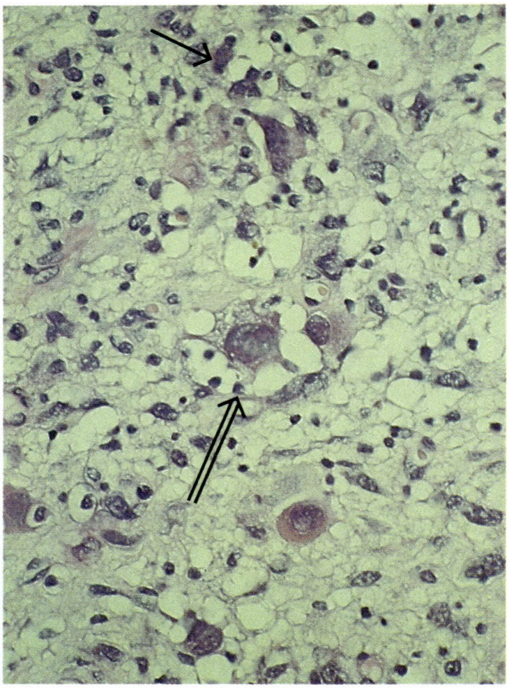

Abb. 146: Liposarkom

Entstehung und klinische Bedeutung

Dieser im Vergleich zu den sehr häufigen Lipomen (vgl. **Abb. 136**) allgemein seltene Tumor kommt ubiquitär vor, bevorzugt im Unterhautgewebe, in der Skelettmuskulatur und im Knochen sowie in der Mamma. Die polymorphzellige Form der **Abb. 146** wächst meist relativ langsam und metastasiert spät, dann aber fast nur hämatogen. Rundzellige, anaplastische Formen haben einen weit höheren Malignitätsgrad. Oft findet sich eine myxomatöse Durchsetzung in Form des Myxo-Liposarkoms. Färbg./Vergr.: HE/120 ×.

8.1.12 Osteosarkom

EAP 8.7.1

Der Tumor besteht aus unregelmäßig geformten Zellen mit polymorphen, oft angenähert runden oder auch spindeligen Kernen, die häufig in Mitose sind (Pfeile). Auch werden mehrkernige Zellen gefunden (Doppelpfeil). Links oberhalb des Zentrums, hellrot gefärbt, ist Osteoid entwickelt, also unvollständig mineralisiertes Knochengewebe, und die Tumorzellen sind zum Teil in dieses Tumor-Osteoid «eingemauert», erkennbar in der Bildmitte und oben. Rechts und links im Bild sieht man stark ausgeweitete Bluträume, die mit Blut angefüllt sind, sog. Teleangiektasien.

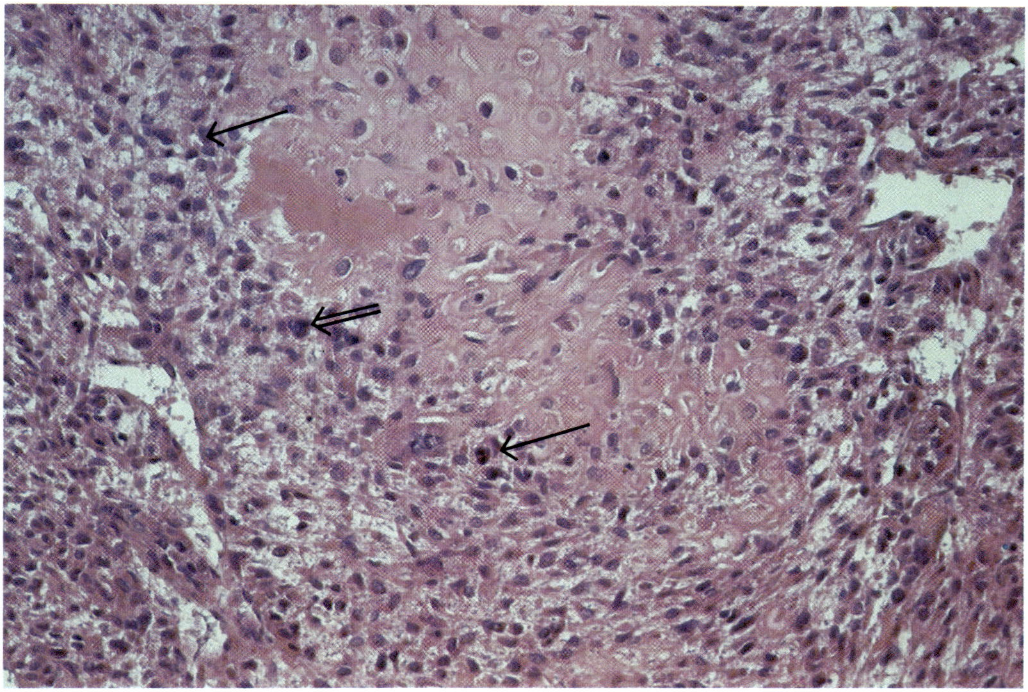

Abb. 147: Osteosarkom

Entstehung und klinische Bedeutung

Das Osteosarkom ist der häufigste Primärtumor des Knochensystems. Bevorzugt sind Kinder und Jugendliche mit einem Verteilungsmaximum um das 17. Lebensjahr. Der Tumor entsteht aus atypischen Osteoblasten, enthält unterschiedlich viele Gefäße, kann chondrosarkomatöse oder auch fibrosarkomatöse Areale enthalten. Die meisten Tumoren entstehen zentral im Knochen, seltener sind die juxtakortikalen Osteosarkome. Alle Osteosarkome metastasieren vorwiegend hämatogen, und zwar primär in die Lungen. Färbg./Vergr.: HE/150 ×.

8.2 Leukämien und maligne Lymphome

8.2.1 Akuter Schub einer chronisch-myeloischen Leukämie (CML) EAP 8.7.1

Als Zeichen eines akuten Schubs ist das Knochenmark in **Abb. 148** dicht mit abnormen myelopoetischen Vorstufen angefüllt. Man sieht vorwiegend atypische Myeloblasten (Pfeile) mit großen Nukleolen in relativ chromatinarmen Kernen. Einzelne dieser Myeloblasten sind in Mitose (Doppelpfeil). Dazwischen liegen in Ausreifung begriffene Myelozyten und nur spärlich erythropoetische Zellen, die durch ihren dunklen, annähernd runden Kern auffallen. Die Zahl der mehrkernigen Megakaryozyten ist erhöht (rechts und unten im Bild).

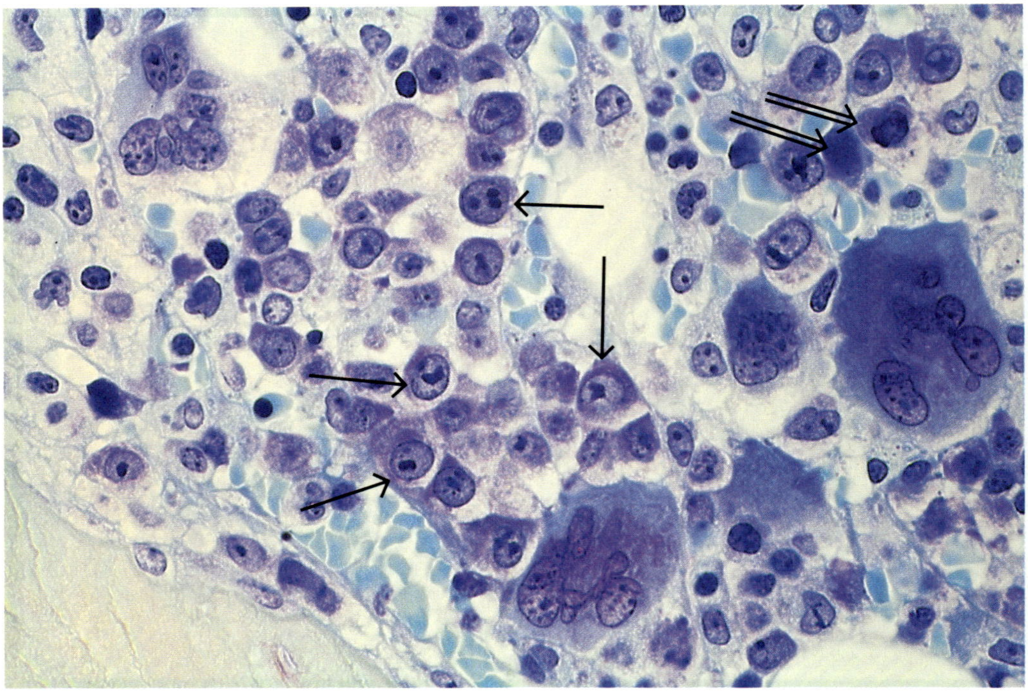

Abb. 148: Knochenmark bei chronischer myeloischer Leukämie (CML) im akuten Schub

Entstehung und klinische Bedeutung

Es handelt sich um eine typische maligne Erkrankung des myelopoetischen Zellsystems, also eine bösartige Neoplasie des Knochenmarks. Das Karyogramm weist fast immer eine charakteristische 22 → 9 Translokation auf, das sog. Philadelphia-Chromosom. Diese Neoplasie verdrängt die normale Myelopoese und Erythropoese; die Megakaryozyten sind trotz Vermehrung nicht in der Lage, in genügender Zahl funktionstüchtige Thrombozyten zu bilden. Obwohl in der Peripherie oft über hunderttausend kernhaltige weiße Blutkörperchen zu finden sind, fehlen funktionstüchtige Granulozyten, und die Thrombozytenzahl ist vermindert, so daß die Patienten an Infektionen oder an einer haemorrhagischen Diathese sterben. Färbg./Vergr.: *Giemsa*/580 ×.

8.2.2 Leber bei chronischer Leukämie **EAP 8.7.1**

Entsprechend der großen Zahl unreifer haemopoetischer Vorstufen im peripheren Blut sind in der Leber die Sinus dicht von diesen Zellen angefüllt und ausgeweitet. Neben Vorformen der Myelopoese einschließlich Myelozyten und Stabkerniger sind im hier abgebildeten Fall auch Vorformen der Erythropoese ausgeschwemmt (Pfeil). Es handelt sich um einen der seltenen Fälle, bei denen auch die Erythropoese neoplastisch erkrankt ist. Makroskopisch ist die Leber in diesen Fällen sehr stark vergrößert und wiegt meist über 2000 g.

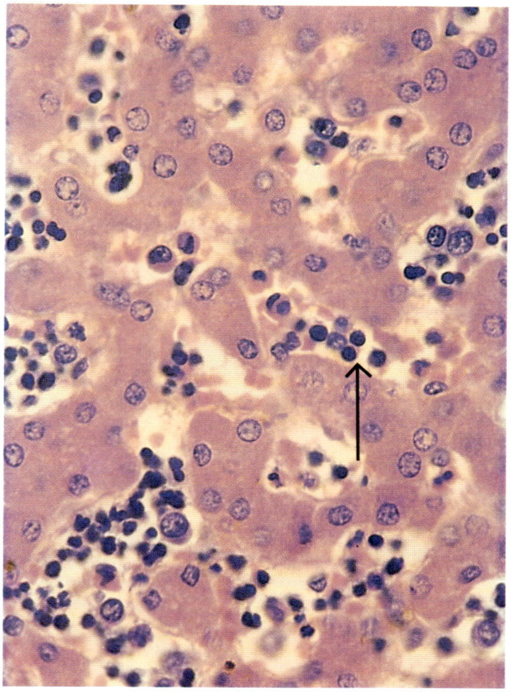

Abb. 149: Leber bei chronischer Erythro-Leukämie

Entstehung und klinische Bedeutung

S. **Abb. 148**. Die Leukämiezellen werden mit dem Blutstrom in alle Organe, also auch in die Leber, eingeschwemmt. Die leukämischen Infiltrate verursachen keine Leberschädigung. Färbg./ Vergr.: HE/400 ×.

8.2.3 Akute lymphatische Leukämie (ALL) EAP 8.7.1

Das Knochenmark ist bei schwacher Vergrößerung **(Abb. 150)** von einer fast einheitlich erscheinenden Zellform vollständig angefüllt. Normale blutbildende Zellen oder Fettzellen finden sind nicht. Im Bild unten ist ein blaßgefärbtes Knochenbälkchen zu erkennen. Bei starker Vergrößerung **(Abb. 151)** sieht man, daß es sich bei diesen Zellen um angenähert runde, oft aber auch ovale Zellen mit sehr verschieden großen Kernen handelt, die häufig kleine oder auch gar keine Nukleolen besitzen und aufgrund des unterschiedlichen Chromatingehalts unterschiedlich stark angefärbt sind. Sie liegen ohne ersichtliche Ordnung nebeneinander. Einzelne dieser Zellen sind in Mitose (Pfeil). Rechts daneben liegt eine größere Zelle. Hierbei handelt es sich um einen Megakaryozyten.

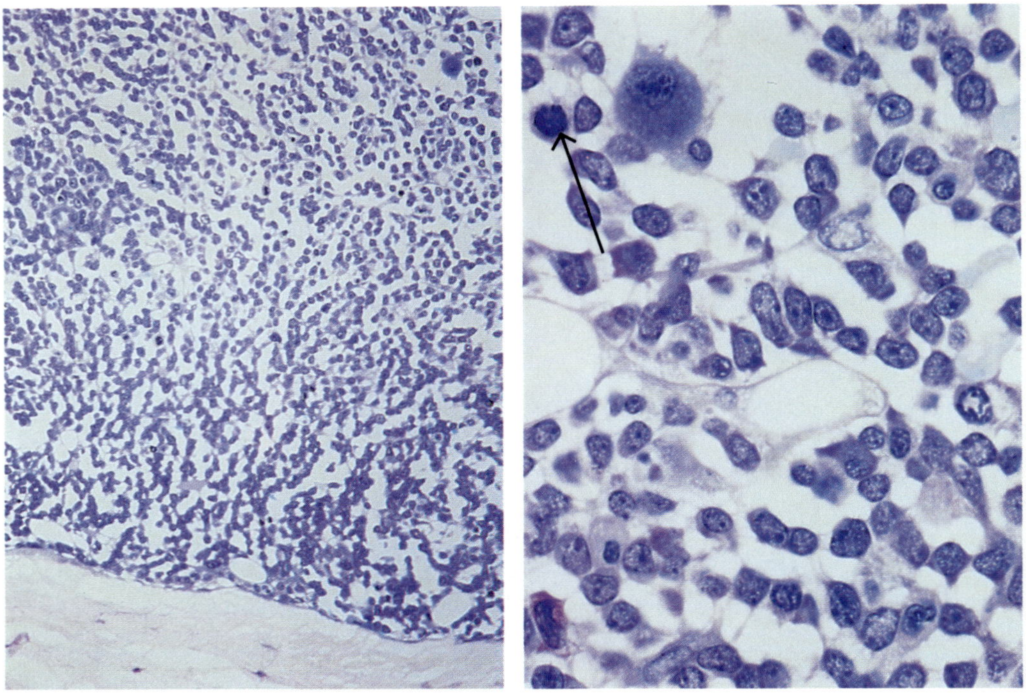

Abb. 150 und 151: Knochenmark bei akuter lymphatischer Leukämie (ALL)

Entstehung und klinische Bedeutung

Die akute lymphatische Leukämie ist die häufigste Leukämieform im Kindesalter (über 80% aller Fälle), beim Erwachsenen entfallen etwa 15% der Leukämien auf die ALL. Im peripheren Blut werden meist über 20000/µl kernhaltiger Zellen gefunden, bei akuter Ausschwemmung mehr als 100000/µl. Der Karyotyp dieser Zellen enthält in den meisten Fällen Chromosomenaberrationen der verschiedenen Formen. Ursächlich kommen verschiedene exogene Faktoren in Betracht, z.B. auch ionisierende Strahlen. Die Patienten sterben im allgemeinen an den Folgen der Verdrängung der normalen Myelopoese und Thrombozytopoese, also an Infekten oder Blutungen. Die ALL des Kindesalters ist – wenn früh erkannt – heute chemotherapeutisch in 50% der Fälle zu heilen. Die meisten ALL-Formen enthalten abnorme B-Lymphozyten. Färbg./Vergr.: **150**. HE/150 ×. **151**. HE/400 ×.

8.2.4 Haut bei akuter myeloischer Leukämie (AML) EAP 8.7.1

Im Bild oben sind Plattenepithelzellen der Epidermis erkennbar. Unmittelbar darunter liegen ohne ersichtliche Ordnung verschieden geformte Zellen mit unterschiedlicher Größe und auch unterschiedlicher Kernfärbung. Unmittelbar unter der Haut sind Mikroblutungen (Pfeile) und zwischen den verschieden großen, basophilen Kernen auch viele Kapillaren zu erkennen (Doppelpfeile).

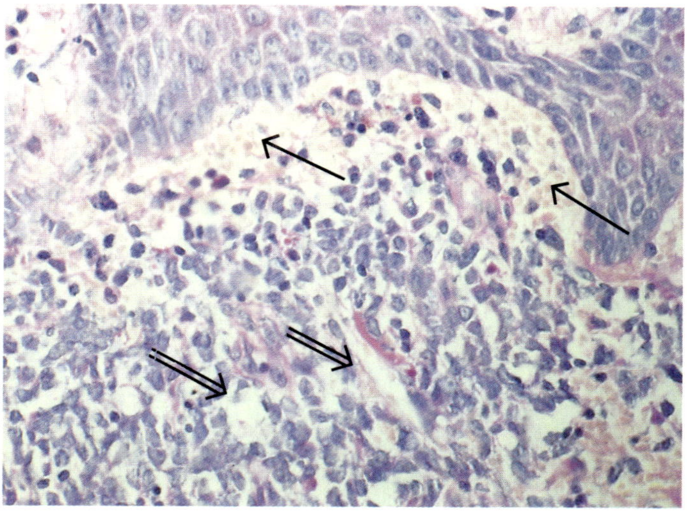

Abb. 152: Akute myeloische Leukämie (AML)

Entstehung und klinische Bedeutung

Die akute myeloische Leukämie, die häufigste akute Leukämie des Erwachsenenalters, entsteht wie alle anderen Leukämieformen (vgl. **Abb. 148** bis **151**) durch exogene oder unbekannte endogene Reize. Als Ausdruck der Genom-Schädigung finden sich verschiedene Chromosomenaberrationen. Je nach dem Reifegrad werden die akuten myeloischen Leukämien in Myeloblasten- oder Promyelozytenleukämien eingeteilt. Das Knochenmark ist wie bei der ALL diffus von unreifen Myeloblasten bzw. Myelozyten durchsetzt, und diese Zellen verdrängen die normale Myelopoese, Erythropoese und vor allem auch Thrombopoese. Obgleich im peripheren Blut bis 100000/µl kernhaltiger Zellen oder mehr gefunden werden, sind diese Zellen funktionell inaktiv, und die Patienten sterben z.B. an einer Allgemeininfektion oder – aufgrund der Verdrängung der Thrombopoese – an einer hämorrhagischen Diathese. Die in **Abb. 152** dargestellte Hautinfiltration wird bei der AML häufiger gefunden als bei anderen Leukämien. Färbg./Vergr.: *Giemsa*/300 ×.

8.2.5 Chronische lymphatische Leukämie (CLL) EAP 8.7.1

Es handelt sich um die häufigste Neoplasie der Lymphopoese. Lymphknoten und Knochenmark sind dicht von Lymphozyten unterschiedlichen Reifungsgrades durchsetzt. Die Lymphozyten verschiedener Größe zeigen meist deutlich sichtbare Nukleolen. Auch die Kernform ist sehr unterschiedlich; die Zytoplasmasäume sind äußerst schmal. Links unten (Pfeil) ein Lymphoblast mit lockerer Chromatinstruktur und blassem Nukleolus.

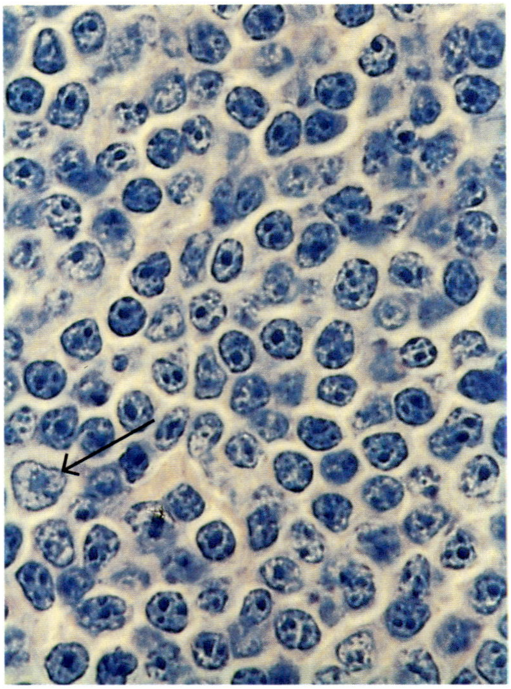

Abb. 153: Chronische lymphatische Leukämie (CLL)

Entstehung und klinische Bedeutung

Die chronische lymphatische Leukämie gehört sowohl zu den Leukosen als auch zu den malignen Lymphomen. Die malignen Lymphozyten und Lymphoblasten werden sehr früh in das periphere Blut ausgeschwemmt, und es entsteht das Vollbild einer Leukämie. Lymphknoten, Leber und Milz sind vergrößert, wenn auch nicht in gleichem Ausmaß wie bei der chronisch-myeloischen Leukämie. Die Erkrankung verläuft in vielen Fällen sehr langsam und endet, bedingt durch Verdrängung der normalen Lymphozyten, aber auch der normalen Erythropoese und Myelopoese in einer Störung der Immunfunktionen, der Granulozytenfunktionen oder einer Anämie. Färbg./ Vergr.: *Giemsa*/400 ×.

8.2.6 Leber bei chronischer lymphatischer Leukämie EAP 8.7.1

Im Gegensatz zur chronischen myeloischen Leukämie (vgl. **Abb. 148**) werden bei dieser Erkrankung nur die Portalfelder (Pfeile) von den abnormen Lymphozyten und Lymphoblasten besiedelt. Diese sind in der Regel scharf von den Leberläppchen abgegrenzt. Erst wenn eine chronische lymphatische Leukämie einen akuten Blastenschub erleidet, treten auch zwischen den Sinus Leukämiezellen auf.

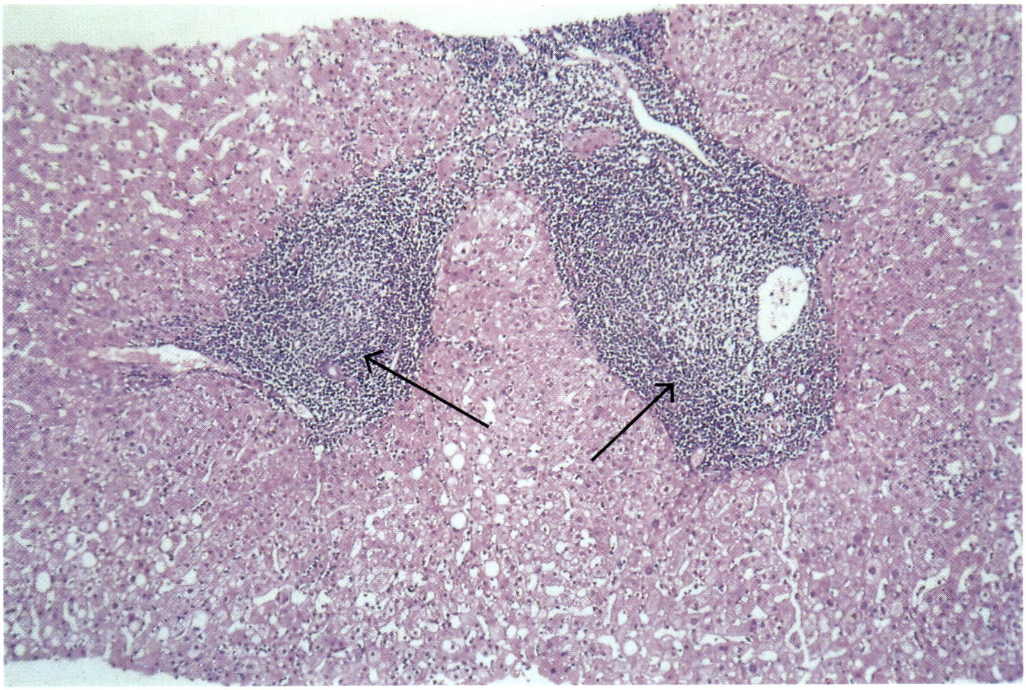

Abb. 154: Chronische lymphatische Leukämie (CLL) in der Leber

Entstehung und klinische Bedeutung

S. **Abb. 153**. Die Leberfunktion ist auch bei dieser Erkrankung meist nicht beeinträchtigt. Färbg./Vergr.: HE/150 ×.

8.2.7 Malignes zentroblastisches Lymphom **EAP 8.7.1**

Histologisch ist die Lymphknotenstruktur völlig verändert: Man sieht bei schwacher Vergrößerung sehr große, unregelmäßige Keimzentren mit nur schmalen, dunkelkernigen Lymphozytensäumen **(Abb. 155)**. Aus diesem Grunde wird dieses Bild auch als das «großfollikuläre Lymphom» bezeichnet. Bei stärkerer Vergrößerung **(Abb. 156)** handelt es sich um lymphatische Zellen mit auffallend lockerer Kernstruktur, d.h. einem feinen Chromatin mit meist deutlichen, randständigen Nukleolen. Das Cytoplasma dieser Zellen ist blaß-basophil. Viele Zellen sind in Mitose (Pfeil).

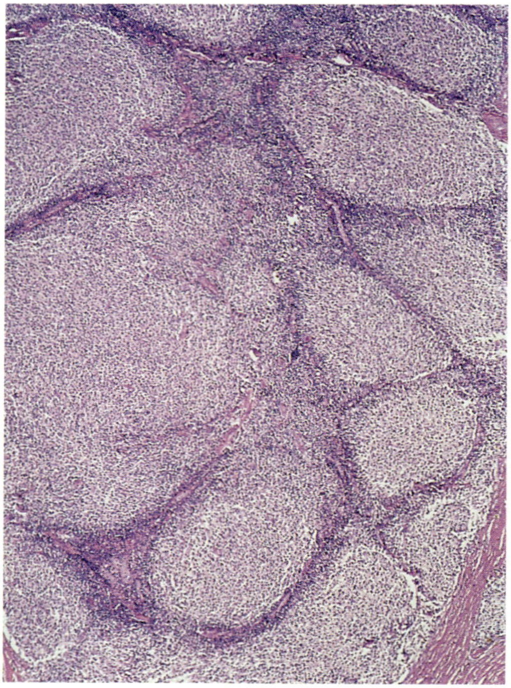

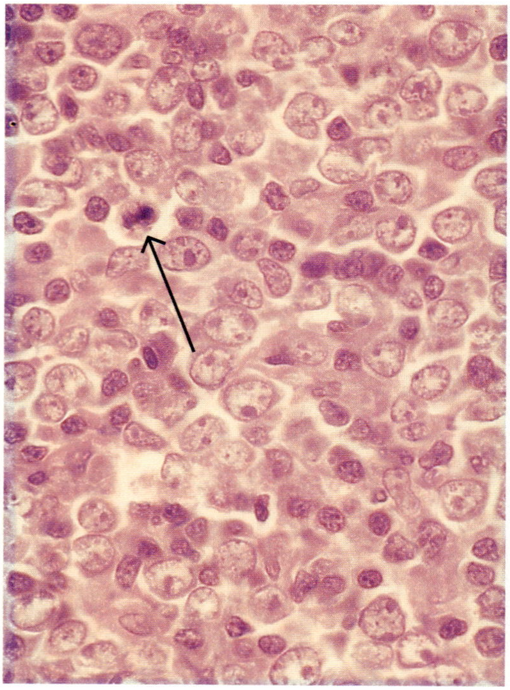

Abb. 155 und 156: Malignes zentroblastisches Lymphom

Entstehung und klinische Bedeutung

Es handelt sich um eine maligne Neoplasie der Keimzentrumszellen. Der Tumor gehört also zu den B-Zell-Lymphomen, und zwar zu den malignen Lymphomen mit hohem Malignitätsgrad. Diese malignen Lymphoblasten, auch Zentroblasten genannt, können das gesamte lymphatische Gewebe durchwachsen und große Lymphomherde bilden. Etwa 5% aller sog. *Non-Hodgkin*-Lymphome gehören zu diesem Typ. – Die malignen Zellen können alle anderen Organe, auch das Zentralnervensystem, durchwachsen und zu tödlichen Blutungen führen. Bei Befall des Knochenmarkes werden auch bei diesem malignen Lymphom die normalen myelopoetischen und erythropoetischen Zellen sowie die normale Thrombopoese gestört. Färbg./Vergr.: **155**. HE/140 ×. **156**. Hämalaun/450 ×.

8.2.8 Lymphogranulomatose (Morbus *Hodgkin*) EAP 8.7.1

Die histologisch charakteristische Zellform ist die *Sternberg*sche Riesenzelle (**Abb. 157,** oberer Pfeil). Sie hat stark gelappte Kerne mit einer meist dünnen Membran und auffallend großen, plumpen Nukleolen. Das Cytoplasma ist nur blaß-eosinophil und ebenfalls relativ groß. Bei der lymphozytenreichen Form **(Abb. 157)** sind die relativ weit auseinander liegenden *Sternberg*schen Riesenzellen von unterschiedlich großen Lymphozyten und Lymphoblasten umgeben, und man findet meist auch eine lockere Vermehrung von Bindegewebe und einzelne histiozytäre Zellen (unterer Pfeil). – Bei der sog. Mischform **(Abb. 158)**, zu der etwa 40% aller Fälle von M. *Hodgkin* gehören, sieht man ebenfalls typische *Sternberg*sche Riesenzellen (Doppelpfeil) und Lymphozyten, dazwischen aber relativ viele eosinophile Granulozyten und Plasmazellen (Pfeile). Auch hier ist das Bindegewebe diffus vermehrt, und es werden auch immer wieder histiozytäre Zellformen gefunden. – Die lymphozytenarme Form **(Abb. 159)** ist die Form mit der höchsten Malignität. Man sieht fast nur atypische *Hodgkin*-Zellen mit starker Kernpolymorphie, darunter auffallend viele *Sternberg*sche Riesenzellen mit vielen Mitosen (Pfeil). Dazwischen liegen nur einzelne Lymphozyten. Eine Sonderform ist die noduläre Sklerose mit knotigem Umbau der Lymphknoten durch zirkuläre Vermehrung kollagenen Bindegewebes.

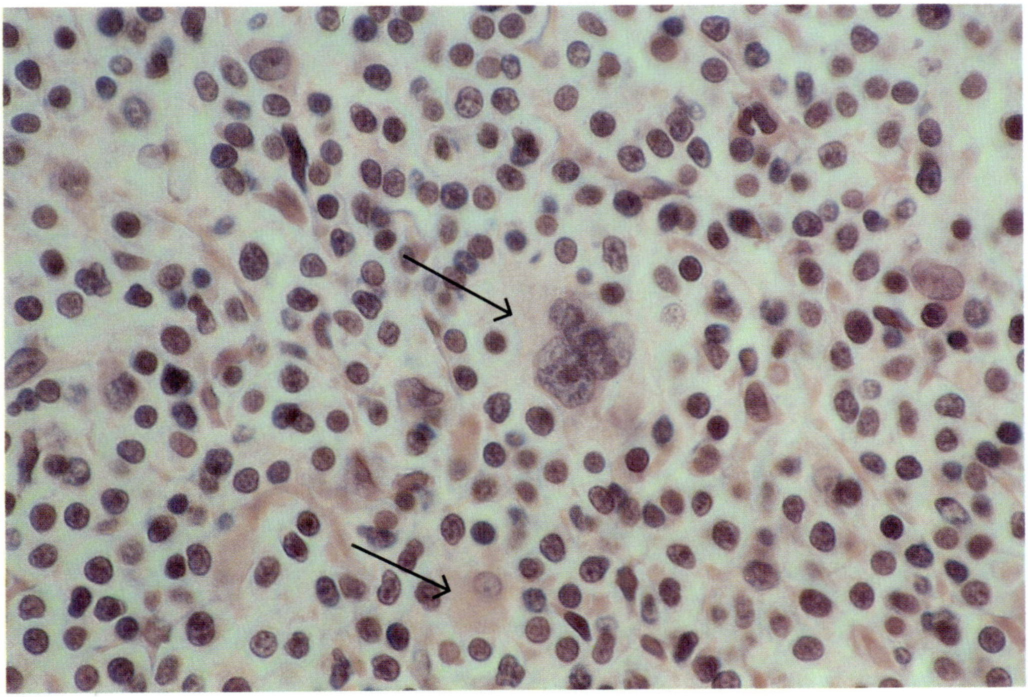

Abb. 157: Lymphogranulomatose (Morbus *Hodgkin*), lymphozytenreiche Form

Entstehung und klinische Bedeutung

Es handelt sich um die in unseren Breiten häufigste Lymphomform, deren Ursache unbekannt ist. Die lymphozytenreiche Form **(Abb. 157)** wächst am langsamsten und bleibt u.U. über viele Monate auf wenige Lymphozytengruppen beschränkt. Auch ist bei dieser Form die Heilungschance mit radiologischen und/oder chemotherapeutischen Verfahren am günstigsten. Das gilt auch für die noduläre Sklerose. Die Mischform **(Abb. 158)** schreitet rascher fort, und die lymphozytenarme Form wird wegen ihres typisch neoplastischen Wachstums auch als «*Hodgkin*-Sarkom» bezeichnet **(Abb. 159)**. Nicht selten wandelt sich eine lymphozytenreiche Form oder eine Mischform in eine lymphozytenarme Sarkomform um. Dieser Prozeß ist Ausdruck einer terminalen Malignitätssteigerung. Färbg./Vergr.: **158**. HE/350 ×. **159**. HE/300 ×. **160**. HE/350 ×.

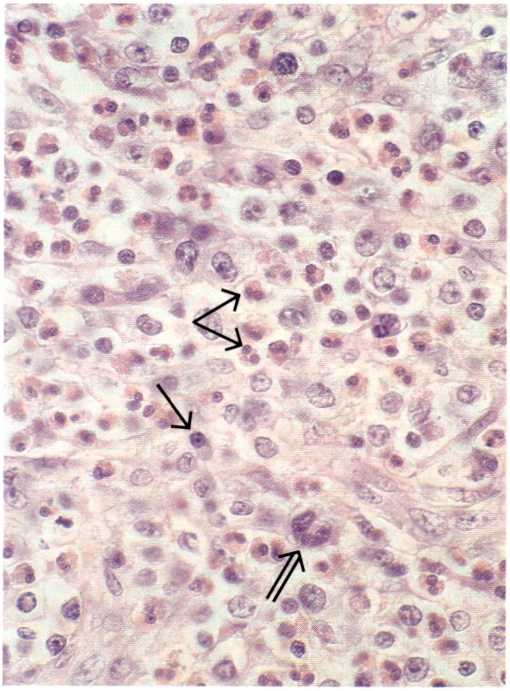

Abb. 158: Lymphogranulomatose (Morbus *Hodgkin*), Mischform

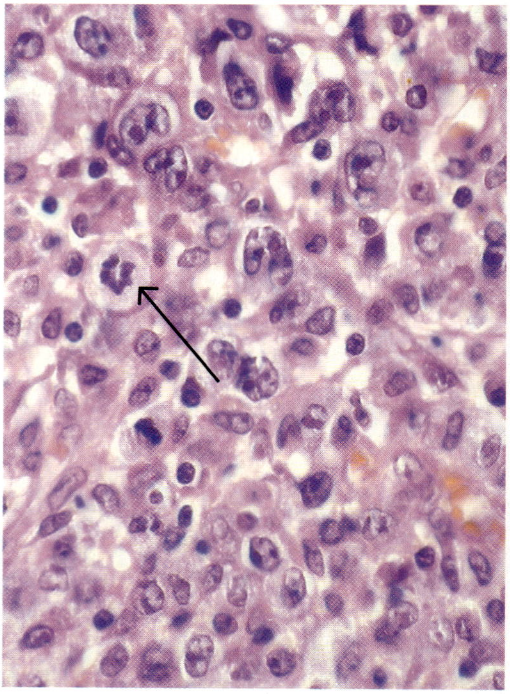

Abb. 159: Lymphogranulomatose (Morbus *Hodgkin*), lymphozytenarme Form

8.2.9 Plasmozytom **EAP 8.7.1**

Histologisch ist diese Tumorform charakterisiert durch dicht nebeneinanderliegende, atypische, d.h. verschieden geformte und verschieden große Plasmazellen mit exzentrisch gelegenen Kernen und eosinophilem Cytoplasma. Mitosen sind außerordentlich selten **(Abb. 160)**.
In Frühformen ist das Knochenmark nur von kleinen Plasmazellnestern durchsetzt (**Abb. 161**, Pfeile). Gelegentlich ist das Cytoplasma dieser Plasmazellen durch Einschlußkörperchen aufgebläht (vgl. **Abb. 161** Mitte). Hierbei handelt es sich um die *Russel*schen Körperchen, die aus den durch die Plasmazellen gebildeten Immunglobulinen bestehen, inmitten des stark ausgeweiteten endoplasmatischen Retikulums liegen und – im Gegensatz zu den übrigen Plasmozytom-Plasmazellen – nicht extrazellulär abgegeben werden können.

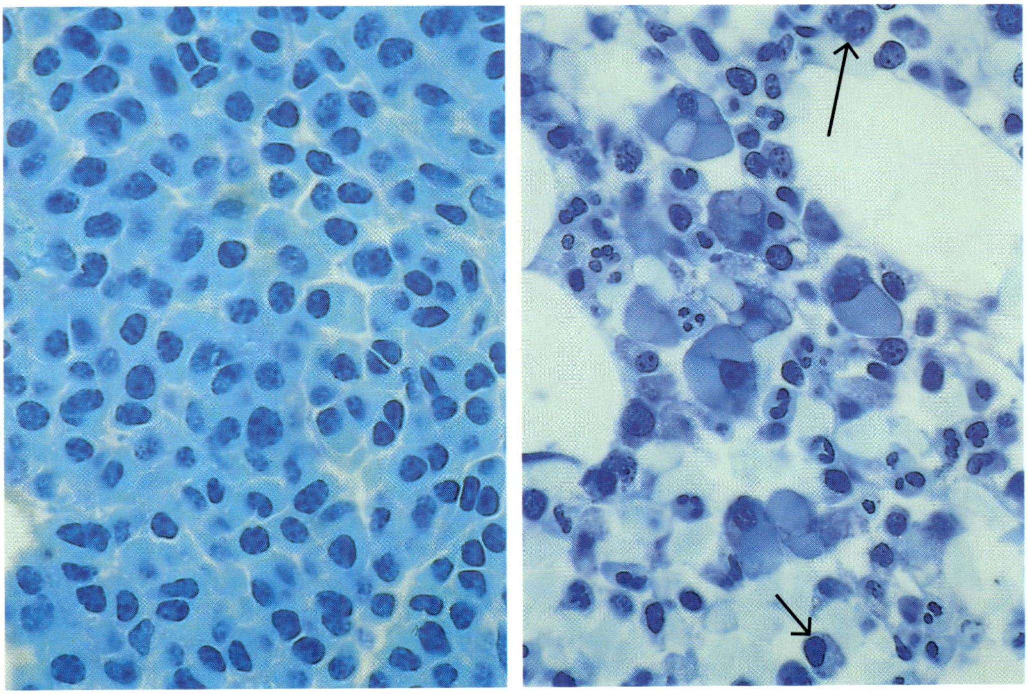

Abb. 160 und 161: Plasmozytom

Entstehung und klinische Bedeutung

Es handelt sich um eine typische monoklonale Neoplasie, d.h. um eine Tumorform, die aus einer einzigen Stammzelle hervorgeht. Das ist bei dieser Tumorform besonders dadurch offensichtlich, daß alle Zellen einer Plasmozytomerkrankung das gleiche Immunglobulin bilden, meist IgG, weniger häufig IgA, sehr selten IgD oder IgE. Man spricht daher von einer monoklonalen Gammopathie. Wenn – wie in **Abb. 160** – das Knochenmark diffus und dicht von atypischen Plasmazellen durchsetzt ist, spricht man auch vom «medullären Plasmozytom». Wenn das Skelettsystem diffus von Plasmozytomherden durchsetzt ist, spricht man vom «multiplen Myelom». Im Harn werden die niedermolekularen «leichten Ketten» der Immunglobuline als Bence-Jones-Proteine ausgeschieden und können dort die charakteristische Myelom-Nephropathie verursachen mit sekundärer Atrophie der Tubuli. Andererseits kann die Verdrängung des normalen myelopoetischen und erythropoetischen Gewebes sowie der Thrombopoese zu entsprechenden haemotologischen Funktionsstörungen mit Anaemie, Blutungs- und Infektneigung führen. Färbg./Vergr.: **160**. *Giemsa*/450 ×. **161**. *Giemsa*/450 ×.

8.3 Epitheliale Tumoren, von Deckepithel ausgehend

8.3.1 Gaumenpapillom **EAP 8.7.2**

Dieser zapfenartige Tumor ist von breitem Plattenepithel überzogen, das eine breite Verhornung aufweist (Hyperkeratose). Auch die Stachelzellschicht (Pfeil in **Abb. 162**) ist verbreitert (Akanthose). Inmitten des verbreiterten Plattenepithels sieht man Anschnitte des baumartig verzweigten Bindegewebsstieles, in dem zahlreiche Kapillaren neu gebildet sind.

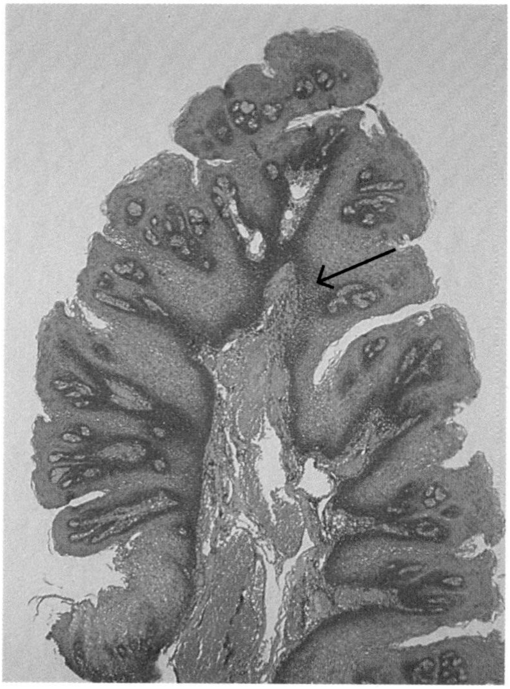

Abb. 162: Gaumenpapillom

Entstehung und klinische Bedeutung

Papillome entstehen in der Haut und in den mit Plattenepithel bzw. Übergangsepithel überzogenen Schleimhäuten durch Vermehrung des Plattenepithels bei gleichzeitiger Proliferation des Binde- und Gefäßgewebes. Diese gutartigen Tumoren kommen besonders gehäuft an Gaumen und Kehlkopf vor; im Kehlkopf sind sie mit Sicherheit virusbedingt. Sie finden sich aber auch in der Harnblase, der Vulva und auf der gesamten Haut. Hier können sie z.B. durch Lichteinwirkung oder chronische Arsen-Intoxikation verursacht werden und in Karzinome übergehen. Harnblasenpapillome rezidivieren fast immer und gehen nach einiger Zeit in papilläre Carcinome über. Dies gilt nicht für das in **Abb. 162** dargestellte Gaumenpapillom. Färbg./Vergr.: HE/50 ×.

8.3.2 Plexuspapillom

EAP 8.7.2

Auch dieser Tumor zeigt eine baumartige Verzweigung des Bindegewebes, das allerdings vielfach hochgradig ödematös ist (Pfeile in **Abb. 163**). Als Überzug findet sich regelrechtes Epithel des Plexus chorioideus. Die Zellen sind gleichförmig. Es finden sich keine Hinweise auf eine Entzündung.

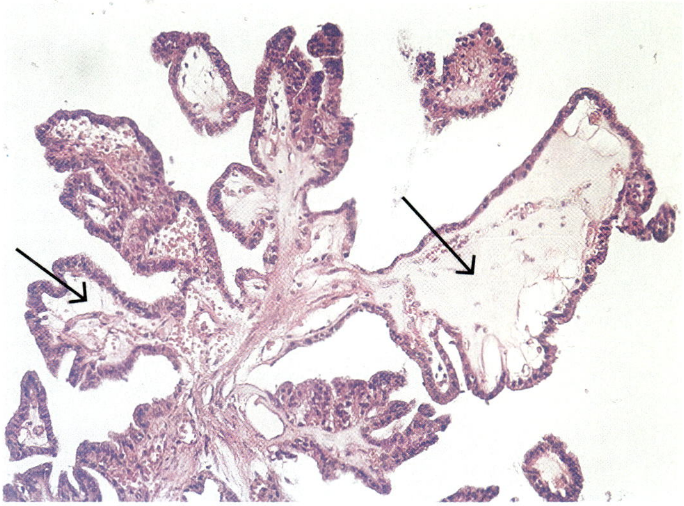

Abb. 163: Plexuspapillom

Entstehung und klinische Bedeutung

Die Papillome des Chorioid-Plexus, die makroskopisch eine blumenkohlartige Oberfläche haben, entsprechen histologisch weitgehend dem normalen Plexusgewebe, allerdings mit Verstärkung der Bindegewebs- und Epithel-Zellschichten. Sie kommen vorwiegend im 4. Ventrikel und in den Großhirnkammern vor. In seltenen Fällen können sie einen Okklusionshydrocephalus verursachen. Färbg./Vergr.: HE/60 ×.

8.3.3 Papilläres Schilddrüsencarcinom **EAP 8.7.2**

Wiederum sieht man baumartig verzweigte Bindegewebsstrukturen (**Abb. 164**), wobei hier aber im Vergleich zu den Papillomen der **Abb. 162** und **163** eine wesentlich stärkere Verzweigung auffällt. Bei stärkerer Vergrößerung ist der Überzug aus atypischen Epithelzellen erkennbar, die zum Teil dachziegelartig übereinandergeschichtet sind (Pfeile) und Mitosen aufweisen (Doppelpfeile). Diese fallen aufgrund ihrer Hyperchromasie bei den sonst relativ hellen Zellen besonders auf.

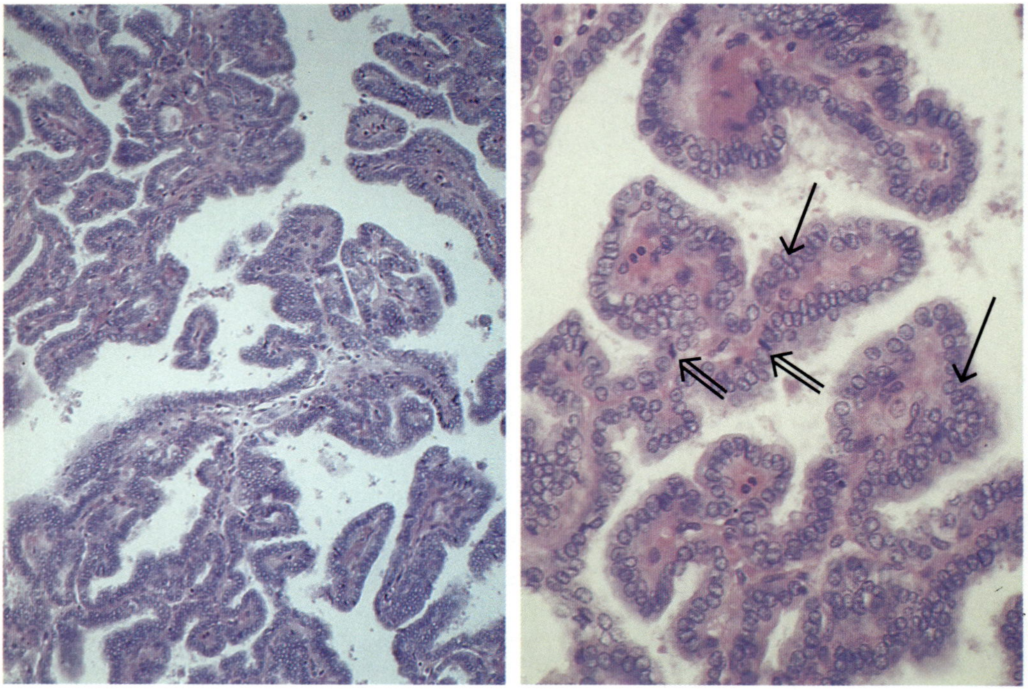

Abb. 164 und 165: Papilläres Schilddrüsencarcinom

Entstehung und klinische Bedeutung

Diese Tumorform gehört in der Schilddrüse zusammen mit den follikulären Carcinomen zu den differenzierten Carcinomen. Diese Tumoren sind primär meist relativ klein (2 bis 4 cm) und enthalten oft kleine Kalkkugeln (Psammomkörper). Im Vergleich zu anderen Schilddrüsencarcinomen kommen sie relativ häufig bei Jugendlichen vor. Im Gegensatz zu allen anderen Formen der Struma maligna metastasiert das papilläre Schilddrüsencarcinom primär lymphogen in die regionären Halslymphknoten. Färbg./Vergr.: **164**. HE/140 ×. **165**. HE/220 ×.

8.3.4 Verruca vulgaris **EAP 8.5.6**

Im Vergleich zur normalen Haut (im Bild links) sieht man eine Verbreiterung aller Schichten des Epithels, die zapfenförmig angeordnet sind und oberflächlich eine massive Hyperkeratose aufweisen. Die Zapfen sind scharf nach unten abgegrenzt; es besteht also kein infiltratives Wachstum. Rechts im Bild zeigt sich eine reaktive Plattenepithelhyperplasie.

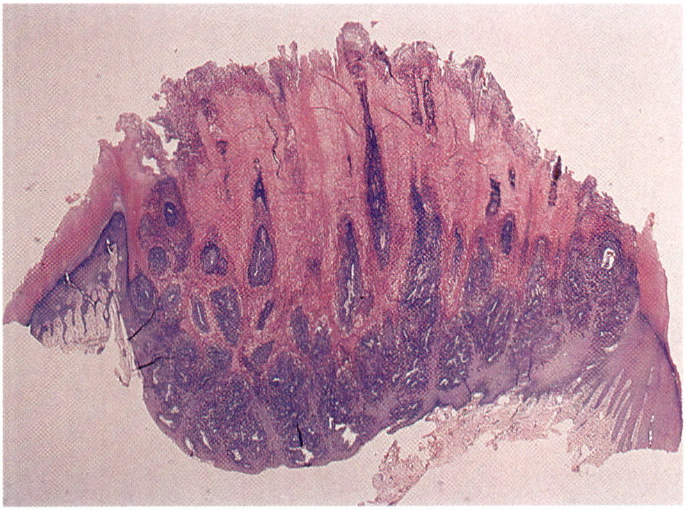

Abb. 166: Verruca vulgaris

Entstehung und klinische Bedeutung

Diese «vulgäre Warze» ist der häufigste Hauttumor. In ihm wird überwiegend ein DNS-haltiges Virus von der humanen Papilloma Virusgruppe (HPV) nachgewiesen. Vulgäre Warzen kommen an der gesamten Haut vor und neigen – wohl aufgrund der Virusätiologie – zu Rezidiven. Färbg./Vergr.: HE/50 ×.

8.3.5 Verhornendes Plattenepithelcarcinom der Cervix uteri **EAP 8.7.2**

Die Oberfläche (im Bild oben) ist unregelmäßig und wird von atypischen Epithelzellen mit polymorphen Kernen gebildet, die zahlreiche Mitosen (M) aufweisen. Unterschiedlich große Epithelzapfen schieben sich in das Bindegewebe ein, die gleichen Zellen enthaltend. Im Inneren der Epithelzapfen sieht man eosinophile Horn-Schollen (Pfeile). Das bindegewebige Stroma ist von Entzündungszellen durchsetzt (unten rechts).

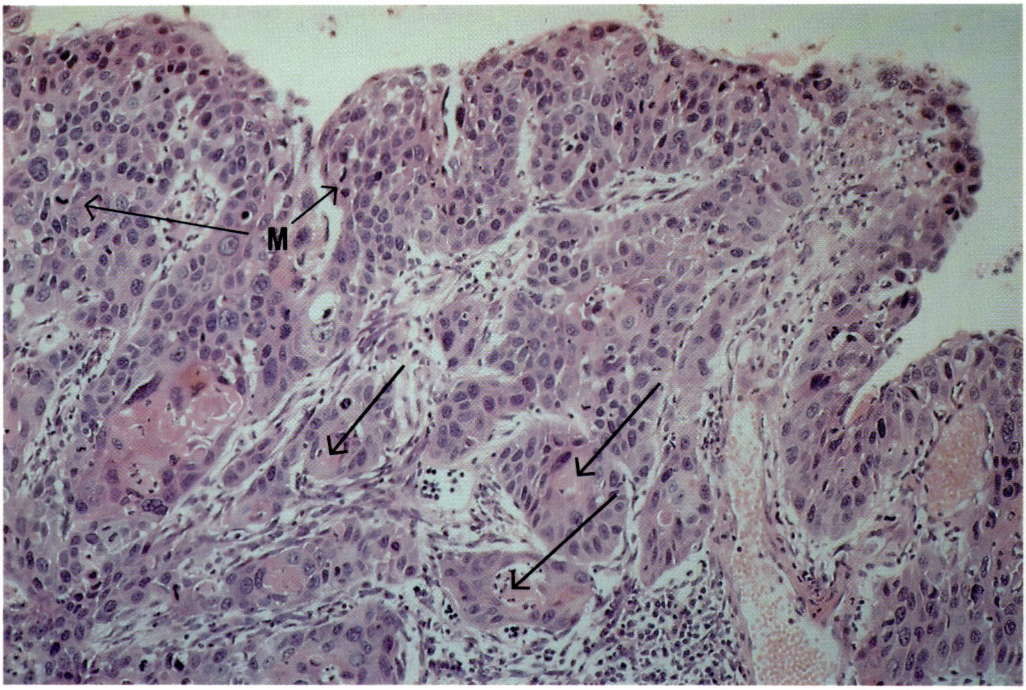

Abb. 167: Verhornendes Plattenepithelcarcinom

Entstehung und klinische Bedeutung

Das Cervixcarcinom, das zumindest in sehr vielen Fällen über die präkanzerösen Dysplasien (CIN I–III) entsteht, weist in der Mehrzahl DNS-Viren vom Typ des HPV *(human papilloma virus)* auf. Es entsteht also wahrscheinlich durch Übertragung beim Geschlechtsverkehr. Durch Hybridisierungstechnik ist es möglich, die HPV-Infektion des Cervixepithels sowohl histologisch als auch zytologisch nachzuweisen. Behandlung und Prognose richten sich nach der Ausbreitung des Tumors, also nach dem Tumor-Stadium. Dieser Carcinomtyp metastasiert vorwiegend lymphogen und sekundär auch hämatogen. Färbg./Vergr.: HE/220 ×.

8.3.6 Nicht verhornendes Plattenepithelcarcinom der Cervix uteri EAP 8.7.2

In der oberen Bildhälfte sieht man statt normalen Plattenepithels dicht nebeneinanderliegende dunkelkernige Zellen ohne jegliche Schichtung. Oberflächlich sind diskrete Verhornungen zu erkennen. Auch ist die Basalmembran (B) unter dem Epithel noch intakt. In der darunterliegenden Cervixdrüse (Pfeil) ist aber bereits ein Carcinomzapfen von der rechten Seite her eingewachsen, und am unteren Bildrand (Doppelpfeile) liegen ebenfalls ausgedehnte Carcinomwucherungen. Das bindegewebige Stroma der Bildmitte ist locker von Entzündungszellen durchsetzt.

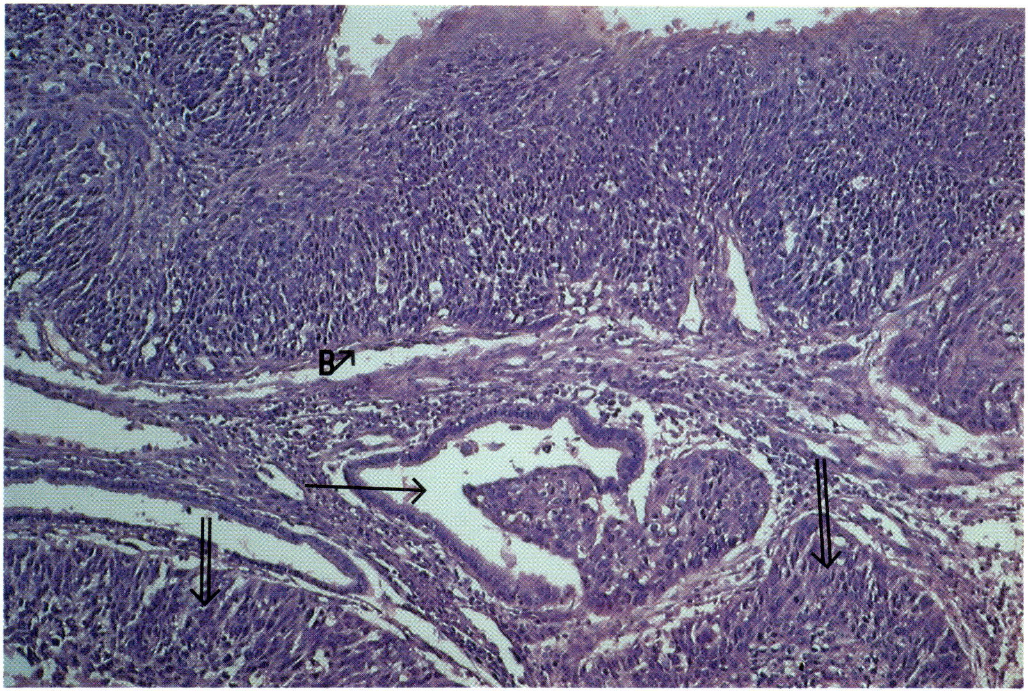

Abb. 168: Nicht verhornendes Plattenepithelcarcinom

Entstehung und klinische Bedeutung

Für die Entstehung gilt das zur **Abb. 167** Gesagte. Im Gegensatz zu dem verhornenden Plattenepithelcarcinom der **Abb. 167** ist hier aber keinerlei Verhornung nachweisbar. Die Tumorzellen sind stärker entdifferenziert und zeigen damit eine erhöhte Malignität. Während das Carcinom der **Abb. 167** als Grad I einzustufen ist, muß das nicht verhornende, stärker entdifferenzierte Carcinom der **Abb. 168** als Grad II bezeichnet werden; es besitzt einen höheren Malignitätsgrad, wächst rascher und neigt früher und intensiver zur Metastasierung. Färbg./Vergr.: HE/130 ×.

8.3.7 Großzelliges Bronchialcarcinom **EAP 8.7.2**

Neben sehr polymorphen, zum Teil abgeflachten Zellen, werden mehrkernige Zellen und auch mehrkernige Riesenzellen (Pfeil) beobachtet. Das Bild entspricht weder der Schichtung eines Plattenepithelcarcinoms, noch der Anordnung eines Adenocarcinoms.

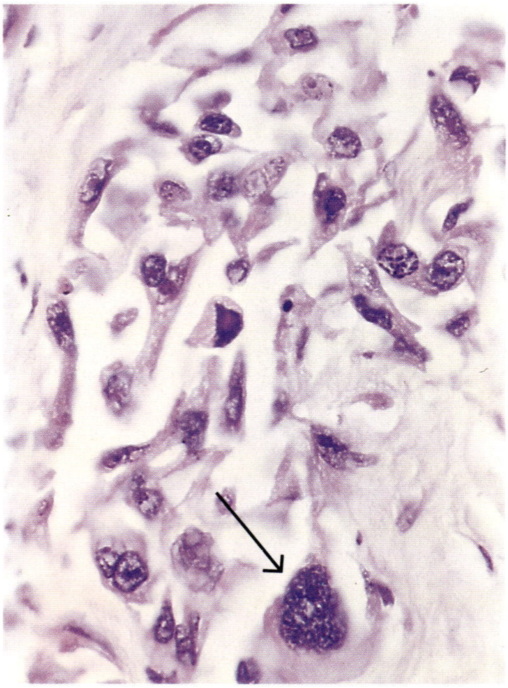

Abb. 169: Großzelliges Bronchialcarcinom

Entstehung und klinische Bedeutung

Das großzellige Bronchialcarcinom – im Obduktionsgut 19% aller Bronchialcarcinome – gehört insbesondere dann, wenn Riesenzellen vorliegen, zu den besonders malignen Varianten des Bronchialcarcinoms (Grad III). **Abb. 169** zeigt deutlich alle zytologischen Kriterien des bösartigen Wachstums: unterschiedliche Zellgrößen mit atypischen Kernformen und sehr variablem Zytoplasma, unregelmäßigem Chromatin, oft Hyperchromasie und häufig großen Nucleolen, wie z.B. in der Riesenzelle (Pfeil). Diese Tumoren sind auch sehr mitosereich; in **Abb. 169** ist allerdings keine Mitose getroffen. Färbg./Vergr.: HE/180 ×.

8.3.8 Kleinzelliges Bronchialcarcinom **EAP 8.7.2**

Es handelt sich um eine gleichförmige Durchsetzung des Gewebes mit im Vergleich zur **Abb. 169** sehr kleinen, oft angenähert runden oder ovalen Zellen mit nur spärlichem Zytoplasma und starker Kern-Hyperchromasie. An mehreren Stellen (Pfeile) sieht man nur noch Zell- bzw. Kernschatten; es handelt sich um nekrotische, partiell aufgelöste Tumorzellen.

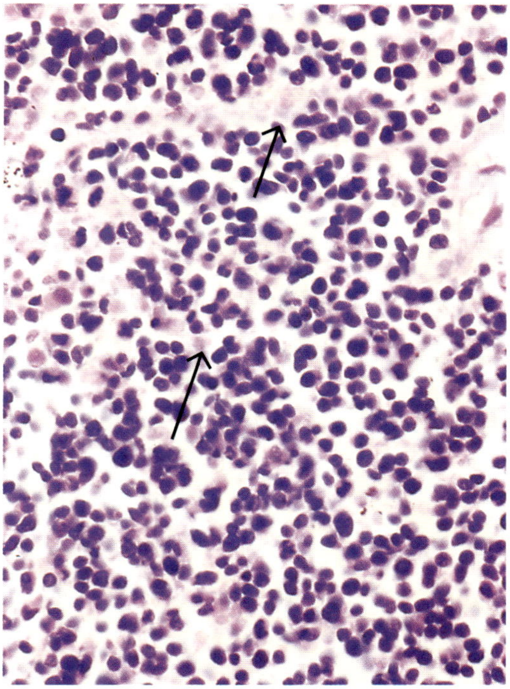

Abb. 170: Kleinzelliges Bronchialcarcinom

Entstehung und klinische Bedeutung

Als zweithäufigster Tumortyp unter den Bronchialcarcinomen hat das kleinzellige Bronchialcarcinom einen hohen Malignitätsgrad (Grad III). Neben der angenähert rundzelligen Form der **Abb. 170** gibt es auch einen Tumortyp, bei dem die Zellkerne Haferkörnern entsprechen (im anglo-amerikanischen Schrifttum *oat-cell-carcinoma*). Histogenetisch bestehen Beziehungen zum neuroendokrinen System, dem diffusen endokrinen Zellsystem (früher APUD-System). Elektronenmikroskopisch lassen sich vielfach die dafür charakteristischen neurosekretorischen Granula nachweisen. Die beim Bronchialcarcinom häufigen paraneoplastischen Syndrome mit einer Hypersekretion von ACTH, STH oder Parathormon werden durch diesen Bezug zum diffusen endokrinen Zellsystem verständlich. Färbg./Vergr.: HE/180 ×.

8.4 Epitheliale Tumoren, von Drüsenepithel ausgehend

8.4.1 Nebenschilddrüsenadenom EAP 11.1.1.4

Mikroskopisch sind alle Adenome aus nahezu gleichförmigen Drüsenepithelzellen aufgebaut, die ihre organspezifische Struktur weitgehend beibehalten haben. Das hier abgebildete Adenom der Parathyreoidea besteht aus wasserhellen Zellen, die vorwiegend tubulär angeordnet sind, stellenweise aber auch solide Zellstränge bilden. Die Zellen sind weitgehend gleichförmig, die Kerne allerdings gerade bei diesem Tumortyp unterschiedlich groß (sog. degenerative Polymorphie), keine Mitosen. –
Makroskopisch haben diese isoliert oder auch multipel auftretenden kleinen, angenähert runden Tumoren meist ein Gewicht von weniger als 10 g, eine gelappte Struktur und eine braungelbe Schnittfläche.

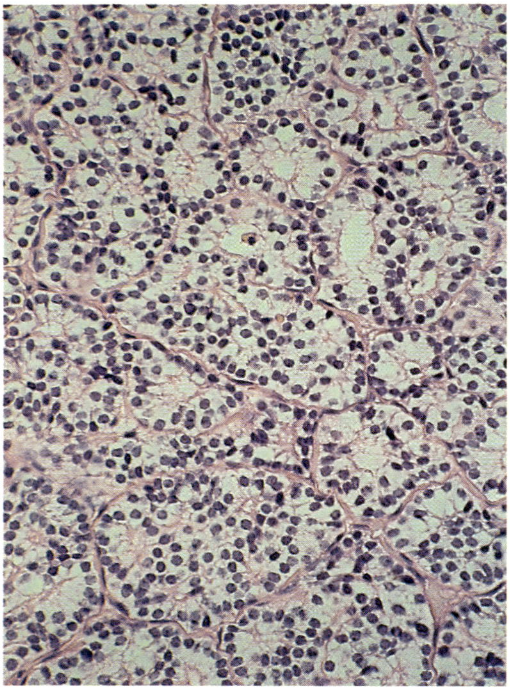

Abb. 171: Nebenschilddrüsen-Adenom

Entstehung und klinische Bedeutung

Die Ursachen dieser Adenome – wie nahezu aller Adenome auch in anderen Organen – sind unbekannt. Klinisch führt diese Adenomform zum primären Hyperparathyreoidismus, der in über 80% der Fälle auf ein Adenom der Epithelkörperchen zurückgeführt wird. Das in den Adenomen vermehrt gebildete Parathormon steigert den Knochenumsatz mit Hyperkalzämie und einem charakteristischen Knochenumbau, der dissezierenden Fibroosteoklasie, mit durch Osteoklasten bedingtem Knochenabbau und reaktiver Knochenmarksfibrose (**Abb. 243**). In vielen Fällen entstehen Nierensteine und Verkalkungen anderer innerer Organe. Färbg./Vergr.: HE/250 ×.

8.4.2 Intrakanalikuläres Fibroadenom der Mamma EAP 8.7.2

Zwischen reichlich kollagenem Bindegewebe liegen Drüsenschläuche, die durch das vermehrte Bindegewebe oft zu Spalten komprimiert werden, sich aber auch Y-förmig oder hirschgeweihartig verzweigen. Die Epithelzellen sind gleichförmig. Die übliche Bezeichnung «intrakanalikulär» ist unglücklich gewählt. Es handelt sich um eine Invagination der Drüsenwände von außen her. Der Ausdruck «Fibroadenom» ist dagegen richtig, denn es liegt eine Mischgeschwulst mit Vermehrung von Binde- und Drüsengewebe vor. – Makroskopisch handelt es sich meist um 3–4 cm große derbe, kapsulär begrenzte und gut bewegliche Knoten mit grau-weißer Schnittfläche und grob gelapptem Aufbau, oft mit Spalt- oder Wirbelbildungen.

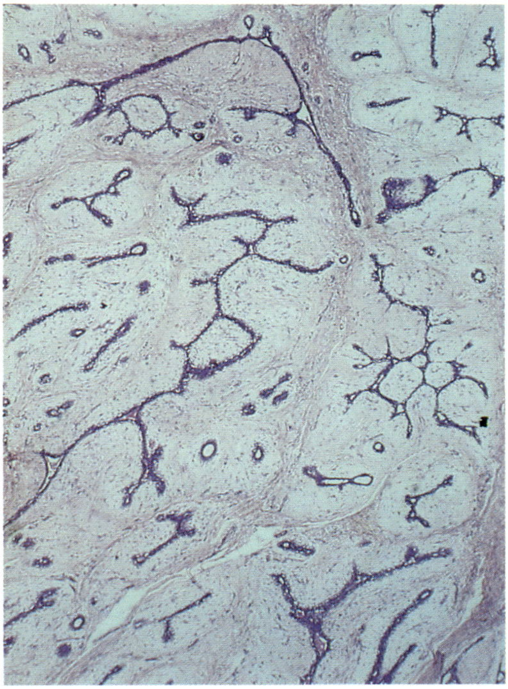

Abb. 172: Intrakanalikuläres Fibroadenom der Mamma

Entstehung und klinische Bedeutung

Die Ursache auch dieser Adenome ist unbekannt. Sie wachsen in Abhängigkeit von der Oestrogen-Produktion der Ovarien, und beim Erlöschen der ovariellen Funktion im Klimakterium schrumpfen die Tumoren und können verkalken. Selten entstehen in den Fibroadenomen Adenocarcinome. Färbg./Vergr.: HE/100 ×.

8.4.3 Tubuläres Dickdarmadenom **EAP 15.5**

Es handelt sich um einen Polypen des Dickdarmes, der vorwiegend aus verzweigten Tubuli aufgebaut ist und aus der Lamina propria hervorgeht. Die nebeneinander liegenden Drüsenschläuche zeigen unterschiedlich weite Lichtungen und sind von meist hellen, schleimbildenden Zellen ausgekleidet. Der Tumor ist gestielt, und im Polypenstiel sind stark ausgeweitete Blutgefäße (Teleangiektasien) entstanden. Färbg./Vergr.: HE/40 ×.

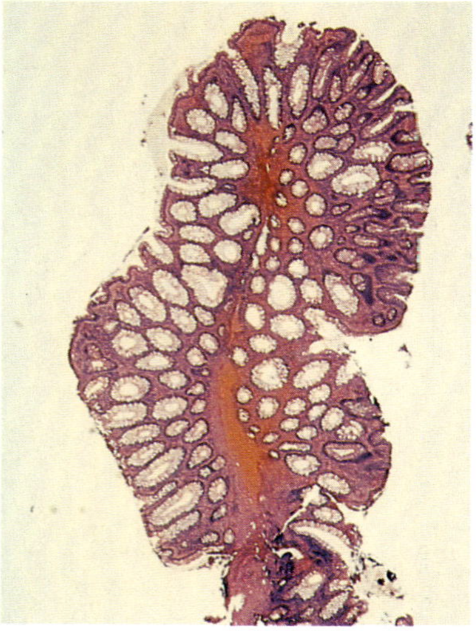

Abb. 173: Tubuläres Adenom (gestielter Polyp des Dickdarms)

Entstehung und klinische Bedeutung
Vgl. **Abb. 174** und **175.**

8.4.4 Drüsenreiches Colonadenom **EAP 15.5**

Im Gegensatz zu **Abb. 173** liegen hier bei schwacher Vergrößerung unterschiedlich geformte Drüsenschläuche dicht nebeneinander, und ein Polypenstiel ist nicht ausgebildet **(Abb. 174)**. Es handelt sich um eine intensiver proliferierende Adenomform, und bei starker Vergrößerung **(Abb. 175)** sieht man, daß die Drüsenschläuche von unterschiedlich großen und verschieden geformten Epithelzellen ausgekleidet sind, die keine Becherzellen mehr bilden. Sie haben verschieden große Kerne und sind oft in Mitose (Pfeile). Wir sprechen von atypischen Epithelien oder von Epithel-Dysplasien.

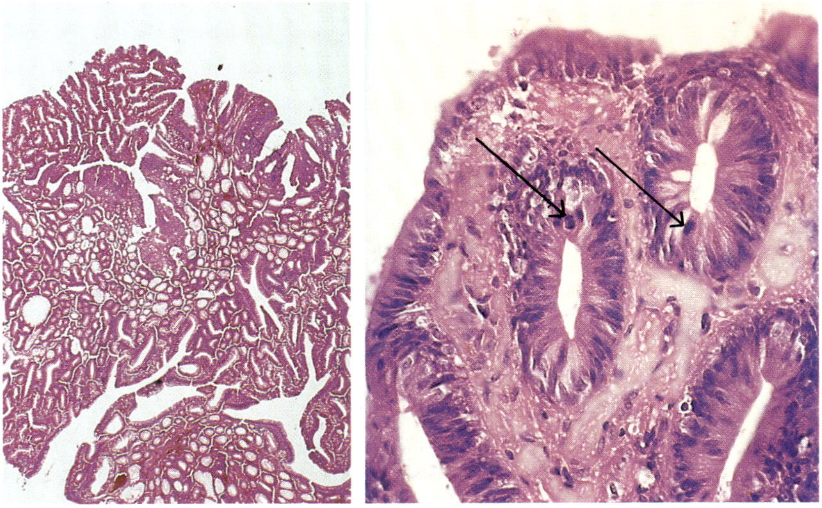

Abb. 174 und 175: Drüsenreiches Adenom des Dickdarms

Entstehung und klinische Bedeutung

Auch hier ist die Ursache der Adenome unbekannt. Ihre klinische Bedeutung liegt in ihrer häufigen Umwandlung in Adenocarcinome. Wahrscheinlich gehen die meisten Adenocarcinome des Dickdarmes aus Adenomen hervor. Die in **Abb. 174** gezeigten Atypien (Dysplasien) sind potentielle Vorstadien der Dickdarmcarcinome. Aus dieser Adenom-Carcinom-Sequenz ergibt sich die klinische Folgerung, möglichst alle endoskopisch festgestellten Dickdarmadenome zu entfernen. Färbg./Vergr.: **174**. HE/130 ×. **175**. HE/400 ×.

8.4.5 Gallengangspolyposis

Es handelt sich um multiple kleine Polypen der extrahepatischen Gallengänge, besonders der *Vater*schen Papille. Die Epithelzellen entsprechen den normalen Gallengangsepithelien mit basalständigen, gleichförmigen Kernen ohne Mitose.

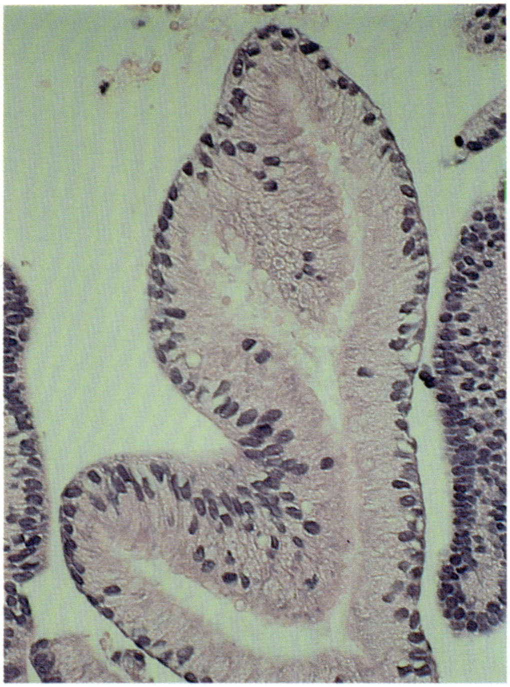

Abb. 176: Gallengangspolyposis

Entstehung und klinische Bedeutung

Auch hier ist die Ursache unbekannt. Ein kausaler Bezug zu Cholangitiden besteht nicht. Diese Tumorform wurde erst durch die Entwicklung der Endoskopie, insbesondere der Cholangioendoskopie bekannt und wird heute relativ häufig diagnostiziert. Sie gilt als potentielle Vorform der Gallengangscarcinome. Färbg./Vergr.: HE/ 400 ×.

8.4.6 Carcinom der Vaterschen Papille **EAP 4.8.2**

Hier sind die in **Abb. 176** dargestellten Gallengangsepithelzellen in sehr polymorphe, aber noch immer zylindrische Krebszellen mit hyperchromatischen und unterschiedlich geformten, meist spindeligen Kernen umgewandelt, die unregelmäßig übereinandergeschichtet liegen und oft in Mitose sind (Pfeile). Der Vergleich mit der Gallengangspolyposis der **Abb. 176** zeigt besonders deutlich den Unterschied zwischen gutartigen Adenom- und bösartigen Carcinomzellen.

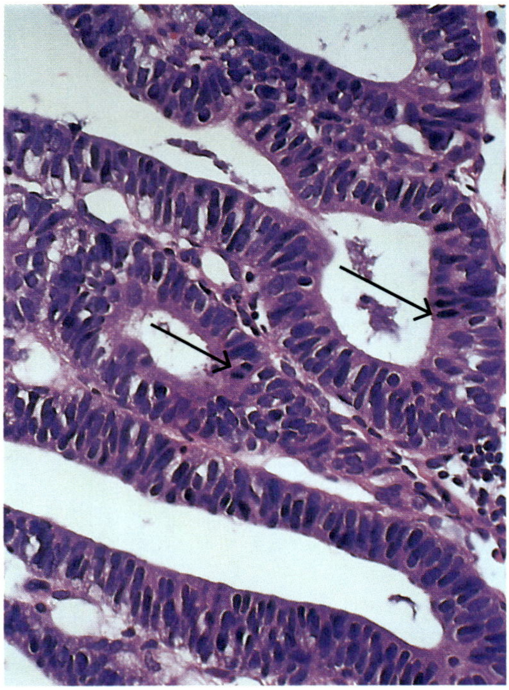

Abb. 177: Carcinom der Vaterschen Papille

Entstehung und klinische Bedeutung

Carcinome der *Vater*schen Papille entstehen in der Regel aus einer Gallengangspolyposis. Auch diese Tumorform wird erst seit Verbreitung der Cholangioendoskopie so rechtzeitig diagnostiziert, daß eine kurative Resektion noch möglich ist. Durch Verschluß der *Vater*schen Papille führen diese Tumoren oft zu einem Stauungsikterus und zu aufsteigenden Cholangitiden. Färbg./Vergr.: HE/400 ×.

8.4.7 Magenfrühcarcinom EAP 8.2.4

Anstelle der normalen Magenschleimhaut (vgl. **Abb. 94**) sind atypische Drüsenschläuche entstanden, die einen sehr unterschiedlichen Verlauf haben, z.T. cystisch ausgeweitet und von dunkelkernigen Epithelzellen ausgekleidet sind. Dies ist schon bei schwacher Vergrößerung erkennbar. Für die Diagnose des Frühcarcinoms ist entscheidend, daß die Muscularis propria von den Carcinomwucherungen nicht befallen ist.

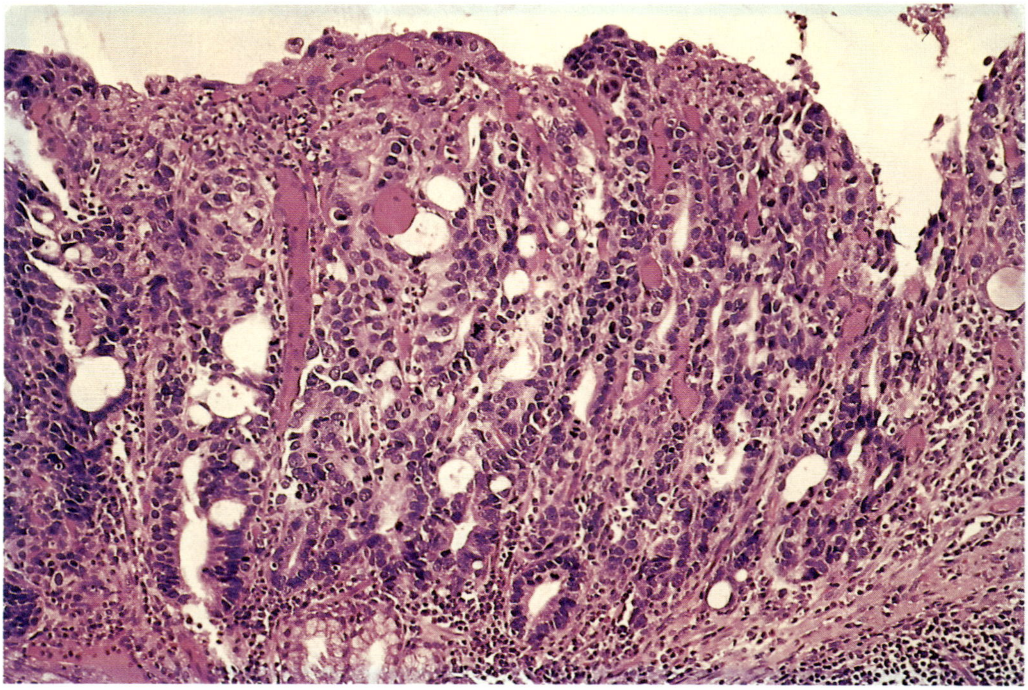

Abb. 178: Frühcarcinom des Magens

Entstehung und klinische Bedeutung

Die Ursachen sind die gleichen wie die der präcancerösen Schleimhaut-Dysplasien **(Abb. 133)**. Magenfrühcarcinome sind vom Carcinoma in situ dadurch zu unterscheiden, daß sie die gesamte Schleimhautbreite einnehmen (= Schleimhautcarcinom) und nicht auf einzelne Drüsenschläuche beschränkt sind. Vom invasiven Carcinom unterscheiden sie sich durch die Intaktheit der Muscularis mucosae. – Endoskopisch fällt meist eine unregelmäßige Schleimhautstruktur im Antrumbereich auf, oft bei atrophischer Gastritis. Für die Entstehung gilt das unter **Abb. 133** Gesagte. Die klinische Bedeutung ergibt sich aus der hohen Fünfjahres-Überlebenszeit von mehr als 90% nach Magenresektion. Bei etwa 5–6% der Frühcarcinome bestehen zum Zeitpunkt der Diagnose bereits Lymphknotenmetastasen. Färbg./Vergr.: HE/220 ×.

8.4.8 Fortgeschrittenes Adenocarcinom des Magens **EAP 8.7.2**

Die Magenschleimhaut ist bei schwacher Vergrößerung in allen dargestellten Schichten, von unregelmäßigen Drüsenschläuchen durchwachsen (**Abb. 179**). Ein Ausschnitt aus einem oberflächennahen Bezirk eines anderen Falles **(Abb. 180)** zeigt bei stärkerer Vergrößerung die Auskleidung der Drüsenschläuche mit sehr polymorphen Zellen, die verschieden große, hier oft auffallend hypochromatische, also hell erscheinende Kerne mit deutlichen, hyperchromatischen Nukleolen besitzen. Auch sind die Zellen oft übereinandergeschichtet. Die Form der Drüsenschläuche ist sehr unterschiedlich. Das begleitende Bindegewebe ist von Lymphozyten, Granulozyten und Plasmazellen locker durchsetzt. Makroskopisch handelt es sich um ulcerierende oder polypöse Carcinome, deren Durchmesser mehrere Zentimeter groß werden kann. Fast immer sind Lymphknotenmetastasen ausgebildet, nicht selten eine Lymphangiosis carcinomatosa.

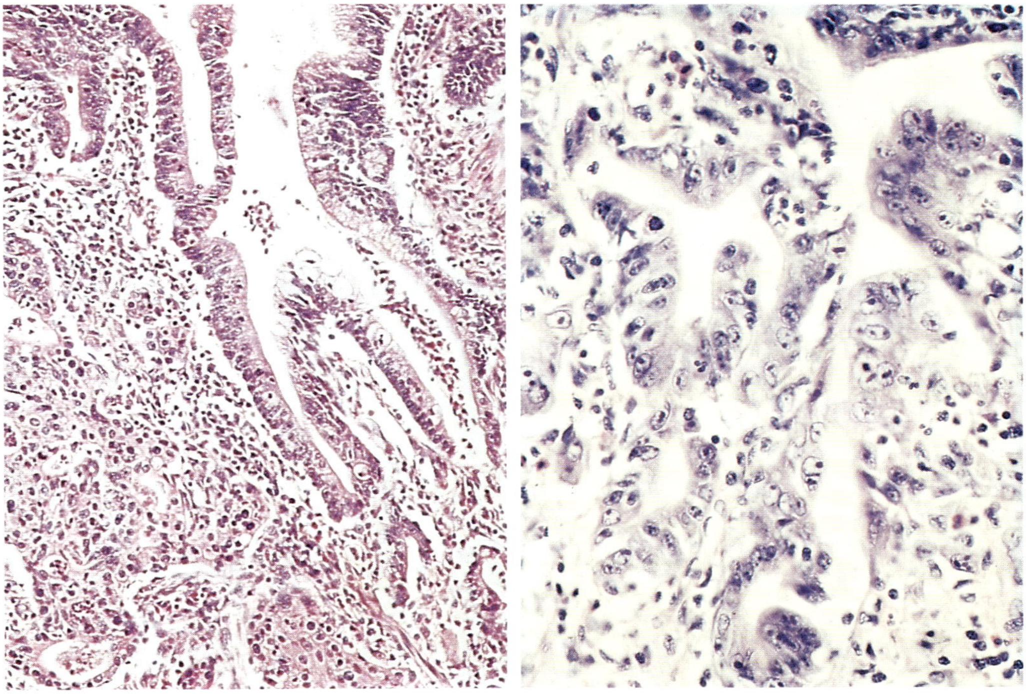

Abb. 179 und 180: Fortgeschrittenes Adenocarcinom

Entstehung und klinische Bedeutung

Die Ursachen entsprechen den in **Abb. 133** beschriebenen. Die Magencarcinome haben eine sehr schlechte Prognose. Die Fünfjahres-Überlebenszeit liegt in der Größenordnung von 10%. Färbg./Vergr.: **179**. HE/120 ×. **180**. HE/250 ×.

8.4.9 Siegelringzellcarcinom des Magens

Bei dieser Sonderform wuchern meist nur andeutungsweise zu Drüsenschläuchen geordnete atypische Epithelzellen, die viel Schleimsubstanzen im Cytoplasma speichern. In der PAS-Reaktion **(Abb. 181)** ist der Zellinhalt intensiv violett gefärbt. In der HE-Färbung **(Abb. 182)** imponiert das Cytoplasma meist als große Vakuole, und der Kern ist siegelringähnlich an den Rand gedrängt. Es handelt sich um die sog. diffuse Wachstumsform des Magencarcinoms mit meist rascher Wachstumstendenz. Bei Lymphkknotenbefall liegen die Tumorzellen primär in den Randsinus der Lymphknoten **(Abb. 183)**. Später können sie den gesamten Lymphknoten durchsetzen.

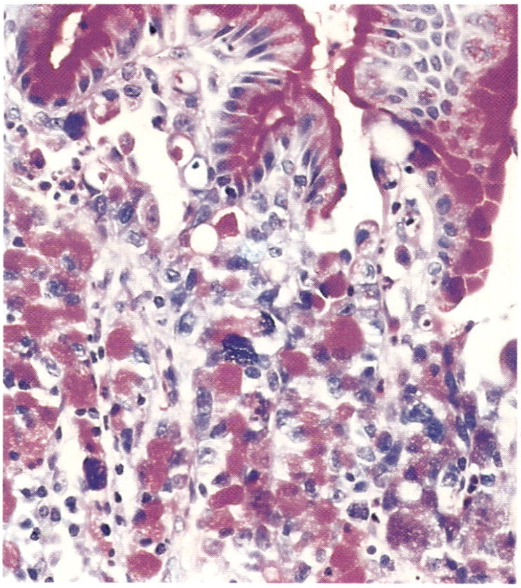

Abb. 181: Siegelringzellcarcinom des Magens. Die Carcinomzellen enthalten PAS-positiven Schleim

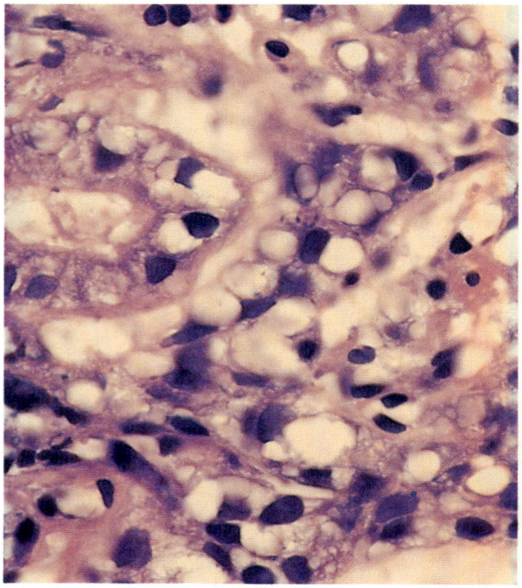

Abb. 182: Siegelringzellcarcinom des Magens. Der Schleim der Drüsen bei HE-Färbung nicht dargestellt

Entstehung und klinische Bedeutung

Die Ursachen des Siegelringzellcarcinoms sind identisch mit denen aller anderen Magencarcinome. Wie alle anderen Magencarcinome bilden sie sich vorwiegend aus den Drüsenhalsbereichen. Die klinische Bedeutung liegt in der raschen Wachstumstendenz dieser Tumoren. Als Frühcarcinomform können sie aufgrund eines diffusen Wachstums im Drüsenhalsbereich endoskopisch oft nicht erkannt werden. Färbg./Vergr.: **181**. PAS/250 ×. **182**. HE/500 ×.

8.4.10 Frühe Lymphknotenmetastase eines Magen-Siegelringzellcarcinoms EAP 8.3.1

In dem erweiterten Sinus des Lymphknotens (Bildmitte und rechts oben) sieht man große Zellen mit wabig aufgeblähtem Zytoplasma und randständigen Kernen (= Siegelringzellkernen). Dies ist die früheste Phase einer Lymphknotenmetastase. Hier sind im Semidünnschnitt die Charakteristika der Siegelringzellen besonders deutlich.

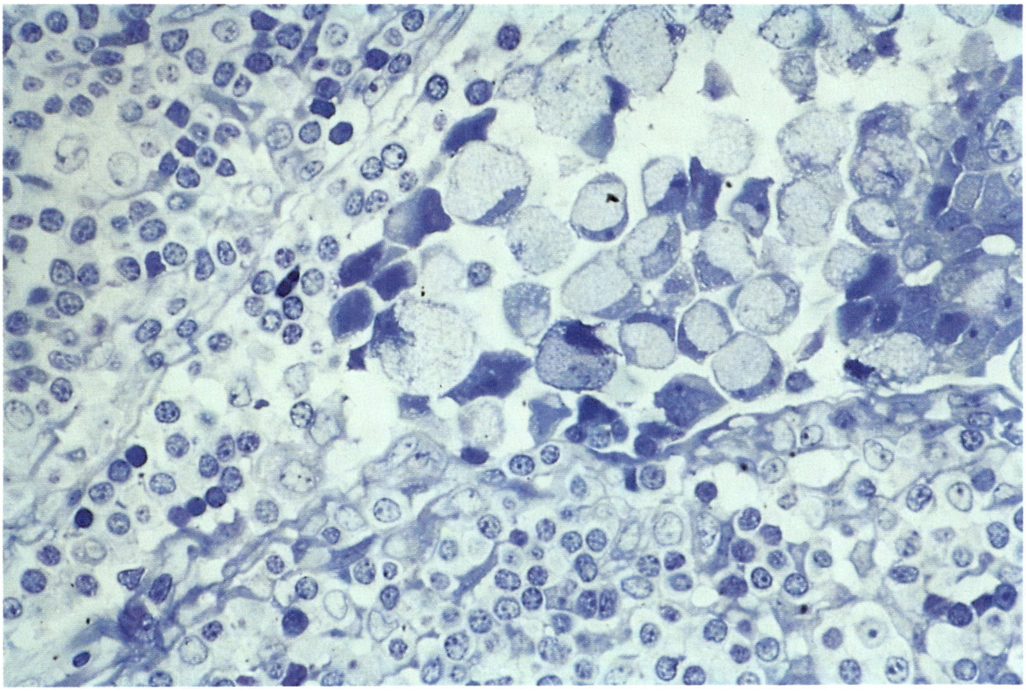

Abb. 183: Metastatische Siegelringcarcinomzellen im Sinus eines Lymphknotens (Semi-Dünnschnitt)

Entstehung und klinische Bedeutung

Die Siegelringzellen des Magencarcinoms (**Abb. 181** + **182**) werden rasch auf dem Lymphwege über eine Lymphangiosis carcinomatosa in die regionären Lymphknoten transportiert und siedeln sich dort primär in den Rand- oder Intermediärsinus ab, um von hier aus den gesamten Lymphknoten zu durchwachsen. Die Prognose des Patienten wird durch das Ausmaß dieser lymphogenen Metastasierung bedingt. Färbg./Vergr.: Methylenblau/650 ×.

8.4.11 Duktales Mammacarcinom **EAP 8.7.2**

Die Tumorzellen, die hier in den Brustdrüsenschläuchen entstanden sind, bilden Stränge und nur angedeutete drüsige Formationen (**Abb. 184** rechts unten). Zwischen den Carcinomsträngen ist sehr viel Bindegewebe entstanden (Pfeil **Abb. 184** links oben), und bei Überwiegen des Bindegewebes spricht man auch vom Scirrhus der Mamma **(Abb. 186)**. Viele dieser Carcinomzellen besitzen an ihrer Kernoberfläche Oestrogenrezeptoren, die immunhistochemisch mit der PAP-Technik nachgewiesen werden können. Die in **Abb. 185** schwarz-braun gefärbten Kerne enthalten Oestrogen-Rezeptoren. Die mit Hämatoxylin blau-violett angefärbten dagegen sind frei von Rezeptoren. So erlaubt diese immunhistochemische Methode auch eine exakte Quantifizierung der Zahl der rezeptorenhaltigen Krebszellen. – Bei schwacher Vergrößerung (**Abb. 186**) sieht man, wie diese Tumorzellen sich zapfenförmig in das umgebende Binde- und Fettgewebe vorschieben. Makroskopisch entstehen so die sternstrahlähnlichen Bilder, die typisch für diese scirrhöse Tumorform sind.

Entstehung und klinische Bedeutung

Wir kennen nur Risikofaktoren (Adipositas, Erbfaktoren, hormonelle Faktoren, nicht Antikonzeptiva!), nicht aber die eigentlichen Ursachen dieser Tumorform. Wichtig ist die Frühdiagnose durch Tastbefund, Mammographie oder Cytologie/Histologie in den Vor- und Frühformen. Die Carcinome metastasieren früh in die regionären, meist axillären Lymphknoten. Färbg./Vergr.: **184**. HE/180 ×. **185**. PAP-Östrogenrezeptornachweis/350 ×. **186**. HE/150 ×.

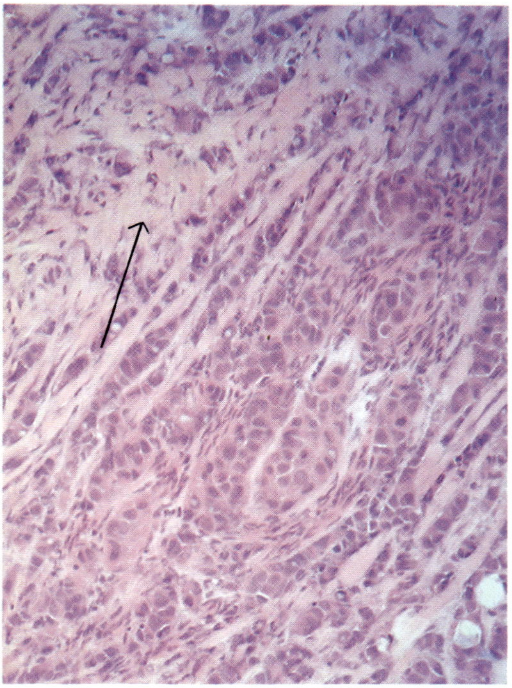

Abb. 184: Duktales Mammacarcinom

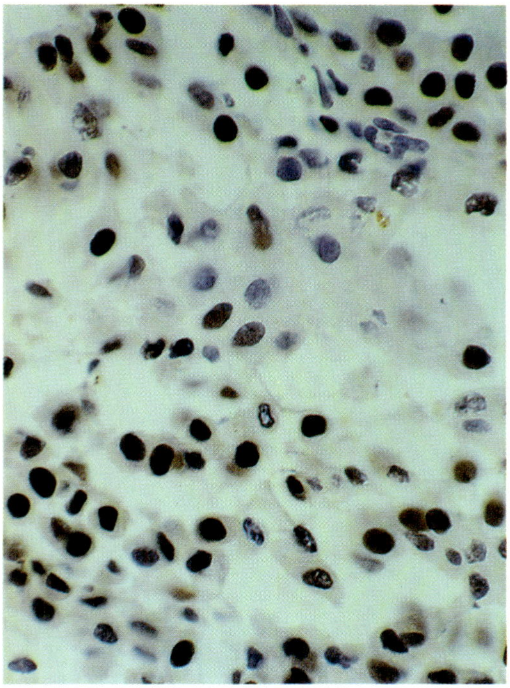

Abb. 185: Immunhistochemische Darstellung der Östrogenrezeptoren in einem duktalen Mammacarcinom

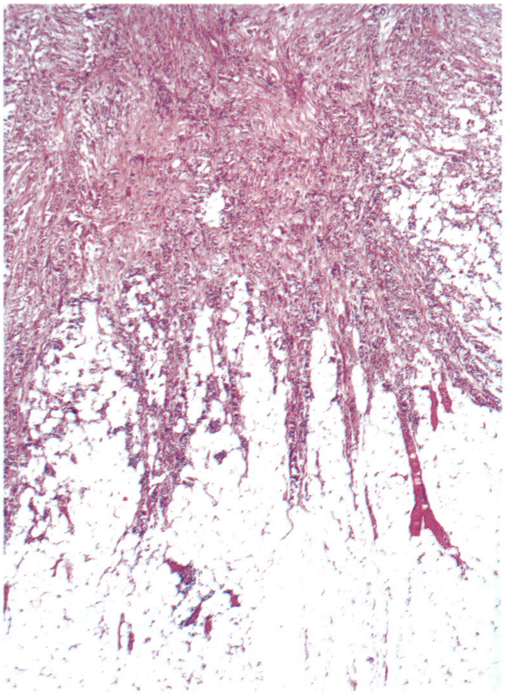

Abb. 186: Scirrhöses Mammacarcinom

8.4.12 Carcinoma lobulare in situ (CLIS) der Mamma **EAP 8.7.2**

Mikroskopisch handelt es sich im engeren Sinn um kein Carcinom, sondern um eine unmittelbare Präcancerose. Die Acini der Lobuli sind durch atypische Epithelzellen ausgefüllt und dadurch vergrößert. Die Läppchenarchitektur ist jedoch erhalten, und die Basalmembranen sind intakt. Man spricht auch von der «lobulären Neoplasie». Makroskopisch sind diese Veränderungen nicht erkennbar.

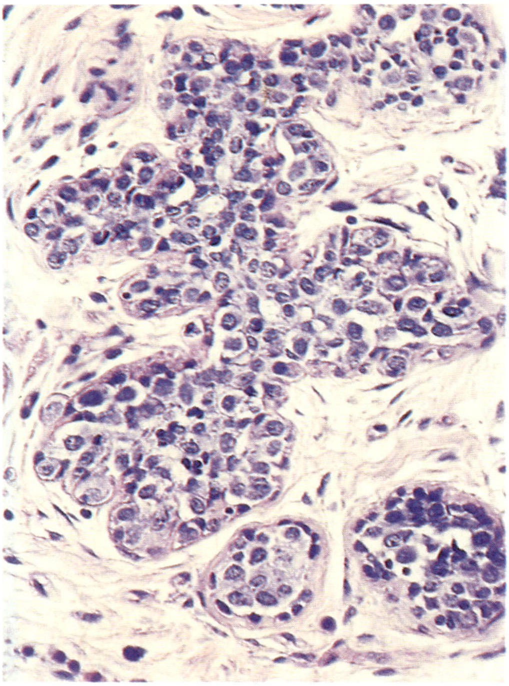

Entstehung und klinische Bedeutung

Die Ursachen entsprechen denen des Mammacarcinoms. Die klinische Bedeutung liegt darin, daß aus diesen Formationen invasive Mammacarcinome entstehen können. Färbg./Vergr.: HE/220 ×.

Abb. 187: Carcinoma lobulare in situ (CLIS)

8.4.13 Muzinöses Mammacarcinom **EAP 8.7.2**

Die Epithelzellen produzieren massenhaft schleimiges Sekret, das aus den Hohlräumen nicht abfließen kann, so daß diese sich bei anhaltender Schleimproduktion ausweiten **(Abb. 188)**. Die Tumorzellen scheinen innerhalb der Schleimseen zu schwimmen (Pfeile in **Abb. 188**). Bei starker Vergrößerung **(Abb. 189)** ist der Tumorcharakter dieser Zellen ebenso deutlich wie die Schleimbildung in Form der Becherzellen. Mit der PAS-Färbung **(Abb. 190)** läßt sich der Schleim als intensiv violett angefärbte Substanz darstellen. – Makroskopisch sind diese Tumoren unscharf begrenzt und bestehen aus gallertig-festen Knoten, deren gelatineartige Schnittfläche Verkalkungen aufweisen kann. Man nennt diese Tumoren auch «Gallertcarcinom».

Entstehung und klinische Bedeutung

Die Ursachen sind identisch mit denen aller anderen Mammacarcinomformen. Die klinische Prognose ist besser als bei den anderen Formen. Färbg./Vergr.: **188**. HE/150 ×. **189**. HE/300 ×. **190**. PAS/80 ×.

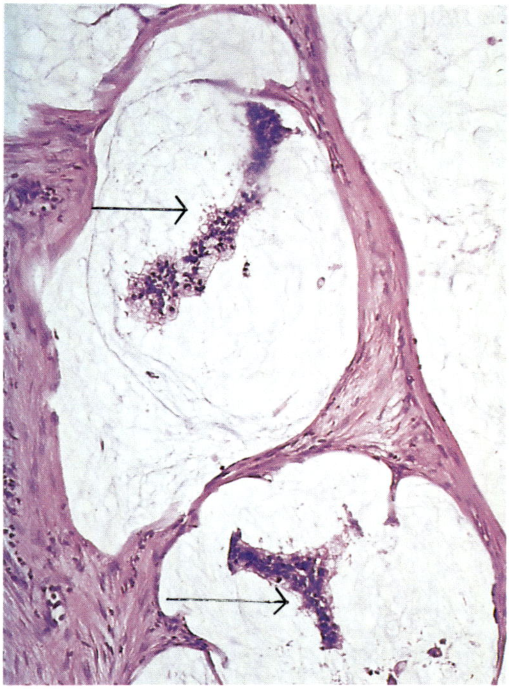

Abb. 188: Muzinöses Mammacarcinom

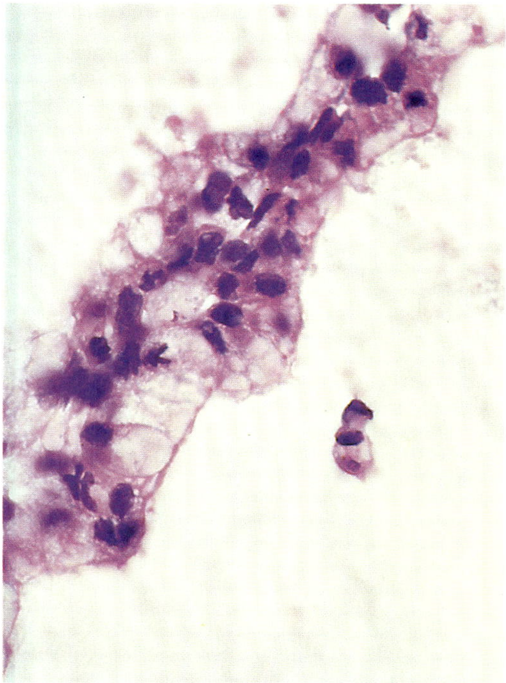

Abb. 189: Kernatypien und Schleimvakuolen in einem muzinösen Mammacarcinom

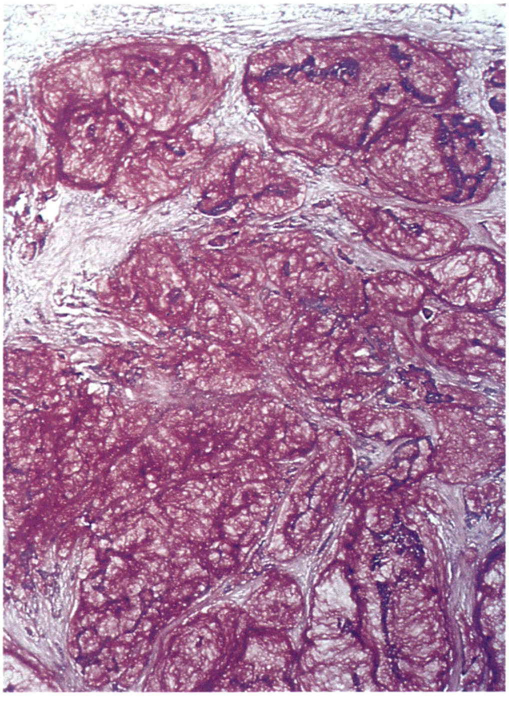

Abb. 190: Muzinöses Mamma-Carcinom in PAS-Färbung: Schleim violett gefärbt.

8.4.14 Paget-Carcinom der Mamille **EAP 8.7.2**

Mikroskopisch sieht man eine Verbreiterung des Plattenepithels der Mamille und in den Basalarealen relativ große Zellen mit ovalen, polymorphen Kernen in einem hellen Cytoplasma, sog. *Paget-Zellen*. Diese Zellen finden sich auch innerhalb des Plattenepithels (Pfeile). In der rechten Bildseite sieht man, daß es sich um von unten einwachsende Zellen eines duktalen Mammacarcinoms handelt (Doppelpfeil). – Makroskopisch findet man oft eine sog. nässende Mamille mit unterschiedlich starker Verhärtung.

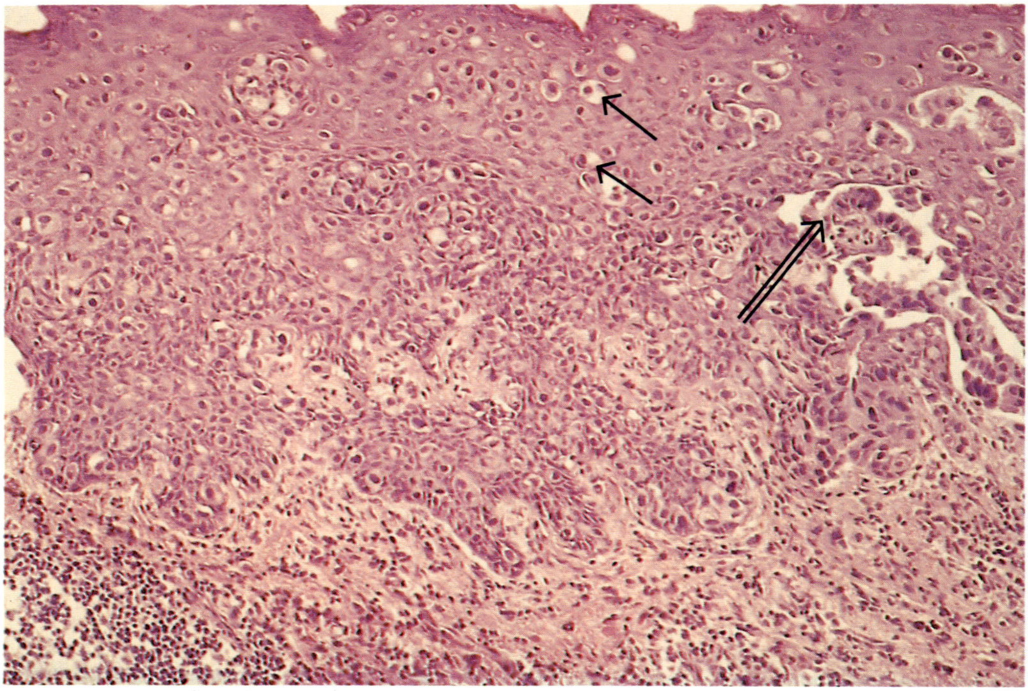

Abb. 191: Paget-Carcinom

Entstehung und klinische Bedeutung

Die Ursachen entsprechen denen aller anderen Mammacarcinome. Klinisch fällt der Tumor durch die beschriebenen makroskopischen Mamillenveränderungen auf. Es handelt sich aber nicht um ein primäres Mamillencarcinom, sondern um ein sekundäres Einwachsen eines duktalen Mammacarcinoms. Färbg./Vergr.: HE/150 ×.

8.4.15 Hellzelliges Adenocarcinom der Niere **EAP 8.7.2**

Die Geschwulst besteht aus soliden Säulen relativ großer Epithelzellen mit auffallend hellem Cytoplasma. Die Tumorzellen sind faszikulär angeordnet und haben meist auffallend kleine, aber polymorphe Kerne. Wegen der Kleinheit der Kerne sind Mitosen nur bei sehr starker Vergrößerung zu erkennen. Nach Anwendung von Fettfärbung sieht man, daß die hellen Tumorzellen viele Lipide enthalten. Makroskopisch entsteht so die charakteristische gelbe Farbe der Tumoren, die zunächst noch scharf gegen die Umgebung abgesetzt sind, bald aber infiltrierend in das Nierenparenchym einwachsen, auch in das Nierenbecken und vor allem in die Blutgefäße, wodurch sie rasch hämatogen metastasieren.

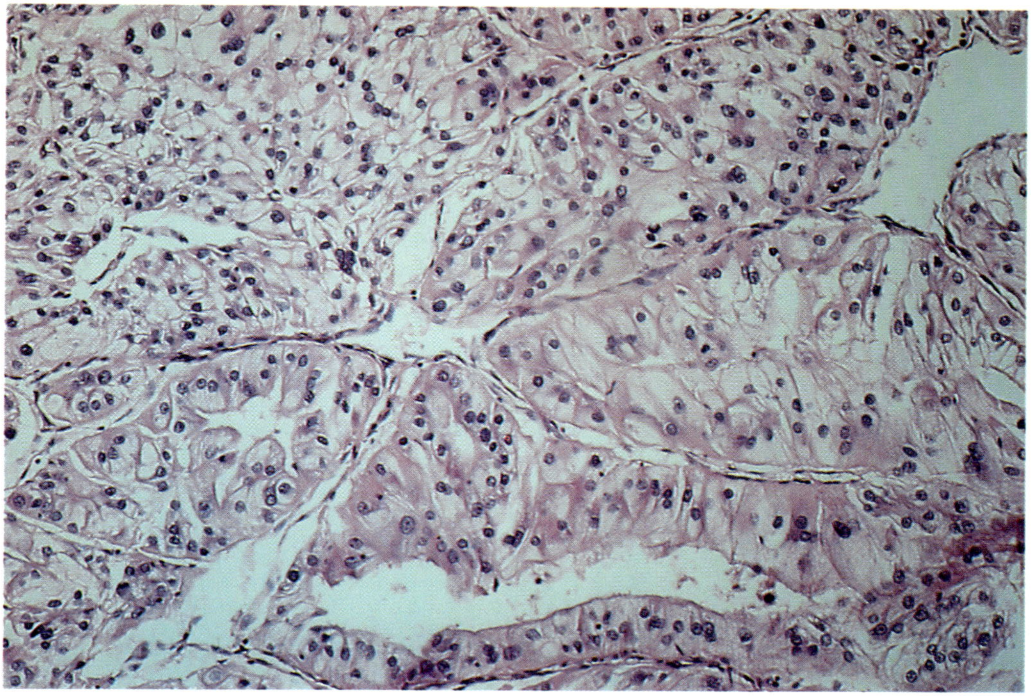

Abb. 192: Hellzelliges Adenocarcinom der Niere

Entstehung und klinische Bedeutung

Nierencarcinome sind statistisch häufiger bei Zigarettenrauchern als bei Nichtrauchern, so daß hier ein kausaler Zusammenhang angenommen wird. Klinisch werden diese Tumoren heute meist sonographisch bei sonst unerklärter Mikrohämaturie erkannt. Vielfach führt aber erst die Metastasierung, insbesondere ins Knochensystem, mit dann zelltypischer Knochenbiopsie zur Diagnose dieses Tumors. Die Prognose ist vom Tumorstadium zum Zeitpunkt der Diagnose abhängig. Die Zehnjahres-Überlebensrate liegt generell bei 20–25 %. Färbg./Vergr.: HE/250 ×.

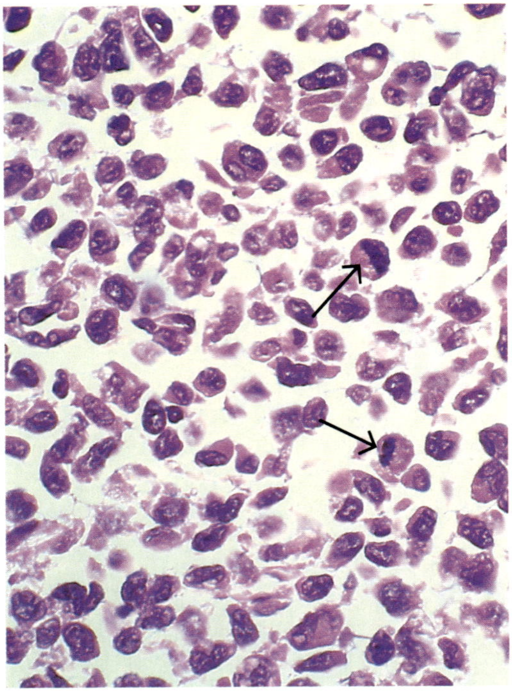

Abb. 193: Anaplastisches Carcinom des Pankreas

8.4.16 Anaplastische Carcinome

Ohne ersichtliche Ordnung liegen sehr polymorphe Epithelzellen nebeneinander. Die Zellen haben verschieden geformte und verschieden große Kerne, und manche Zellen sind mehrkernig. Man sieht viele Mitosen (Pfeile). Daß es sich in **Abb. 193** um ein Pankreas-Carcinom handelt, ist mikroskopisch nicht erkennbar. Streng genommen kann noch nicht einmal die Carcinom-Diagnose gestellt werden, da maligne mesenchymale Tumoren (Sarkome) ein sehr ähnliches Bild geben können. Differentialdiagnostisch hilft hier die Immunhistochemie. In **Abb. 194** sind alle Tumorzellen gelb-braun gefärbt. Es handelt sich um eine Immun-Reaktion auf Zytokeratin. Die so angefärbten Zellen enthalten in ihrem Zytoskelett Keratin, sind also Epithelzellen. **Abb. 194** zeigt kein Pankreas-Carcinom, sondern ein anaplastisches Magen-Carcinom. Dies ist zugleich ein Beispiel für die Bedeutung der immunhistochemischen Reaktionen bei der Spezifitätsdiagnose bösartiger Tumoren. Der Mesenchymcharakter eines Tumors kann durch die immunhistochemische Vimentin-Reaktion geführt werden (vgl. **Abb. 145**). Diese Reaktion ist aber ungenauer als die Keratinreaktion auf epitheliale Zytofilamente.

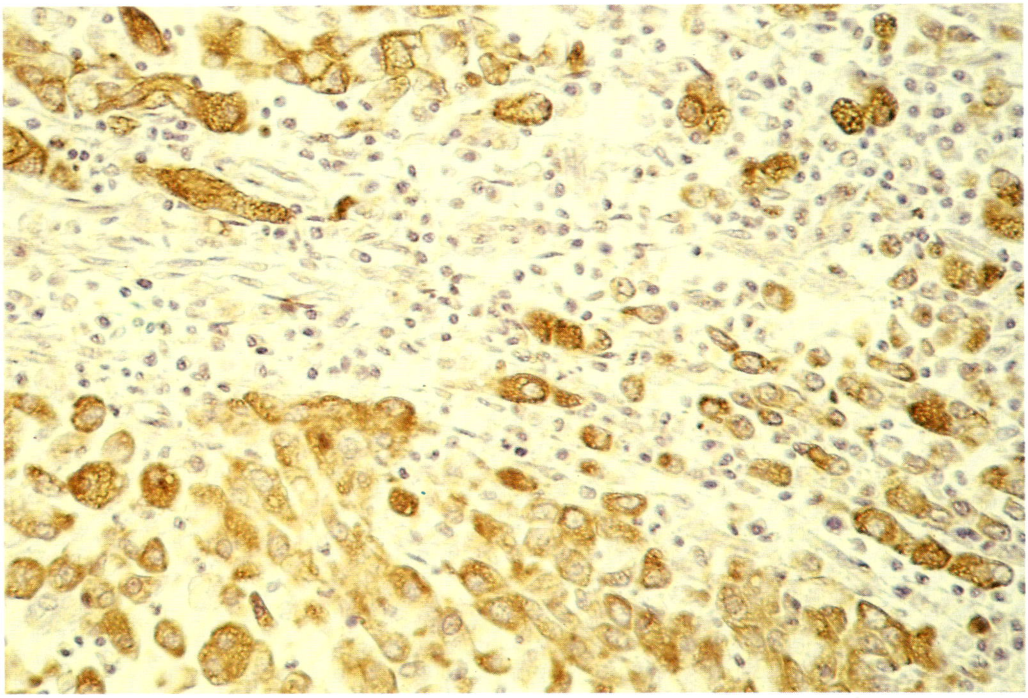

Abb. 194: Anaplastisches Carcinom des Magens. Immunhistochemische Darstellung des Zytokeratins

Entstehung und klinische Bedeutung

Für die Ursache der anaplastischen Magen-Carcinome gilt das gleiche wie für alle anderen Carcinom-Formen des Magens (vgl. **Abb. 133**). Pankreas-Carcinome entstehen gehäuft bei Zigarettenrauchern und Alkoholikern. Die genaue Genese der Pankreas-Carcinome ist aber unbekannt. Wichtig ist, daß die in **Abb. 193** u. **194** dargestellten anaplastischen Formen niedrig differenziert sind und damit einen hohen Malignitätsgrad haben (Grad III). Das Wachstum ist schnell, die Prognose schlecht. Färbg./Vergr.: **193**. HE/400 ×. **194**. PAP-Reaktion auf Zytokeratin/250 ×.

8.4.17 Prostata-Adenom EAP 8.7.2

Mikroskopisch sieht man im Gegensatz zum Carcinom (vgl. **Abb. 196**) paraprostatische Drüsen mit hochzylindrischem Epithel und basalständigen, ziemlich gleichförmigen Kernen. Die Epithelzellen schieben sich oft papillär in die Lichtungen ein. Ein infiltrierendes Wachstum in das umgebende Stroma fehlt. – Makroskopisch handelt es sich um harte, große, weißliche Knoten mit typischer Geflechtstruktur.

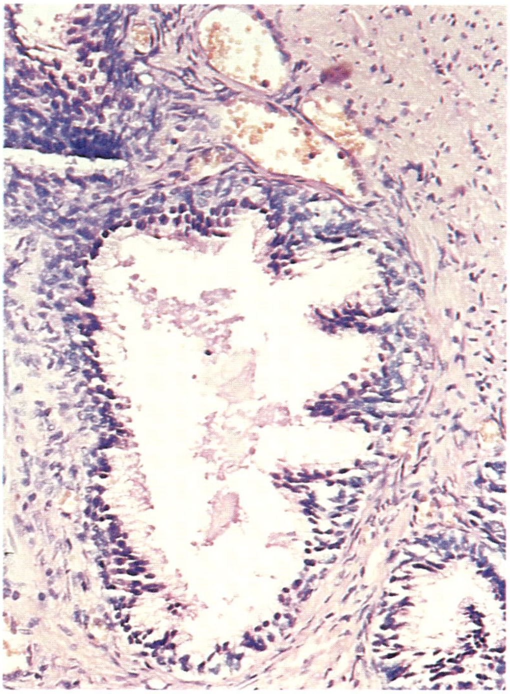

Abb. 195: Prostata-Adenom

Entstehung und klinische Bedeutung

Bei dieser typischen Erkrankung des alten Mannes (sog. Prostatahypertrophie) wachsen außer den Adenomen meist auch Leiomyome. Diese Tumoren führen durch Einengung der Urethra zu Miktionstörungen und zur unvollständigen Entleerung der Harnblase mit Harn-Aufstau. Die Adenomyomatose der Prostata ist keine Präcancerose; doch kann sich in Umgebung einer Adenomyomatose ein Prostatacarcinom entwickeln. Färbg./Vergr.: HE/180 ×.

8.4.18 Niedrig differenziertes Adenocarcinom der Prostata **EAP 8.7.2**

Mikroskopisch sieht man zwischen Bindegewebe bzw. glatten Muskelfasern Wucherungen von unregelmäßigen Drüsenschläuchen mit auffallend dunklen, atypischen und polymorphen Kernen. Vielfach handelt es sich nur um schmale Epithelstränge zwischen den Mesenchymstrukturen. Dieses Bild zeigt nochmals besonders deutlich das Prinzip des malignen infiltrierenden Wachstums niedrig differenzierter Carcinome. – Makroskopisch liegen diese Tumoren meist subkapsulär und sind häufig dorsal in der Prostata als harte Knoten palpabel.

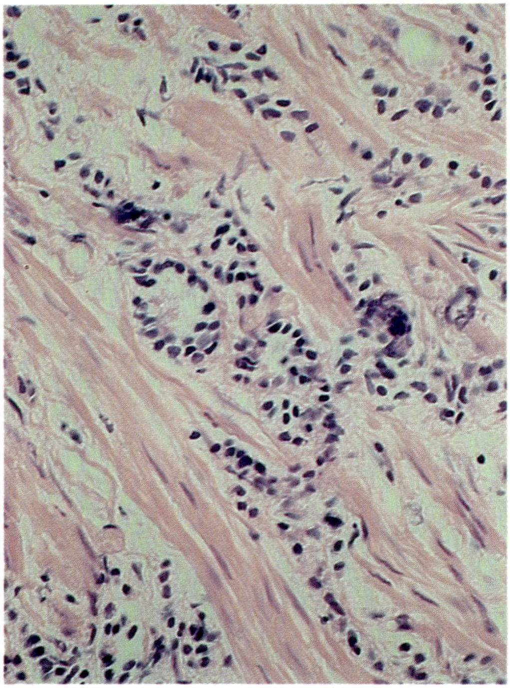

Abb. 196:
Niedrig differenziertes Adenocarcinom der Prostata

Entstehung und klinische Bedeutung

Die Ursachen des Prostatacarcinoms sind nicht bekannt. Es handelt sich um einen häufigen Tumor des alten Mannes, als «latentes Carcinom» mitunter für längere Zeit ohne klinische Bedeutung. Bei Männern unterhalb des 60. Lebensjahres wachsen die Tumoren oft besonders rasch und metastasieren unter Bevorzugung der unteren Wirbelsäule früh in das Knochensystem. Färbg./Vergr.: HE/200 ×.

8.4.19 Nephroblastom (*Wilms*-Tumor) EAP 8.7.3

Mikroskopisch besteht der Tumor aus spindeligen Zellen, die zumeist Bindegewebscharakter haben. Dazwischen z.T. atrophische, z.T. voll ausgebildete Nierentubuli (Pfeile), gelegentlich auch unvollständig ausgebildete Glomeruli (Doppelpfeil). Das Gewebe ist unterschiedlich stark vaskularisiert.

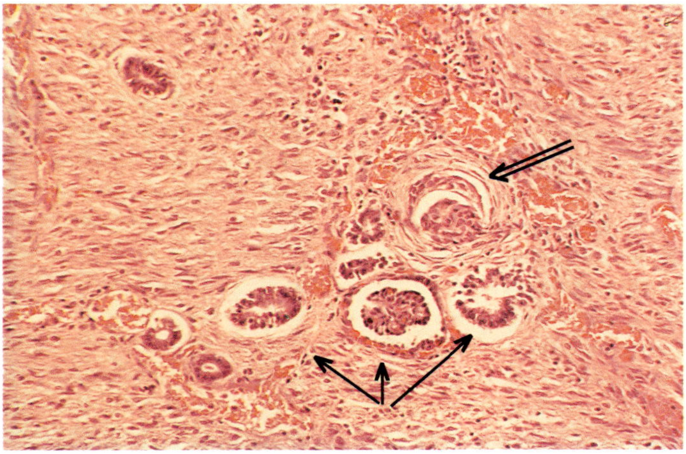

Abb. 197: Nephroblastom (*Wilms*-Tumor)

Entstehung und klinische Bedeutung

Es handelt sich um einen typischen embryonalen Tumor, d.h. eine Geschwulst, deren Anlage spätestens während der Embryonalperiode erfolgt. Der *Wilms*-Tumor stellt 25 % aller malignen Tumoren des Kindesalters und kann makroskopisch und mikroskopisch sehr verschieden aussehen. Es gibt sehr faserreiche, grobknotige Geschwülste mit viel Bindegewebe und auch vielen glatten Muskelfasern (sog. embryonales Adenomyosarkom der Niere). Andere – wie **Abb. 197** – sind locker aufgebaut und haben eine weiche Konsistenz. Die Tumoren können erhebliche Größe erreichen und wiegen mitunter mehr als 500 g. Trotz des raschen Wachstums metastasieren sie selten und spät. Aufgrund ihrer hohen Strahlensensibilität und Empfindlichkeit gegen moderne Chemotherapie-Verfahren werden diese Tumoren heute bei bis zu 80 % der Kinder erfolgreich behandelt. Färbg./Vergr.: HE/250 ×.

8.5 Sonderformen

8.5.1 Teratom **EAP 8.7.3**

Diese Tumoren des Ovars, seltener der Hoden, bestehen aus sehr verschiedenen Geweben aller drei Keimblätter. **Abb. 198** enthält drüsige Strukturen (vergleiche Pfeil links oben), aber auch Cysten (links am Rand und rechts oben) sowie solide und drüsige Epithelstrukturen (vgl. Pfeil) und in der Mitte Bindegewebe mit vielen Gefäßen. Rechts unten eine Plattenepithelcyste, die im Inneren geschichtete Hornlamellen enthält (gelb gefärbt).

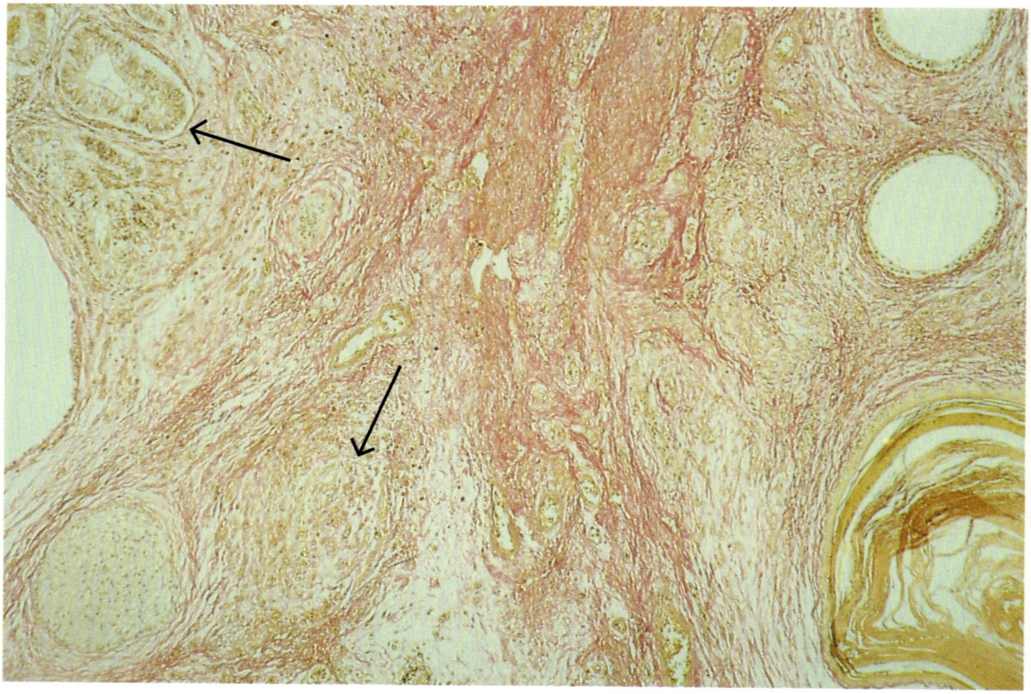

Abb. 198: Teratom des Ovars

Entstehung und klinische Bedeutung

Da die Teratome ausgereiftes Gewebe enthalten, sind sie in der Regel gutartig. Ein Teratom ist eine parasitäre Doppelmißbildung, gehört also zu den Blastopathien. Es kann prinzipiell alle Gewebe enthalten, auch Knochen-, Knorpel- und Hirngewebe oder Gewebsteile verschiedener exokriner und endokriner Drüsen, jedoch kein Keimdrüsengewebe. Als «Dermoid-Cyste» des Ovars kann das Teratom bis kindskopfgroß werden und von einer dünnen Membran umgeben sein. Im Inneren enthalten die Dermoid-Cysten massenhaft Talg und Haare. – Bösartige Teratome (fast alle Hoden-Teratome sind bösartig) bestehen aus undifferenzierten Zellen mit raschem Wachstum. Färbg./Vergr.: *van Gieson*/100 ×.

8.5.2 Chorion-Carcinom **EAP 8.7.3**

Diese Tumoren bilden unreifes placentares Gewebe, das große, oft sehr kernreiche choriale Riesenzellen enthält. Dazwischen sieht man solide Verbände von Syncytiotrophoblasten (Pfeil), aber auch ausgedehnte degenerative Veränderungen (Doppelpfeil).

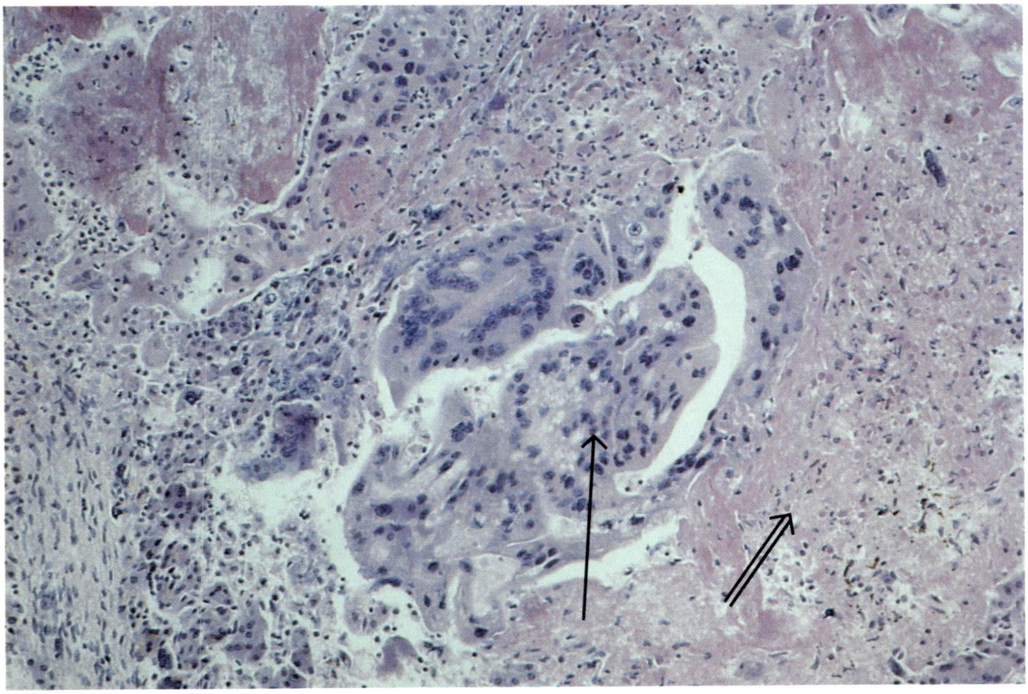

Abb. 199: Chorion-Carcinom

Entstehung und klinische Bedeutung

Im Ovar entwickeln sich diese Tumoren in 50% der Fälle aus einer Blasenmole, also nach einer abnormen Gravidität. Die Tumoren metastasieren sehr früh vor allem in die Lungen. Im Hoden gehören die Chorion-Carcinome zum Typ des malignen trophoblastischen Teratoms (MTT) und sind klinisch an einer positiven Schwangerschaftsreaktion bei Männern erkennbar: Das HCG (= humanes Chorion-Gonadotropin) wird in den syncytiotrophoblastischen Riesenzellen gebildet. Färbg./Vergr.: HE/180 ×.

8.5.3 Fibrilläres Astrozytom EAP 17.1.1.5

Dieser Tumor, der in Großhirn, Kleinhirn und Brücke vorkommt, besteht aus atypischen Astrozyten mit verschieden großen Kernen, die unterschiedlich weit auseinander liegen. Sie sind durch ein Netzwerk von Gliafasern verbunden, das in der HE-Färbung auch ohne Silberimprägnation zu erkennen ist. Dagegen ist das Cytoplasma der Astrozyten in der Regel nicht angefärbt.

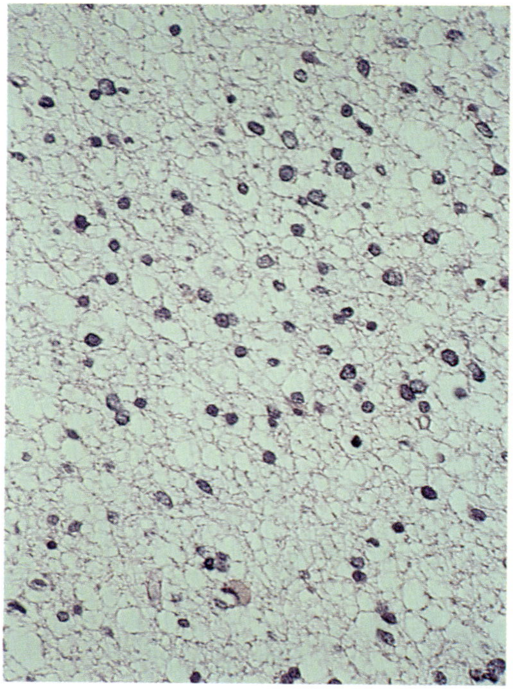

Entstehung und klinische Bedeutung

Der Tumor wächst meist relativ langsam, bevorzugt das Erwachsenenalter und ist makroskopisch nur unscharf begrenzt. Charakteristisch ist das Fehlen von Nervenzellen inmitten des Strauchwerkes der Astrozyten-Fasern. Färbg./ Vergr.: HE/140 ×.

Abb. 200: Fibrilläres Astrozytom

8.5.4 Oligodendrogliom EAP 17.1.1.5

Der Tumor entsteht aus den Oligodendrozyten und ist dementsprechend faserärmer als das Astrozytom. Charakteristisch sind die kleinen runden Kerne in einem wasserhellen Cytoplasma, wodurch eine sog. Honigwabenstruktur entsteht (Pfeil). Im Bild links unten sind zwei junge Kapillaren zu erkennen; der Tumor ist relativ kapillarenreich, wodurch seine Neigung zu Blutungen erklärt wird. Im oberen Teil des Bildes (Doppelpfeil) finden sich dichtstehende, atypische Oligodendroblasten. Es handelt sich um den Übergang eines Oligodendroglioms in ein höhermalignes Oligodendroblastom mit stärkerer Wachstumstendenz.

Entstehung und klinische Bedeutung

Dieser Tumor, der ebenfalls vorwiegend im Großhirn vorkommt, ist meist schärfer begrenzt als das Astrozytom und neigt zum Zerfall und zu Blutungen, aber auch zu Verkalkungen. – Die Ursache aller Gliome ist unbekannt. Färbg./ Vergr.: *van Gieson*/140 ×.

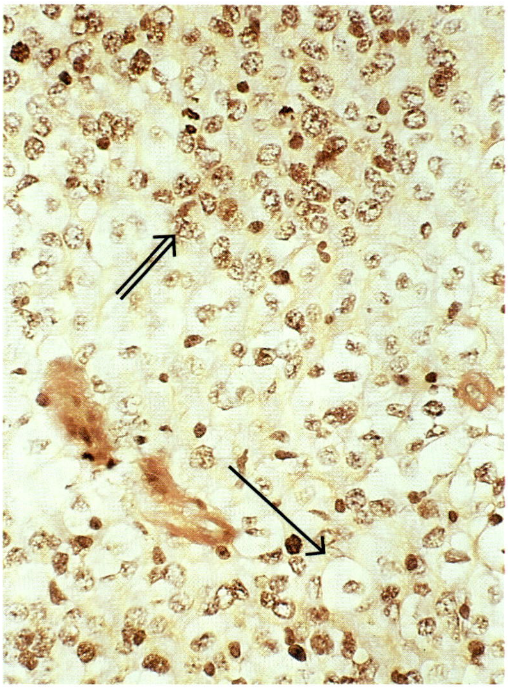

Abb. 201: Oligodendrogliom

8.5.5 Glioblastoma multiforme

EAP 17.1.1.5

Es ist histologisch aus mehrkernigen, meist atypischen Astrozyten aufgebaut, die oft in Mitose sind (Pfeile). Daneben sind häufig Gefäßwucherungen, unregelmäßige Bindegewebsstrukturen und Nekrosen mit Entzündungsreaktionen nachweisbar. Dadurch entsteht das sog. bunte Bild des Glioblastoma multiforme, auch als «buntes Gliom» bezeichnet.

Entstehung und klinische Bedeutung

Der Tumor kommt vorwiegend im Großhirn des Erwachsenenalters vor, ist der häufigste Hirntumor des Erwachsenen, wächst rasch und führt durch ein kollaterales Ödem meist binnen kurzer Zeit zum u.U. tödlichen Hirndruck. Färbg./Vergr.: HE/100 ×.

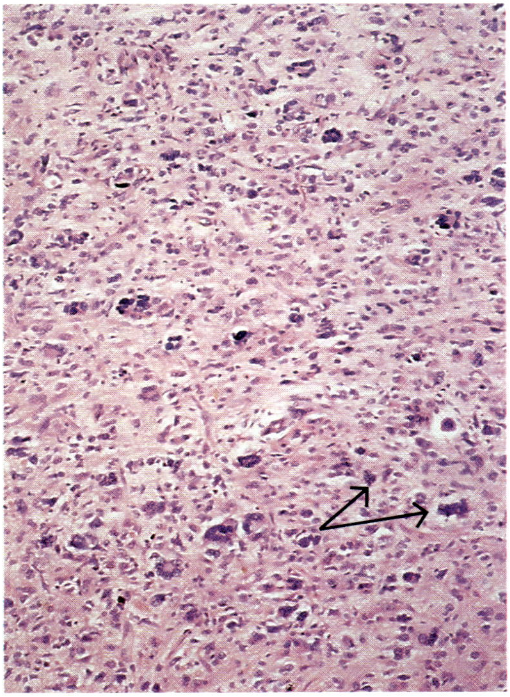

Abb. 202: Glioblastoma multiforme

8.5.6 Medulloblastom

EAP 17.1.1.5

Histologisch besteht die Geschwulst aus charakteristischen, spindeligen, «rübenförmigen» Kernen, die sehr oft zu Pseudorosetten angeordnet sind (Pfeil in **Abb. 203**). Im Inneren enthalten diese Pseudorosetten kleine Nekrosen. Im übrigen ist die Anordnung der Zellen sehr unregelmäßig.

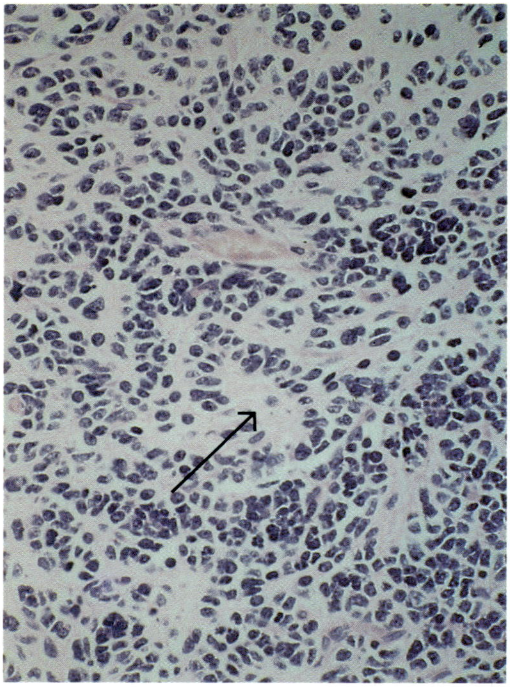

Abb. 203: Medulloblastom

Entstehung und klinische Bedeutung

Dem Namen entsprechend soll der Tumor aus Medulloblasten, also aus embryonalen Hirn-Mark-Zellen hervorgehen. Es handelt sich um den häufigsten malignen Hirntumor des Kindesalters. Die Geschwulst kommt aber auch beim Erwachsenen vor. Charakteristisch ist die Lokalisation im Kleinhirn mit Einbruch in den 4. Ventrikel. Der Tumor ist hochmaligne und setzt Metastasen auf dem Hirnkammer-Ependym oder auch in den weichen Hirnhäuten. Färbg./Vergr.: HE/200 ×.

8.5.7 Naevuszell-Naevus EAP 8.7.3

Histologisch sieht man unter der Epidermis Nester spindeliger Zellen, die gelegentlich dunkelbraunes, histochemisch eisenfreies Pigment, also Melanin, enthalten. In **Abb. 204** ist das Plattenepithel verdickt und schiebt Verhornungen in die Tiefe; es liegt ein hyperkeratotischer dermaler (korialer) Naevuszell-Naevus vor. Beim junktionalen Naevuszell-Naevus liegen die Naevuszellnester unmittelbar an der Unterfläche der Epidermis.

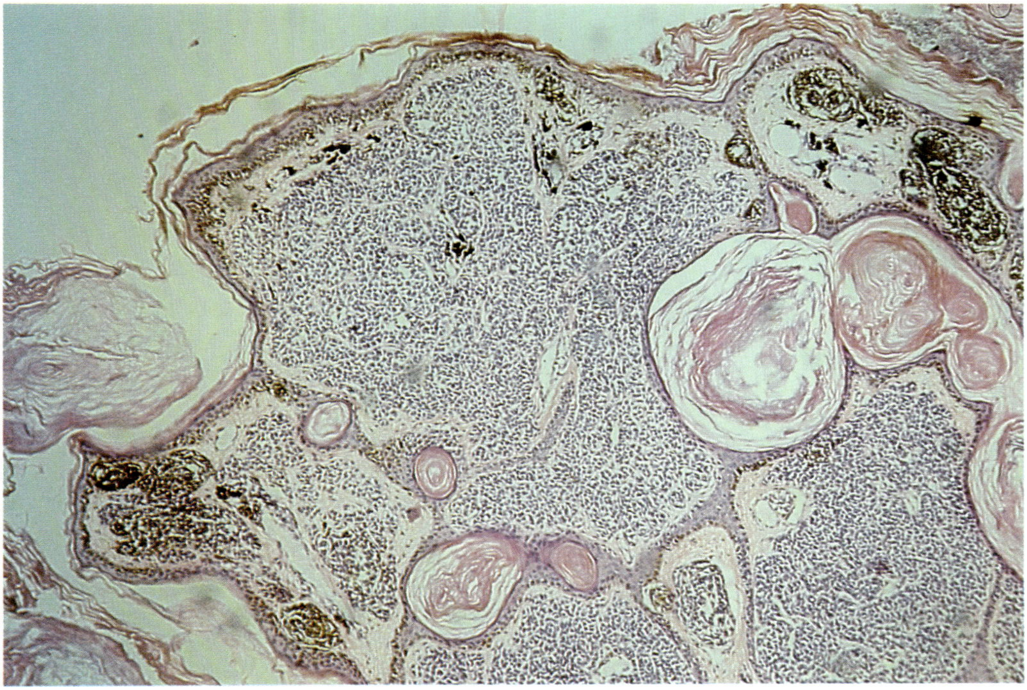

Abb. 204: Naevuszell-Naevus

Entstehung und klinische Bedeutung

Der Naevuszell-Naevus ist ein sehr häufiger Tumor. Erwachsene haben durchschnittlich 10 bis 40 solcher «Muttermale», die flach oder leicht erhaben sein können. Die Farbe (hellbraun oder tiefschwarz) hängt von der Intensität der Melaninproduktion ab. Viele Naevuszellnaevi enthalten überhaupt kein Melanin, sind also amelanotisch. Die Zahl der Naevuszell-Naevi nimmt mit dem Alter zu. Naevi mit junktionaler Aktivität können maligne werden. Färbg./Vergr.: HE/120 ×.

8.5.8 Malignes Melanom **EAP 8.7.3**

Dieser Tumor, der in einigen Formen auch aus einem Naevuszell-Naevus, besonders solchem mit junktionaler Aktivität entstehen kann, schiebt sich knotenförmig in das Bindegewebe ein und besteht aus diffus angeordneten spindeligen Zellen mit allen Kriterien der Malignität, oft auch mit Riesenzellen, in **Abb. 205** mit massiver Melaninbildung. Daneben werden auch amelanotische maligne Melanome beobachtet!

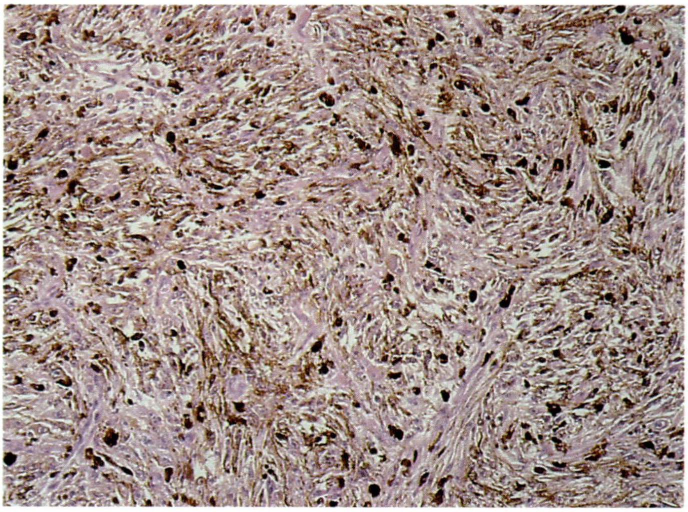

Abb. 205: Malignes Melanom

Entstehung und klinische Bedeutung

Das noduläre Melanom ist ein scharf begrenzter Hautknoten, der sich nach innen und außen vorschiebt und oberflächlich sehr früh zu Blutungen neigt. Je tiefer er in die Subkutis einwächst, desto häufiger metastasiert dieser Tumor, der in extremen Fällen alle Organe des Organismus metastatisch befallen kann. Er gehört dann zu den bösartigsten Tumoren des Menschen. Färbg./ Vergr.: HE/100 ×.

8.5.9 Basaliom EAP 8.7.3

Man sieht Epithelzapfen, die sich relativ scharf begrenzt, aber mit unregelmäßigen Formen von der Epitheloberfläche der Haut (eben noch angeschnitten links oben) in das Bindegewebe einschieben. Die oft bizarr verzweigten Epithelzapfen haben als Außenschicht häufig eine Palisadenstellung der Epithelzellen. Mitosen sind selten. Das Bindegewebe ist nur locker von Entzündungszellen durchsetzt.

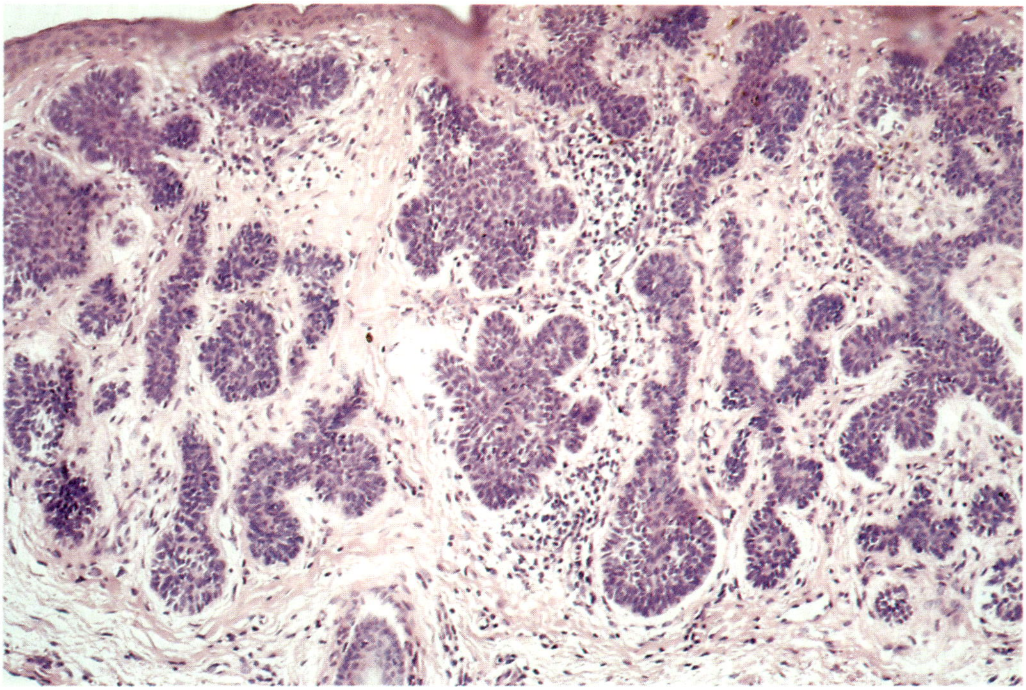

Abb. 206: Basaliom

Entstehung und klinische Bedeutung

Im Vergleich zu den Dysplasien der **Abb. 129–130** oder gar den Plattenepithel-Carcinomen der **Abb. 167–168** sind die Zellen relativ gleichförmig, haben also einen niedrigen Malignitätsgrad. Das Basaliom entsteht in der Haut aus pluripotenten Zellen der Epidermis, insbesondere der Basalzellen, oder des Follikelapparates. Es ist nicht bösartig im Sinne eines metastasierenden Carcinoms, da es stets auf den Primärort beschränkt bleibt. Es ist aber auch nicht gutartig; da es infiltrierend in die Tiefe wächst. Auch wenn man diesen Tumor international als «Basalzellencarcinom» bezeichnet, ist doch zu berücksichtigen, daß die Dignität besser als semi-maligne einzustufen ist. Färbg./Vergr.: HE/120 ×.

9 Erkrankungen der Kreislauforgane

9.1 Arteriosklerose

9.1.1 Arteriosklerotisches Intima-Ödem EAP 9.1.2

Die Intima ist durch eine blaß-eosinophile Schwellung von Zellen (= Schaumzellen) verdickt; die Zellzahl ist vermehrt. Es handelt sich vorwiegend um eingewanderte Makrophagen.

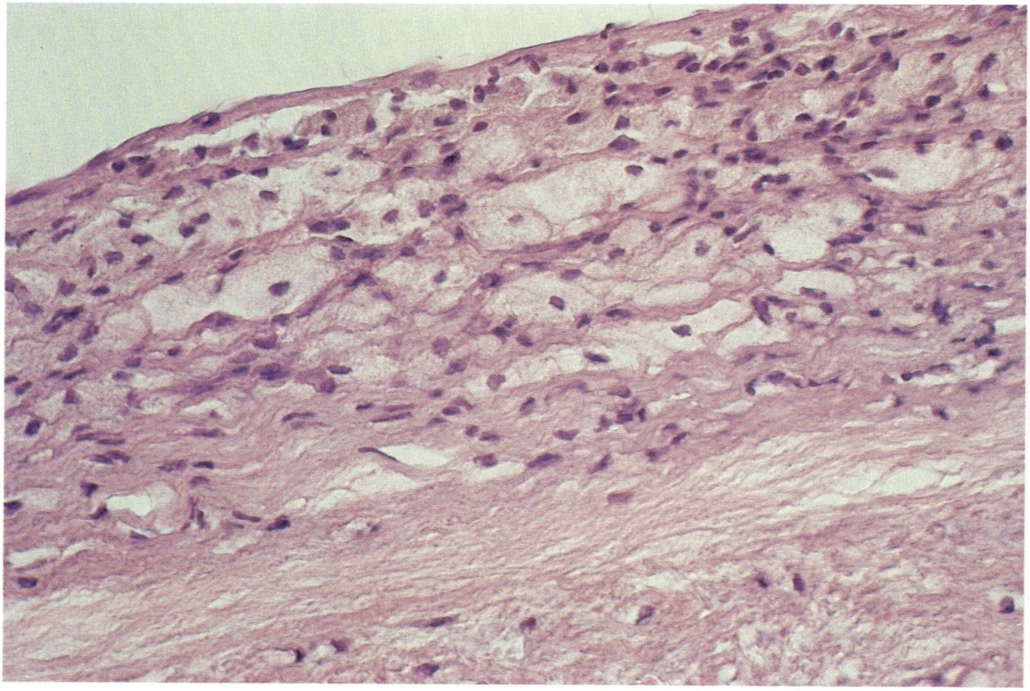

Abb. 207: Arteriosklerotisches Intima-Ödem

Entstehung und klinische Bedeutung

Es liegt hier eine Frühform der Atheromatose mit Eindringen von Blutserum in die Arterienwand vor, das von eingewanderten Makrophagen aufgenommen wird. Färbg./Vergr.: HE/600 ×.

9.1.2 Lipidflecken **EAP 9.1.2**

In einem der **Abb. 207** analogen arteriosklerotischen Beet sieht man bei Fettfärbung multiple Lipidtropfen, die im lumennahen Teil der Intima (im Bild oben) sehr dicht liegen, darunter zu Gruppen angeordnet sind.

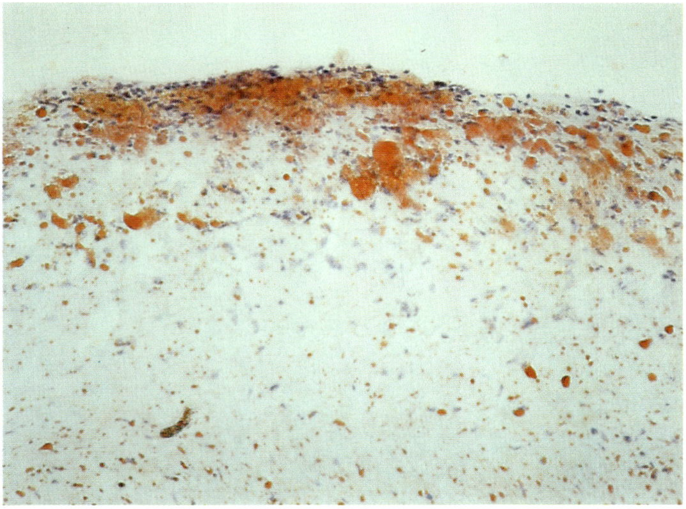

Abb. 208: Arteriosklerotische Lipidflecken

Entstehung und klinische Bedeutung

Die Ablagerung von Lipiden erfolgt ebenfalls in sog. Schaumzellen, zusammen mit dem in **Abb. 207** dargestellten Ödem. Bei diesen Schaumzellen handelt es sich nach heutiger Kenntnis vorwiegend um eingewanderte Monozyten, die sich in Lipid-Makrophagen umwandeln. Färbg./ Vergr.: Hämatoxylin; Sudan III/130 ×.

9.1.3 Fibröse intrakardiale Koronarsklerose **EAP 9.5**

Die kleine intrakardiale Arterie ist durch lockeres, kollagenes Bindegewebe eingeengt, so daß in der Mitte ein nur kleines, mit Erythrozyten angefülltes Restlumen übrig bleibt (Pfeil) (Fibröses Stadium der Arteriosklerose). Die elastischen Lamellen und die Media sind hier noch intakt.

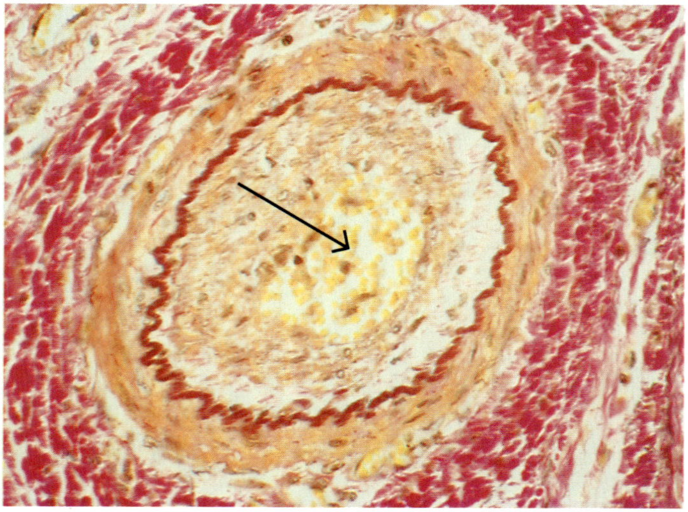

Abb. 209: Fibröse intrakardiale Koronarsklerose

Entstehung und klinische Bedeutung

Mit Fortschreiten der Arteriosklerose proliferieren Mesenchymzellen in der Intima und führen zu deren Verbreiterung und damit zur Einengung der Lichtung. Die Folge ist eine periphere Durchblutungsstörung, bei der dargestellten Koronararterie in Form einer Koronarinsuffizienz. Färbg./Vergr.: *van Gieson*/180 ×.

9.1.4 Fortgeschrittene stenosierende Arteriosklerose **EAP 9.5**

Die Intima hat durch mehrere Schichten, die übereinandergelagert und verschieden alt sind, die Arterienlichtung auf einen schmalen Spalt eingeengt. Die jüngste, innere Schicht enthält wenig, die äußere Schicht dagegen mehr kollagenes Bindegewebe. An mehreren Stellen sind Anteile der Intima und der Media infolge der Arteriosklerose degenerativ verändert (Pfeile).

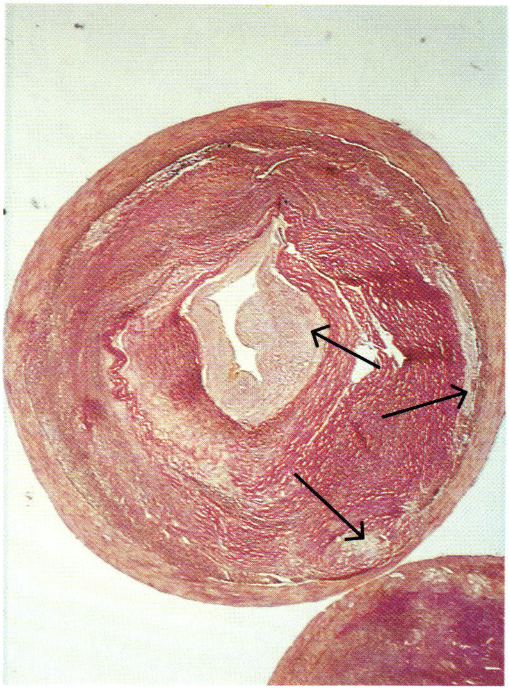

Abb. 210:
Fortgeschrittene stenosierende Arteriosklerose

Entstehung und klinische Bedeutung

Die obliterierende Arteriosklerose führt zu massiven peripheren Durchblutungsstörungen, in **Abb. 210** handelt es sich um eine Beinarterie; Teile des Beines waren aufgrund einer arteriosklerotischen Gangrän nekrotisch. Färbg./Vergr.: *van Gieson*/45 ×.

9.1.5 Verkalkende Arteriosklerose EAP 9.5

An der Basis der stark verbreiterten und hyalinisierten Intima sieht man intensiv basophile Kalk-Ablagerungen (Pfeile). Diese Verkalkungen sind die letzte Phase der Arteriosklerose. Oben im Bild erkennt man lumennah das in **Abb. 207** dargestellte Intima-Ödem als Zeichen der Progredienz dieser Erkrankung. Beim *Mönckeberg*-Typ, einer Sonderform der Arteriosklerose, sind diese Verkalkungen primär und ausschließlich in der Media zu finden.

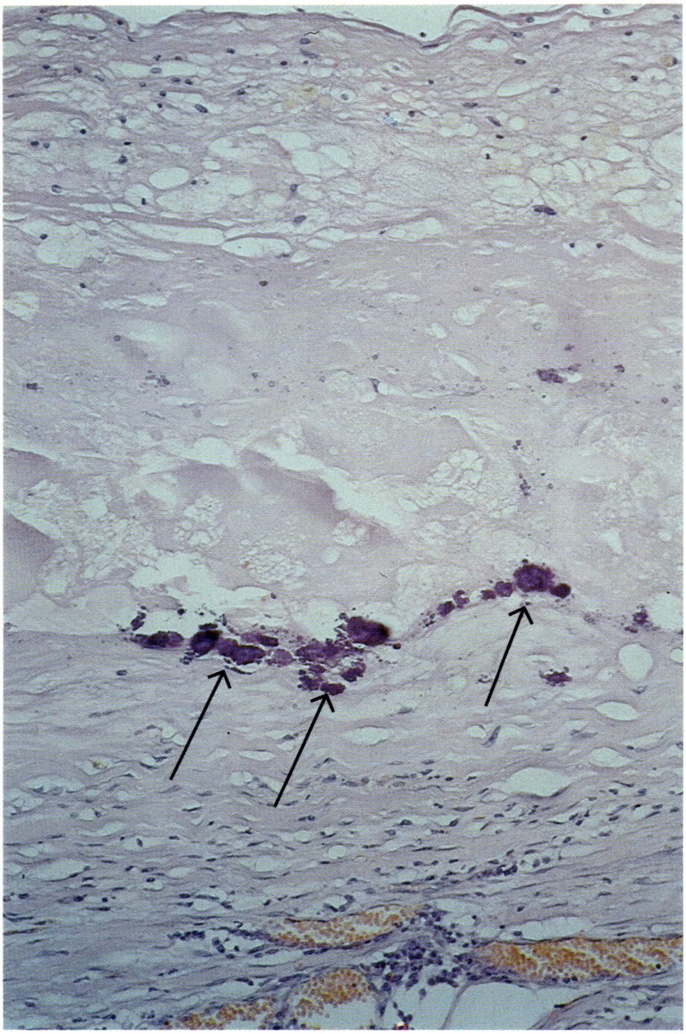

Abb. 211:
Verkalkende Arteriosklerose

Entstehung und klinische Bedeutung

Die Verkalkungen führen zur Verhärtung und damit zur definitiven Wandstarre der Arterien mit zunehmendem Elastizitätsverlust. Damit verliert die Aorta ihre sog. Windkesselfunktion, und die peripheren starren Arterien können sich den physiologischen Belastungs- und Entlastungsvorgängen nicht mehr durch Dilatation und Kontraktion anpassen. Färbg./Vergr.: HE/450 ×.

9.2 Thrombose, Embolie, Infarkt

9.2.1 Venöse Thrombose EAP 9.10.6

Die Venenlichtung der **Abb. 212** ist durch einen geschichteten, hier gelb-braun-gefärbten Thrombus weitgehend verschlossen. Das thrombotische Material liegt dem Venenendothel nahezu in allen Bereichen direkt auf und ist in sich geschichtet. Bei stärkerer Vergrößerung (**Abb. 212** rechts) sieht man, daß die Schichtung aus Thrombozyten-Agglomeraten besteht, umgeben von einer Fibrin-Membran (Pfeile). Zwischen diesen Plättchen-Fibrin-Gerinnseln, die auch mit einem Korallenstock verglichen wurden, liegen Granulozyten und Erythrozyten.

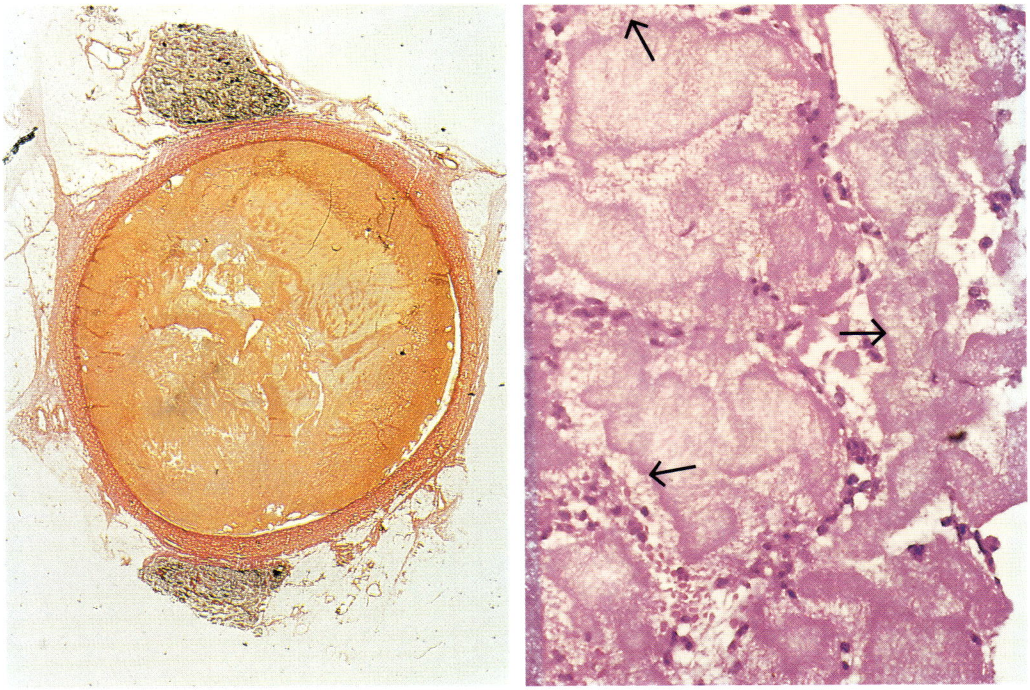

Abb. 212: Venöse Thrombose, dargestellt in schwacher (links) und starker Vergrößerung (rechts)

Entstehung und klinische Bedeutung

Es handelt sich um einen sog. Abscheidungsthrombus, verursacht durch eine Endothelschädigung, im vorliegenden Fall durch eine Thrombophlebitis. Auf den entzündlich geschädigten Endothelzellen haften Thrombozyten und lösen lokal das Gerinnungssystem aus, wodurch sich ein zunehmend größer werdender Thrombus aufbaut. Makroskopisch ist der Abscheidungsthrombus grauweiß bis grau-rot und bei brüchiger Konsistenz oberflächlich rau und geriffelt. Er führt zum Verschluß der Vene und damit zum Blutstau in den retrograd gelegenen, peripheren Gewebsteilen. Die relativ häufig zu beobachtenden Thrombophlebitiden der Beine begünstigen die Entstehung von Ödemen. Färbg./Vergr.: **212** links. Elastica – *van Gieson*/40 ×. **212** rechts. HE/200 ×.

9.2.2 Organisierte Thrombose bei Varicosis EAP 9.10.7

Die Wand der ausgeweiteten Vene zeigt eine Intimaverdickung (Pfeil), wobei die verbreiterte Intima dadurch besonders deutlich ist, daß die elastischen Lamellen, insbesondere die basale Elastica interna, hier schwarz angefärbt sind. Auf der Intima liegt ein Thrombus (Th), der durch Kapillaren organisiert ist. Als Auflagerung (Doppelpfeil) sieht man ein Thrombus-Rezidiv.

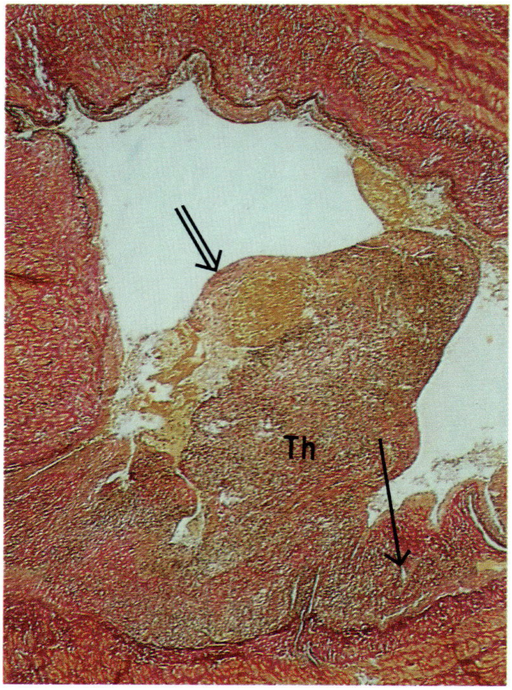

Abb. 213: Organisierte Thrombose bei Varicosis

Entstehung und klinische Bedeutung

Die Varikose ist eine sehr häufige, meist altersbedingte Ausweitung der Beinvenen durch Elastizitätsverlust der Venenwand. Die dadurch bedingte Blut-Stase begünstigt die Entstehung von Gerinnungsthromben. Jeder Thrombus wird von der Gefäßwand her durch einsprossendes Granulationsgewebe «organisiert» und verlegt dann Teile der Gefäßlichtung. Dieses Organisationsgewebe ist Ursache für die Ablagerung von Abscheidungsthromben (Doppelpfeil), also von Thrombusrezidiven. Dadurch werden die Folgen der Varicose, nämlich die Blutstromverlangsamung und die periphere Durchblutungsnot, gesteigert. Färbg./Vergr.: Elastica – *van Gieson*/90 ×.

9.2.3 Akute Lungenembolie und hämorrhagischer Lungeninfarkt EAP 9.11.2

Der Ast der Lungenarterie in **Abb. 214** ist durch frisches thrombotisches Material fast vollständig ausgefüllt, das in sich geschichtet ist, d.h. es liegen hier rotgefärbte Plättchen und Fibrin-Agglomerate zwischen Streifen von kernhaltigen Blutzellen. **Abb. 215** zeigt einen frischen hämorrhagischen Lungeninfarkt, verursacht durch eine solche akute, periphere Lungenembolie.

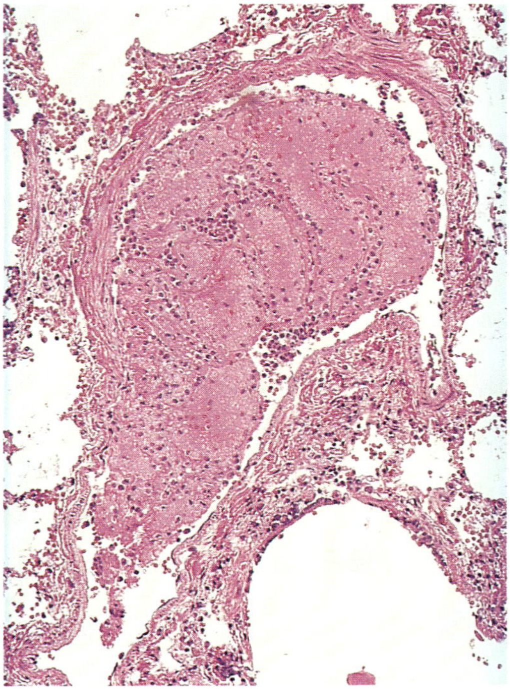

Abb. 214: Akute Lungenembolie

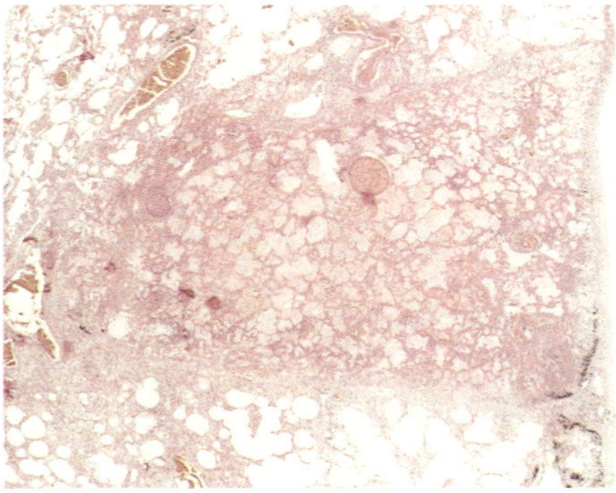

Abb. 215: Hämorrhagischer Lungeninfarkt

Entstehung und klinische Bedeutung

Aus peripheren Venenthrombosen (vgl. **Abb. 212**) lösen sich leicht Thrombusteile ab und gelangen über das rechte Herz in die Lungen. Dort können sie periphere Lungenanteile verstopfen (**Abb. 214**) und bleiben – wenn es sich um einzelne kleine Emboli handelt – in der Regel klinisch symptomlos. Erst bei bestehender Linksherz-Insuffizienz reichen die kollateral das Lungengewebe mit Blut versorgenden Bronchialarterien nicht aus, und es entsteht der in **Abb. 215** dargestellte hämorrhagische Lungeninfarkt. Schon nach kurzer Zeit entsteht auf der Pleura (im Bild rechts) durch Fibrinauflagerungen eine fibrinöse Infarkt-Pleuritis. Große Lungenembolien führen zum akuten, tödlichen Rechtsherzversagen. Färbg./Vergr.: **214**: HE 90 ×, **215**: HE 10 ×.

9.2.4 Mikroembolus im Herzen **EAP 9.11.2**

Die intramurale Arterie des Myocards ist durch einen in sich geschichteten Blutpfropf völlig verschlossen. Das umgebende Myocard zeigt eine interstitielle Fibrose als Folge vorangegangener lokaler Ischämien, die keinen Zusammenhang mit der zentral abgebildeten Embolie aufweisen.

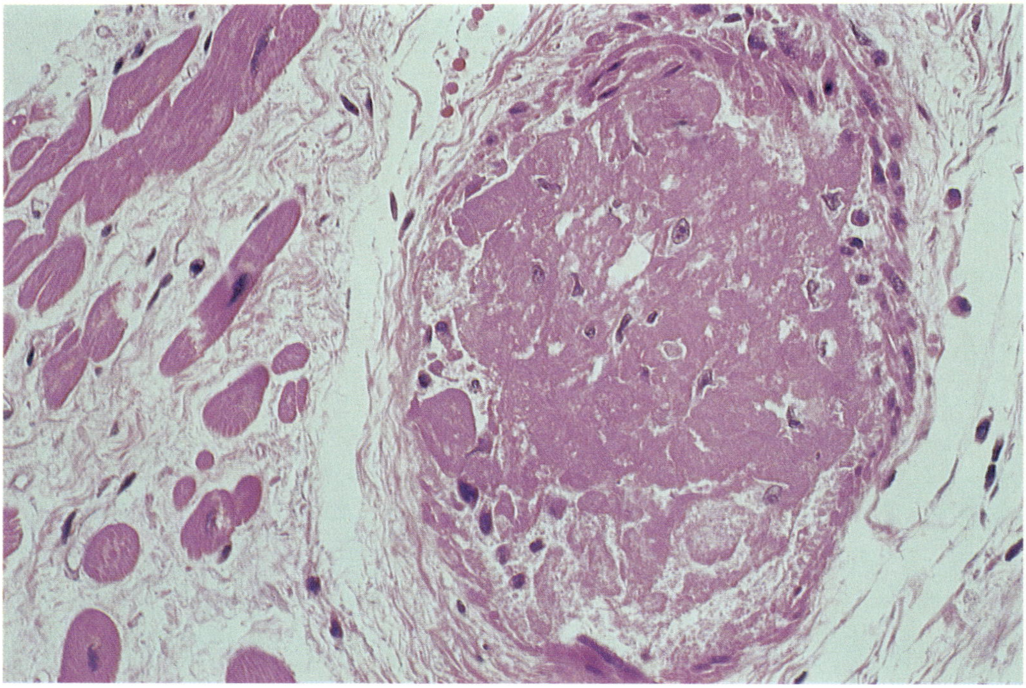

Abb. 216: Mikroembolus im Herzen

Entstehung und klinische Bedeutung

Arterielle Embolien nehmen meist vom linken Ventrikel ihren Ausgang, und zwar von Endokardveränderungen bei Herzinfarkt oder Endokarditis (vgl. **Abb. 216**). Sie können aber auch aus dem großen Venenkreislauf stammen, wenn ein offenes Foramen ovale durch eine Steigerung des Rechtsherzdruckes funktionell bedeutsam wird, d.h. wenn thrombotisches Material aus den Körpervenen über den rechten Vorhof unmittelbar in den linken Vorhof und damit in den großen Kreislauf gelangt (sog. «gekreuzte Embolie»). Der akute Verschluß einer Arterie im großen Kreislauf führt meist zum anämischen Infarkt. Der Mikroembolus in **Abb. 216** stammt von einer polypösen Endocarditis und verursachte einen Mikroinfarkt. Färbg./Vergr.: HE/400 ×.

9.2.5 Akute Koronarthrombose **EAP 9.5 + 9.10**

Die Arterienlichtung in **Abb. 217** ist durch einen frischen Rezidiv-Thrombus völlig verschlossen.

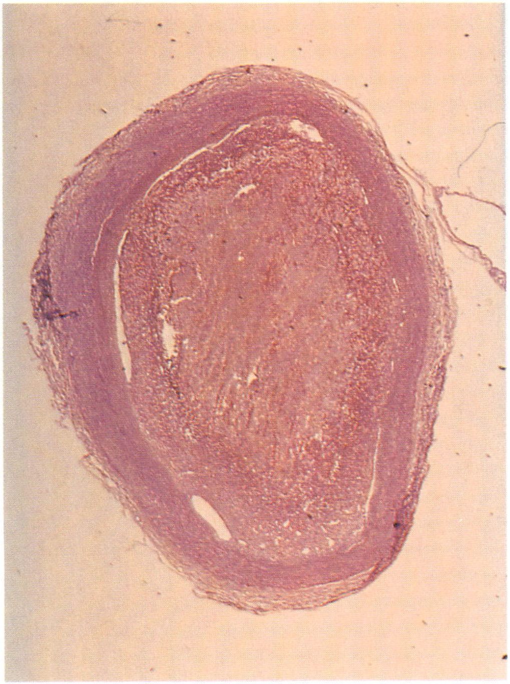

Abb. 217: Akute Koronarthrombose

Entstehung und klinische Bedeutung

Über der arteriosklerotischen Wandläsion kommt es zur lokalen Blutgerinnung und damit zur Bildung eines Gerinnungsthrombus, der zur kompletten Obliteration der Koronararterie führen kann. Die Folge ist eine absolute Ischämie des peripher liegenden Versorgungsbezirkes im Myokard, also ein Herzinfarkt. Färbg./Vergr.: HE/70 ×.

9.2.6 Frischer Herzinfarkt **EAP 9.5**

Abb. 218 zeigt eine frische Koagulationsnekrose, etwa 6 – 8 Stunden nach der Koronarobliteration (vgl. **Abb. 217**). Die Form der Herzmuskelfasern ist noch erhalten, aber die Querstreifung ist zerstört; man sieht quer verlaufende, homogen-eosinophile, hyaline Bänder als Zeichen einer beginnenden Koagulationsnekrose (Pfeile) und im linken Bildrand bereits eine beginnende Einwanderung von Granulozyten. Diese ist in **Abb. 219** verstärkt, und Teile der Herzmuskulatur sind jetzt aufgelöst. Es handelt sich um einen Herzinfarkt etwa 24 Stunden nach der Koronarobliteration. Zwischen den bereits faserfreien Arealen liegen noch schmale Reststreifen von Herzmuskelfasern.

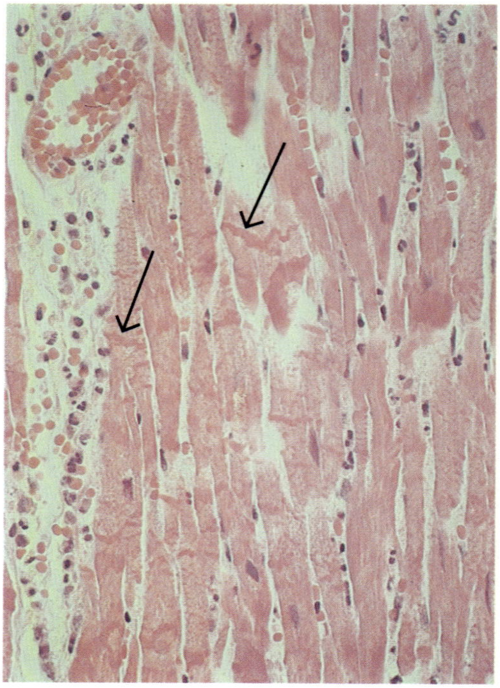

Abb. 218: Frischer Herzinfarkt (6–8 Stunden alt)

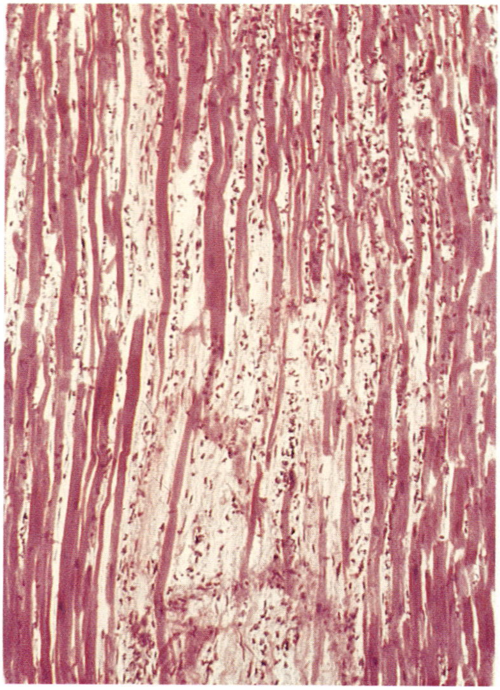

Abb. 219: Frischer Herzinfarkt (24 Stunden alt)

Entstehung und klinische Bedeutung

Diese Herzmuskelfasernekrosen sind Folgen einer absoluten Ischaemie und werden wie entzündetes Gewebe leukozytär abgebaut. Makroskopisch zeigt sich eine lehmgelbe Nekrosezone, die später in ein kollagen-faserreiches Narbengewebe, die Myokardschwiele, übergeht (vgl. **Abb. 220**). Klinisch läuft dem akuten Infarkt ein Anstieg der Serumenzymaktivität von Creatinphosphokinase (CPK) parallel. Die Glutamat-Oxalacetat-Transaminase (GOT) ist bereits nach 24 Stunden, die Laktat-Dehydrogenase (LDH) bereits nach 48 Stunden extrem erhöht. Hämodynamische Folge ist eine Insuffizienz, d.h. ein Versagen der betreffenden Muskulatur. Wenn der Infarkt Teile des Reizleitungssystems ergreift, tritt u.U. ein akuter Herztod ein. Färbg./Vergr.: **218**. HE/250 ×. **219**. HE/120 ×.

9.2.7 Herzinfarkt-Narbe

EAP 9.5

Über dem Epikard (**Abb. 220** unten) ist ein größerer, hier rot gefärbter Bindegewebskomplex zu erkennen. Hierbei handelt es sich um mehrere, konfluierende, subendokardiale Narben, die scharf von dem darunter liegenden, noch relativ intakten Herzmuskelgewebe abgegrenzt sind. Auch in dem letzteren sind kleinere, rote Bindegewebsnarben nachweisbar.

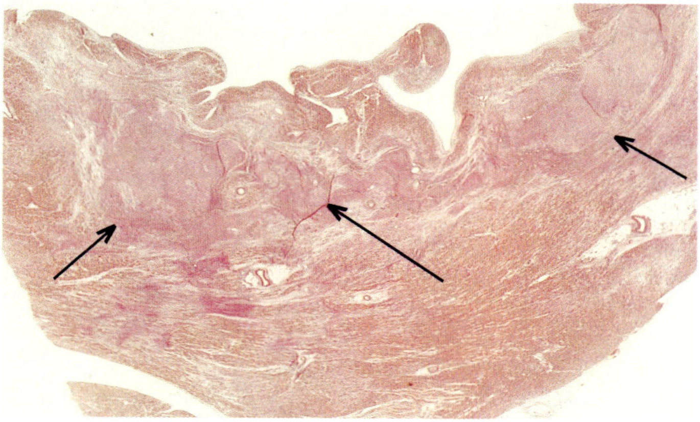

Abb. 220: Infarktnarbe subendocardial in der Herzspitze

Entstehung und klinische Bedeutung

Es handelt sich um einen typischen subendokardialen Herzspitzen-Infarkt aufgrund einer mehrere Monate vorangegangenen massiven Koronarinsuffizienz als Folge von Koronarthrombosen. Die subendokardialen Anteile sind bei einem Koronarverschluß besonders empfindlich, so daß die meisten, nicht unmittelbar tödlichen Herzinfarkte subendokardial liegen. Auch im vorliegenden Fall war die subendokardiale Herzinfarkt-Narbe nur Teil einer massiven Koronarinsuffizienz mit mehreren, verschieden großen Herzinfarkten. Der Untergang der quergestreiften Muskulatur und Ersatz durch funktionsloses Bindegewebe führt zur Herzinsuffizienz und damit zum Tode. Färbg./Vergr.: v. Gieson, 10 ×.

9.2.8 Niereninfarkt **EAP 9.10.8**

Bei schwacher Vergrößerung **(Abb. 221)** fällt ein heller Bezirk auf (Pfeil), in dem bei starker Vergrößerung **(Abb. 222)** kernlose Hauptstücke und auch weitgehend kernlose Glomeruli (Pfeile) zu sehen sind. Nur einzelne Areale der Mittelstücke (M) enthalten noch Kernreste. In Umgebung dieser Nekrosezone sieht man bei schwacher Vergrößerung **(Abb. 221)** einen Zellwall, bestehend aus Leukozyten und Erythrozyten; links unten (Doppelpfeil) ist eine kleine Arterie getroffen, deren Lichtung durch einen frischen Thrombus verschlossen ist.

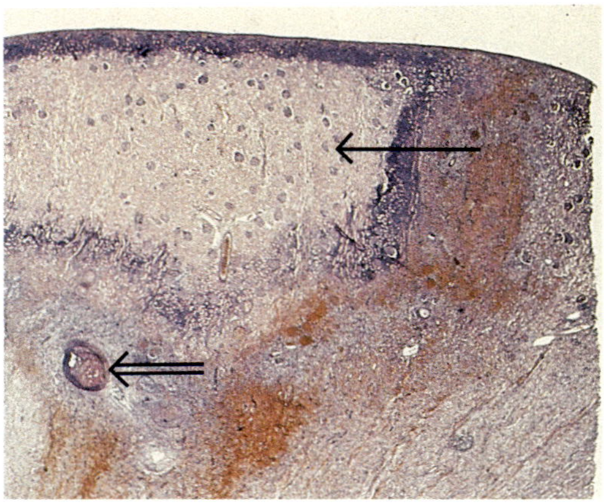

Abb. 221: Niereninfarkt in schwacher Vergrößerung

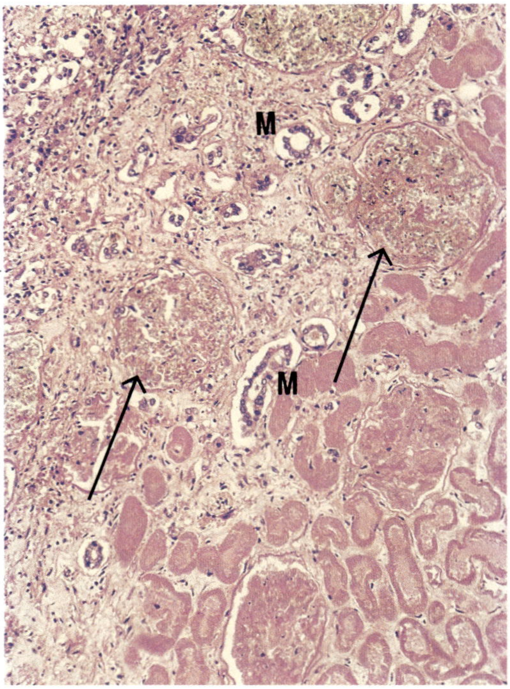

Abb. 222: Niereninfarkt mit Nekrose von Glomeruli und Tubuli

Entstehung und klinische Bedeutung

Ursache eines Niereninfarktes ist meist ein embolischer Arterienverschluß entsprechend der **Abb. 221** (Doppelpfeil). Das thrombotische Material stammt häufig aus dem linken Herzen: bei Endocarditis von den Herzklappen, bei einem Herzinfarkt von parietalen Thromben. Der Verschluß peripherer Nierenarterien führt zur Koagulationsnekrose der distal gelegenen Parenchymteile als Folge einer absoluten Ischämie. Es entsteht der typische anämische Niereninfarkt (Pfeil in **Abb. 221**), umgeben vom hämorrhagischen Randsaum. Einzelne Niereninfarkte bedingen eine vorübergehende Hämaturie, aber noch keine Niereninsuffizienz. Erst nach multiplen großen Infarkten kann über das Stadium der Infarktschrumpfniere eine Urämie auftreten. Färbg./Vergr.: **221**. HE/35 ×. **222**. HE/100 ×.

9.2.9 Fettembolie des Gehirns **EAP 9.11.4**

Die Kapillaren und kleinen Arterien des Gehirns sind durch hier mit Sudan-Färbung rot dargestellte kleinste Fetttröpfchen angefüllt (Pfeile).

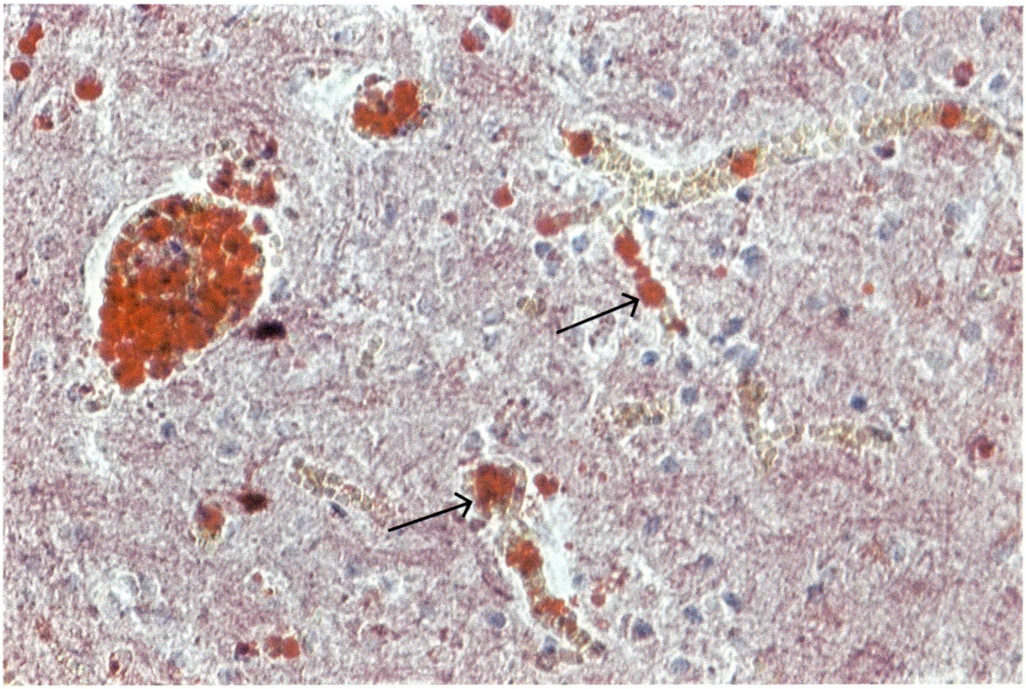

Abb. 223: Fettembolie des Gehirns

Entstehung und klinische Bedeutung

Fettembolien entstehen bevorzugt nach Knochenverletzungen mit Einstrom von Fetteilchen aus dem Fettmark der großen Röhrenknochen in das venöse Blut. Sie gelangen zuerst in die Lungen und verursachen dort eine Fettembolie, können aber die Lungen passieren und in den großen Kreislauf, z.B. in das Gehirn gelangen. In den Lungen kann eine Fettembolie zum Rechtsherzversagen führen. Im Gehirn folgt der embolisch bedingten Ischämie ein u.U. tödliches Hirnödem. Färbg./Vergr.: Hämatoxylin; Sudan III/260 ×.

9.3 Folgen der Herzinsuffizienz

9.3.1 Chronische Stauungslungen

EAP 9.8.2 + 13.5.1

Die Alveolen, deren Kapillaren in **Abb. 224** prall mit Blut gefüllt sind (Pfeil), enthalten blaugefärbte sog. Herzfehlerzellen. Es handelt sich um abgestoßene Alveolar-Makrophagen, die aus zerfallenden Erythrozyten stammendes Eisen in Form von Eisenpigment aufgenommen haben, das hier durch die Berliner-Blau-Reaktion angefärbt ist. Aufgrund des stauungsbedingten interstitiellen Ödems in den Lungen bildet sich eine interstitielle Stauungsfibrose aus **(Abb. 225)**, wobei auch hier die Kapillaren erweitert und prall mit Erythrozyten gefüllt sind (Pfeile). Das vermehrte kollagene interalveoläre Bindegewebe ist rotgefärbt. Makroskopisch entspricht dieses Bild einer sog. roten Stauungsinduration.

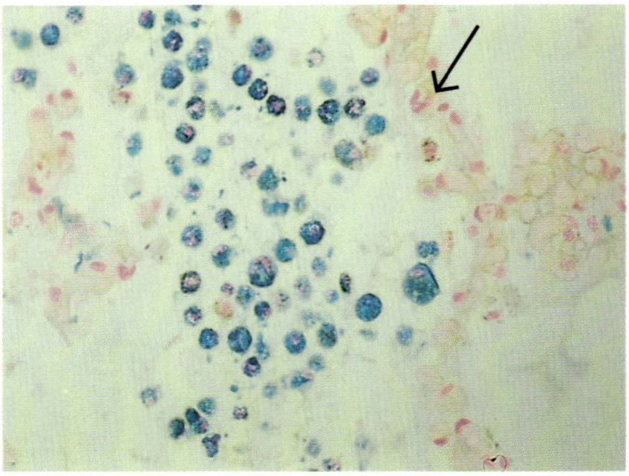

Abb. 224: Chronische Stauungslunge mit eisenhaltigen Herzfehlerzellen

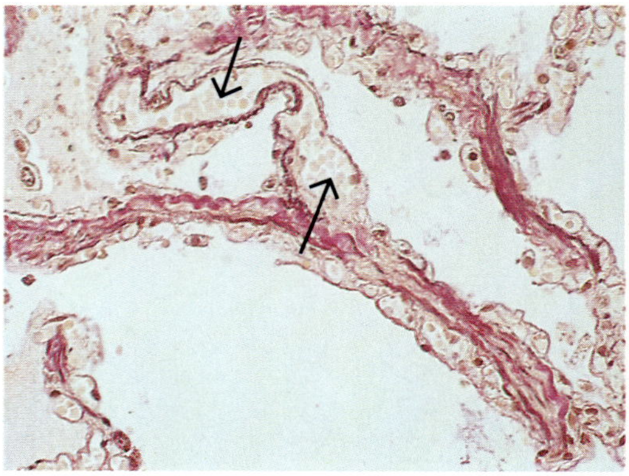

Abb. 225: Interstitielle Lungenfibrose bei chronischer Stauung

Entstehung und klinische Bedeutung

Als Folgen einer Linksherzinsuffizienz kommt es in der akuten Phase zum cardialen Lungenödem (vgl. **Abb. 30**), bei chronischer Stauung zur interstitiellen Fibrose und zur fokal betonten Eisenspeicherung in abgestoßenen Alveolarmakrophagen, den sog. Herzfehlerzellen. Die Stauungsinduration behindert sekundär den Durchfluß von Blut durch die Lungen. Daraus resultiert eine Drucksteigerung im kleinen Kreislauf mit nachfolgender sekundärer Rechtsherzbelastung. Färbg./Vergr.: **224**. Berliner Blau/130 ×. **225**. Elastica – *van Gieson*/80 ×.

9.3.2 Sekundäre Pulmonalarteriensklerose EAP 9.1

Die Lichtung des im Zentrum des Bildes liegenden Pulmonalarterienastes ist durch eine Intimaverdickung eingeengt. In der Umgebung ist eine hier rotgefärbte Bindegewebsvermehrung zu erkennen, die auch Teile der angrenzenden Alveolarsepten betrifft.

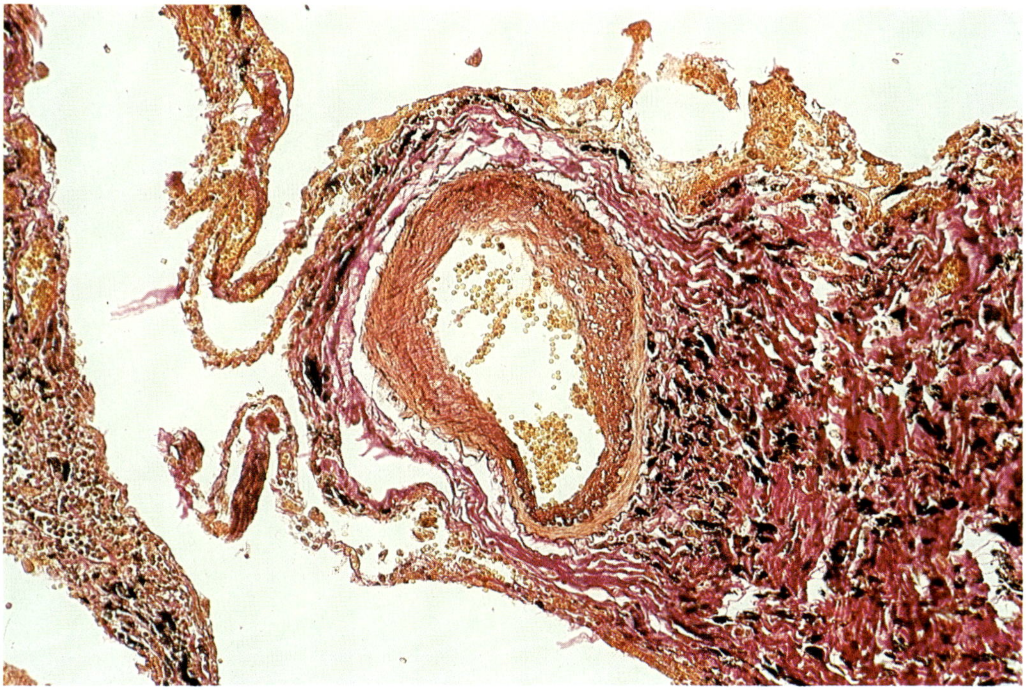

Abb. 226: Sekundäre Pulmonalarteriensklerose

Entstehung und klinische Bedeutung

Als Folge einer Drucksteigerung im kleinen Kreislauf bei Durchströmungsbehinderung in den Lungen (vgl. **Abb. 224** und **225**) hypertrophiert der rechte Ventrikel, um über eine chronische pulmonale Hypertonie die Durchströmungsbehinderung auszugleichen. Wie im großen Kreislauf entsteht als Folge einer Hypertonie eine Arteriosklerose, hier der Pulmonalarterienäste (Pulmonalsklerose), die der Arteriosklerose im großen Kreislauf entspricht (vgl. **Abb. 207–211**). Allerdings tritt in den Lungenarterien keine Verkalkung ein. Färbg./Vergr.: Elastica – *van Gieson*/100 ×.

9.3.3 Akute Stauungsleber EAP 9.8.2

Bei schwacher Vergrößerung **(Abb. 227)** bilden die Läppchenzentren unterschiedlich geformte rote Areale, die an mehreren Stellen miteinander Verbindung aufgenommen haben (Pfeile); es handelt sich um die sog. «Stauungsstraßen». Bei starker Vergrößerung **(Abb. 228)** sind die Leberzellplatten nur in der Umgebung der Portalfelder (unten) noch erhalten. Läppchenzentral (oben) sind die Sinusoide stark erweitert und prall mit Erythrozyten gefüllt. Die Leberzellplatten sind teilweise geschwunden oder in schmale, atrophische Epithelzellreste umgewandelt (Pfeile).

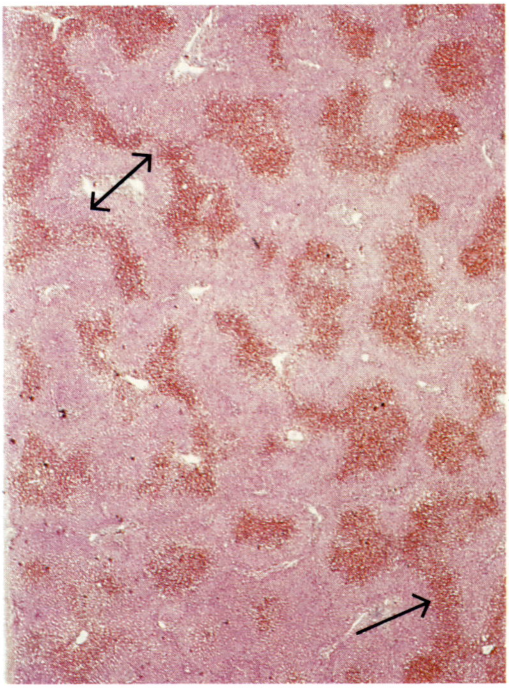

Abb. 227: Akute Stauungsleber mit Stauungsstraßen

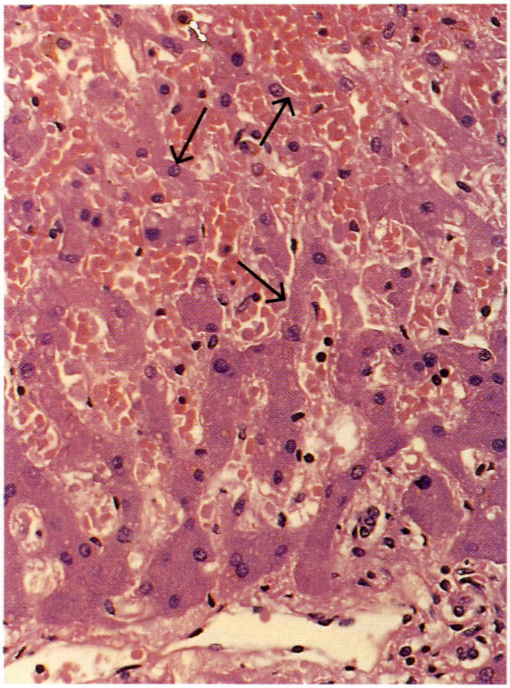

Abb. 228: Stauungsatrophie der Leberzellbalken

Entstehung und klinische Bedeutung

Jedes massive akute Rechtsherzversagen führt zum Rückstau von Blut in den rechten Vorhof, von dort in das Venensystem und damit in die inneren Organe. Als dem Herzen retrograd am nächsten liegendes, blutreiches Organ staut sich das Blut in der Leber von den Zentralvenen in die Läppchen ein. Durch Kompression atrophieren die läppchenzentralen Epithelzellen. Makroskopisch entsteht so die sog. Muskatnußleber. Dabei können die periportalen Epithelzellen zusätzlich hypoxisch verfetten. Die Leber ist vergrößert und unter dem rechten Rippenbogen tastbar. Färbg./Vergr.: **227**. HE/60 ×. **228**. HE/350 ×.

9.3.4 Chronische Stauungsleber **EAP 9.8.2**

Bei chronischem Rechtsherzversagen und langdauerndem Rückstau von Blut in die Leber vermehrt sich reaktiv das perisinusale Bindegewebe und bildet ein zunächst feines Netzwerk (**Abb. 229**, hier blaugefärbt, Z = Zentralvene). Auch sind (hier vorwiegend links der Zentralvene) die Leberzellplatten geschwunden oder weitgehend atrophisch. Analog den Stauungsstraßen der **Abb. 227** kann diese perisinusale Sklerose auch von einem zum anderen Zentralfeld verlaufen **(Abb. 230)**. So entsteht durch eine faserbegrenzte «Läppchenumkehr» schließlich eine Stauungszirrhose.

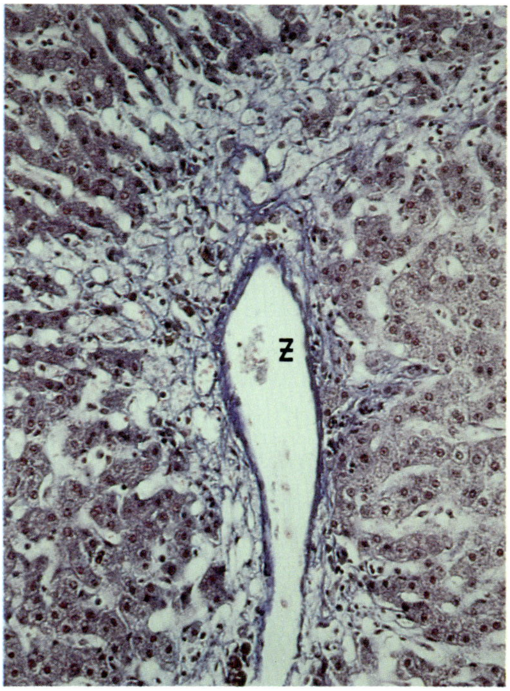

Abb. 229: Chronische Stauungsleber

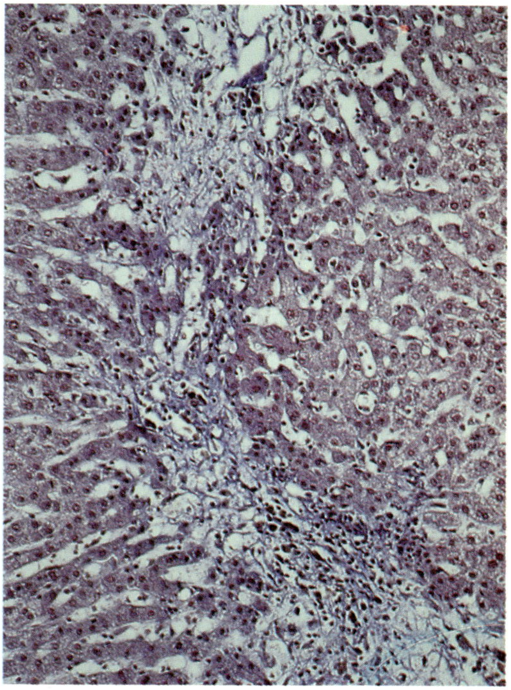

Abb. 230: Chronische Stauungsleber mit sog. Läppchenumkehr

Entstehung und klinische Bedeutung

Ursache ist immer eine langdauernde chronische Rechtsherzinsuffizienz mit Blutstau in die Organe des großen Kreislaufes, wobei bevorzugt die Leber befallen ist. Stets findet man auch eine Stauungsfibrose der Milz. Die stauungsbedingte «Läppchenumkehr» behindert sekundär den Blutstrom durch die Leber. Voraussetzung ist eine sehr intensive und langdauernde Leberstauung, z.B. bei angeborenen oder früh erworbenen Herzfehlern. Färbg./Vergr.: **229**. Trichromfärbung *Ladewig*/250 ×. **230**. Trichromfärbung *Ladewig*/250 ×.

9.4 Schockorgane

9.4.1 Akute Schocklunge **EAP 9.9.2**

Beim akuten Schock tritt ein interalveoläres Ödem auf (**Abb. 231**, Pfeil). Die Kapillaren (K) sind prall mit Blut angefüllt, die Alveolen (A) komprimiert, wobei viele Alveolarmakrophagen abgestoßen sind. In den erweiterten Kapillaren bilden sich frische hyaline Thromben (Th). An der Innenseite der Alveolarmembran entstehen hyaline Membranen (**Abb. 232,** Pfeil). In **Abb. 232** besteht der Schock seit einigen Tagen; die Alveolarsepten haben sich durch Vermehrung von Fibroblasten verbreitert.

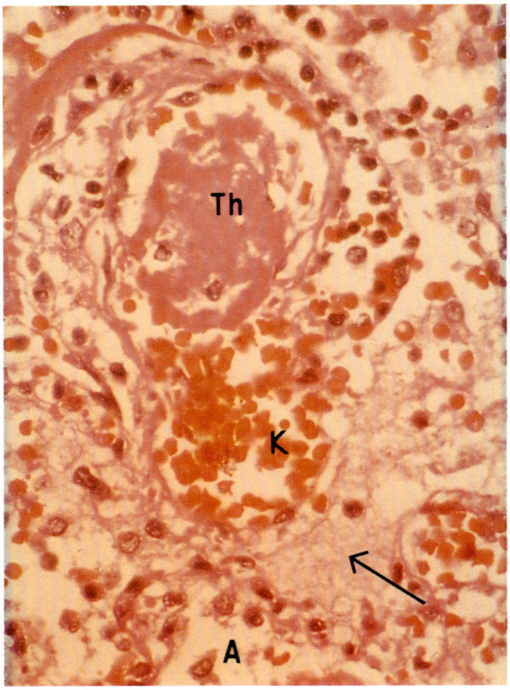

Abb. 231: Akute Schocklunge mit hyalinem Thrombus

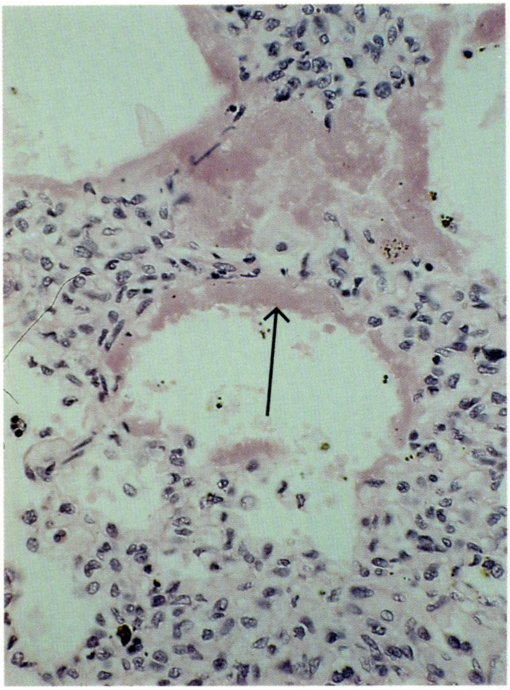

Abb. 232: Hyaline Membranen bei Schocklunge

Entstehung und klinische Bedeutung

Vgl. **Abb. 233** + **234**. Färbg./Vergr.: **231** *van Gieson*/300 ×. **232**. HE/120 ×.

9.4.2 Chronische Schocklunge EAP 9.9.2 + 13.5.1

Es kommt zur Schockfibrose der Lungen. Die komprimierten Alveolen sind stellenweise weiterhin durch hyaline Membranen ausgekleidet (**Abb. 233,** Pfeil). Das Endstadium, die Schockfibrose **(Abb. 234)** läßt nur spärliche Alveolarlichtungen erkennen (Pfeile), während die Alveolarsepten durch kollagene Bindegewebszüge massiv verbreitert sind. Auch die Arterien (Doppelpfeil) sind durch das hyaline Bindegewebe eingemauert und eingeengt. Unten im Bild eine ebenfalls bereits partiell hyalinisierte, fibrinöse Pleuritis.

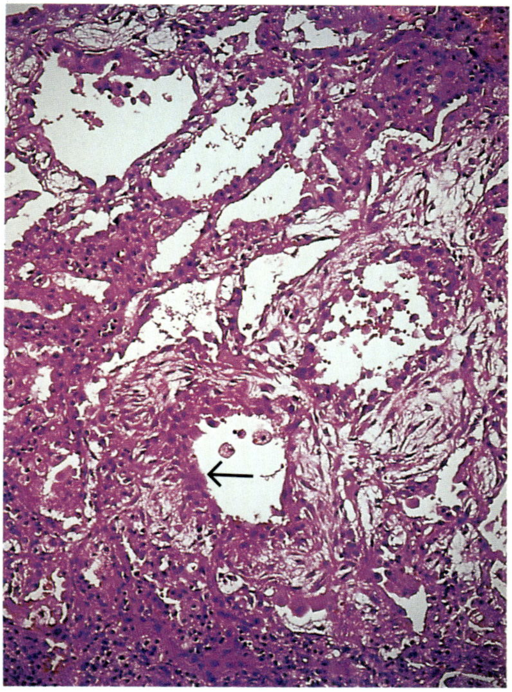

Abb. 233: Chronische Schocklunge mit Fibrose und hyalinen Membranen

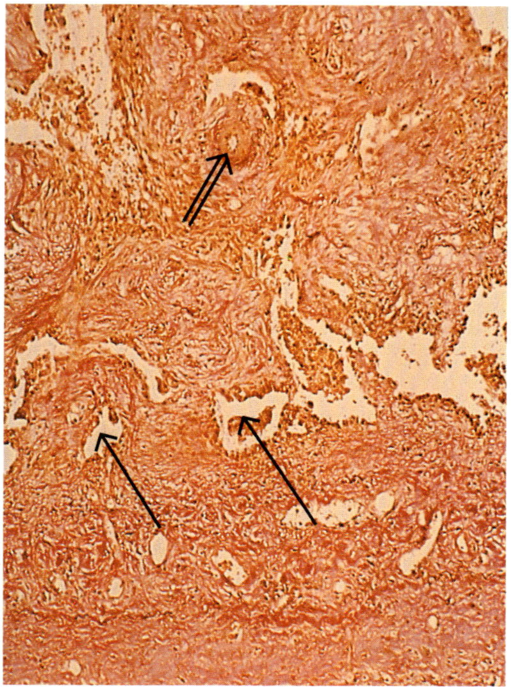

Abb. 234: Massive Schockfibrose der Lunge

Entstehung und klinische Bedeutung

Der Schock ist ein generalisiertes Kreislaufversagen mit Mangeldurchblutung der terminalen Strombahn und ischämischer Hypoxidose der Organe. Häufigste Ursache ist ein traumatischer Blutverlust, also ein hypovolämischer Schock. Andere Schockformen sind cardiovasculär, septisch-toxisch, anaphylaktisch usw. Die frühesten, morphologisch faßbaren Veränderungen sind Aggregate von Thrombozyten; schon nach kurzer Zeit kommt es zu einer Fibrin-Präzipitation, die der Ausbildung typischer peripherer Mikrothromben z.B. in den Lungen **(Abb. 231)** vorausgeht. Außerdem führt die Hypoxie zur Permeabilitätssteigerung von Membranen der prall mit Blut gefüllten Kapillaren und damit zum interstitiellen Ödem **(Abb. 231)**. Durch Ausschwitzung von Fibrin und anderen Blut-Proteinen entstehen die charakteristischen hyalinen Membranen. Bei protrahiertem Schock, der mehrere Tage oder Wochen anhält, wandelt sich das Ödem durch Faservermehrung in eine interstitielle Fibrose um **(Abb. 233 + 234)**, womit die primär bestehende respiratorische Insuffizienz verlängert und verstärkt wird. Die Patienten sterben an einer respiratorischen Insuffizienz mit Anstieg des pCO_2 und Absinken des pO_2. Die chronische Schocklunge ist die wichtigste Todesursache bei künstlich beatmeten Schock-Patienten. Färbg./Vergr.: **233**. HE/100 ×. **234**. *van Gieson*/180 ×.

9.4.3 Schocknieren

EAP 9.9.2

Beim akuten und protrahierten Schock sind die Tubuli erweitert **(Abb. 235)**, und in den Lichtungen sieht man homogen-eosinophiles Material (Abb. **236**, Pfeile). Hierbei handelt es sich um Blutplasmaproteine, die aufgrund der ischämischen Permeabilitätsstörung die Glomerulusmembranen passieren. Als weitere Folge der Hypoxie werden Teile der Tubulusepithelzellen nekrotisch; man sieht einen scholligen Zerfall (**Abb. 236,** Doppelpfeil).

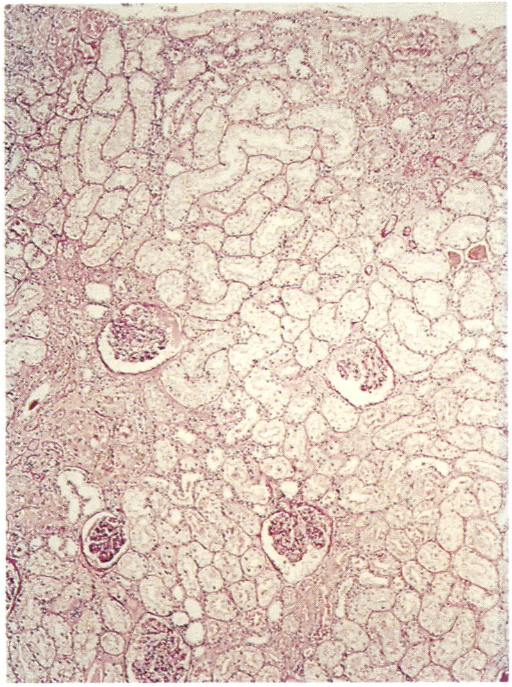

Abb. 235: Schockniere mit Tubuluserweiterung

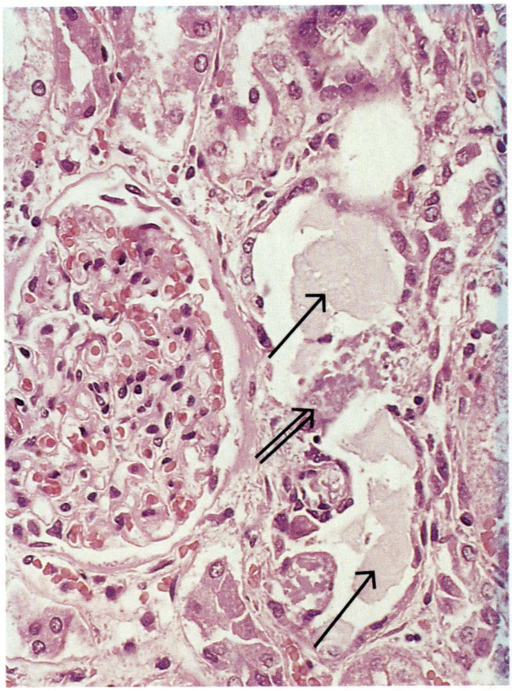

Abb. 236: Tubulus-Nekrose bei Schockniere

Entstehung und klinische Bedeutung

Die ischämische Schädigung der Glomeruluskapillaren und der Tubulusepithelzellen kann zum akuten Nierenversagen führen. Färbg./Vergr.: **235**. HE/80 ×. **236**. HE/200 ×.

10 Blutungen

10.1 Traumatisches Hämatom in Organisation **EAP 10.1.5**

Eine traumatisch entstandene Blutung (linkes Bilddrittel) wird durch ein kapillarenreiches Granulationsgewebe (im Bild von rechts) «organisiert», d.h. abgebaut und in zunächst kapillarenreiches Organisationsgewebe umgewandelt. Im Zuge dieses Prozesses, der gleichermaßen bei der Organisation von Nekrosen und Thromben beobachtet werden kann, bilden sich drei fließend ineinander übergehende Zonen aus.

In die Innenzone, die sich unmittelbar an das abzubauende Gewebe anschließt, dringen Granulozyten vor, die jedoch mit zunehmender Entfernung von der sauerstoffreichen Außenzone zugrundegehen.

Je nach Art und Größe des zu organisierenden Gewebes beginnt sich nach etwa 6–8 Stunden eine mittlere Zone abzuzeichnen, in der von außen einsprossende Kapillaren die Sauerstoffzufuhr und die Immigration weiterer Zellen ermöglichen. Zwischen den Kapillaren des einwachsenden Granulationsgewebes, das weitgehend dem Organisationsgewebe einer Entzündung entspricht (vgl. **Abb. 104**), liegen hier massenhaft braungefärbte Makrophagen. Dabei handelt es sich um Eisenpigment, das die Makrophagen aus den im Hämatom zerfallenden Erythrozyten aufgenommen haben. Mitunter kann es bei der Organisation von Hämatomen zur Bildung von Cholesterinkristallen kommen, die den Lipiden der Erythrozytenmembranen entstammen und eine Entwicklung von Fremdkörperriesenzellen induzieren.

In der Außenzone des zentripetalen Abbauvorgangs entsteht ein aufgelockertes Bindegewebe, das sich unter Zunahme von Kollagenfasern in Narbengewebe umwandelt.

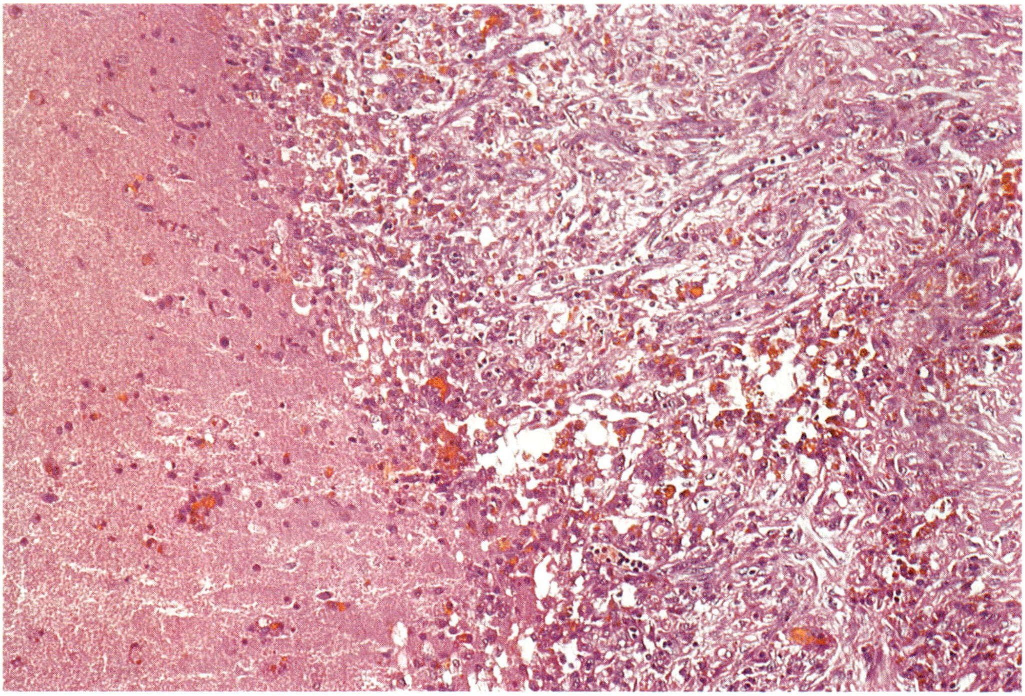

Abb. 237: Traumatisches Hämatom in Organisation

Entstehung und klinische Bedeutung

Jede traumatische Blutung wird durch ein Organisationsgewebe abgebaut, und das Organisationsgewebe geht durch sekundäre Vermehrung kollagener Bindegewebsfasern in eine Narbe über. Damit entsteht die typische posttraumatische Narbe. Sie ist immer dann bräunlich gefärbt, wenn eine größere Blutung, also ein Hämatom voranging, das durch Organisationsgewebe abgebaut wurde. Färbg./Vergr.: HE/180 ×.

10.2 *Waterhouse-Friderichsen*-Syndrom EAP 6.9.3

Die Nebenniere zeigt in Mark und Rinde eine massive Blutung **(Abb. 238)**; bei stärkerer Vergrößerung **(Abb. 239)** sieht man in Randbezirken noch intaktes Rinden- (R) und Markgewebe (M).

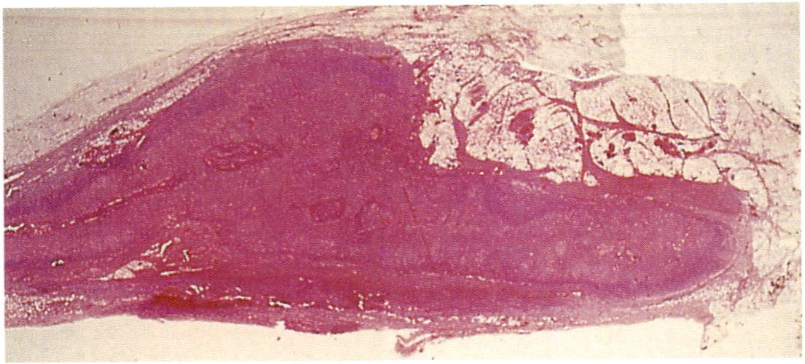

Abb. 238: *Waterhouse-Friederichsen*-Syndrom mit Total-Hämorrhagie der Nebenniere

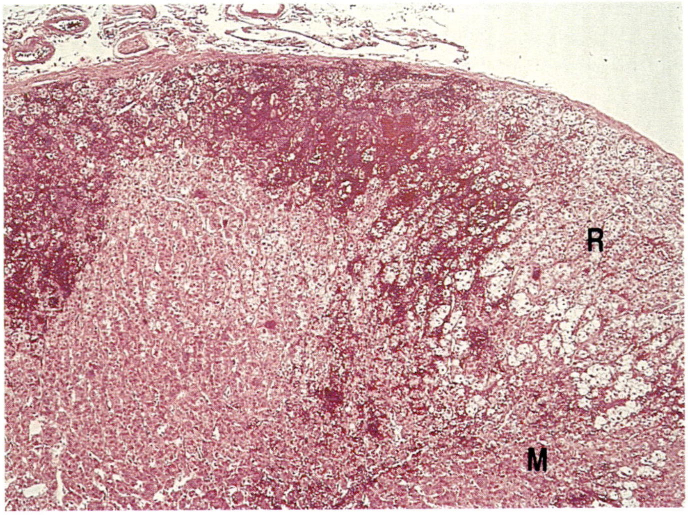

Abb. 239: Nebennieren-rinden-Blutungen bei *Waterhouse-Friederichsen*-Syndrom

Entstehung und klinische Bedeutung:

Ursache des *Waterhouse-Friderichsen*-Syndroms mit doppelseitiger Nebennierenblutung (Nebennierenapoplexie) ist meist eine Meningokokkensepsis, die zu einer Verbrauchskoagulopathie führt: Durch einen septischen Schock werden in der Peripherie Blutplättchen und Fibrin durch Mikrothromben «verbraucht», und es entsteht eine hämorrhagische Diathese mit generalisierter Blutungsneigung, die sich an Haut und Schleimhäuten, bei Kindern in typischer Weise in den Nebennieren manifestiert. Bei Erwachsenen entsteht das analoge Bild bei verschiedenen Formen des Schocks. Färbg./Vergr.: **238**. HE/5 ×. **239**. HE/100 ×.

10.3 Intrakraniales Angiom mit rezidivierenden Blutungen EAP 8.7.1

Der linke Bildrand zeigt die Wände zweier Blutgefäße. In der Mitte sind Gefäßlichtungen durch Organisationsgewebe weitgehend obliteriert (Pfeil), wobei das Organisationsgewebe stark ausgeweitete Kapillaren mit vielen Erythrozyten enthält. Eingebettet in das Granulationsgewebe liegen blaugefärbte Makrophagen, die massenhaft Eisenpigment aufgenommen haben.

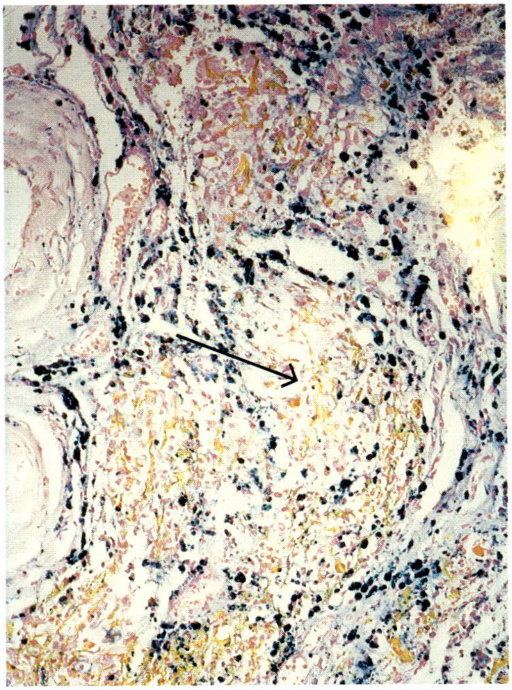

Abb. 240:
Intrakraniales Angiom mit rezidivierenden Blutungen

Entstehung und klinische Bedeutung

Hirnangiome sind angeborene Gefäßgeschwülste, analog den Hämangiomen anderer Lokalisation (vgl. **Abb. 137**). Als Angioma racemosum arterio-venosum entstehen unterschiedlich große Gefäßknäuel, die unmittelbar unter den Hirnhäuten, aber auch inmitten des Gehirnes liegen können. Die neugebildeten Gefäße neigen zu Blutungen, und so entstehen typische *Diapedeseblutungen*; mitunter zeigt sich das klinische und pathologisch-anatomische Bild einer Hirnmassenblutung. Wenn nur kleinere Blutungen auftreten, wird das Blut durch Makrophagen aufgenommen, und es entsteht das in **Abb. 240** dargestellte Bild. Färbg./Vergr.: Berliner Blau/100 ×.

10.4 Pachymeningosis haemorrhagica interna EAP 17.1.1.3

Zwischen den verdickten Durablättern ist der Duraspalt (Pfeil) beidseits durch ein kapillarenreiches Granulationsgewebe begrenzt, das diffuse Blutungen aufweist (Doppelpfeil der **Abb. 241**). Reaktiv sind in das Duragewebe Entzündungszellen eingewandert (**Abb. 241,** rechte Bildhälfte). Bei Eisenfärbung mit Berliner Blau **(Abb. 242)** sieht man massenhaft Makrophagen, die hier blaugefärbtes Eisenpigment aufgenommen haben.

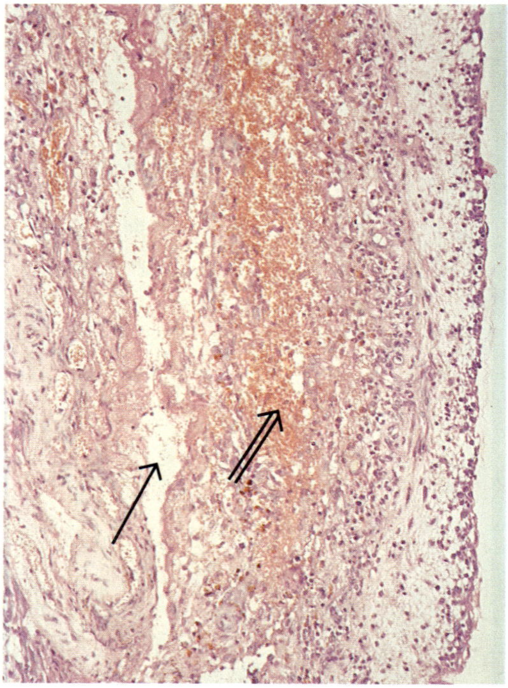

Abb. 241: Pachymeningosis haemorrhagica interna

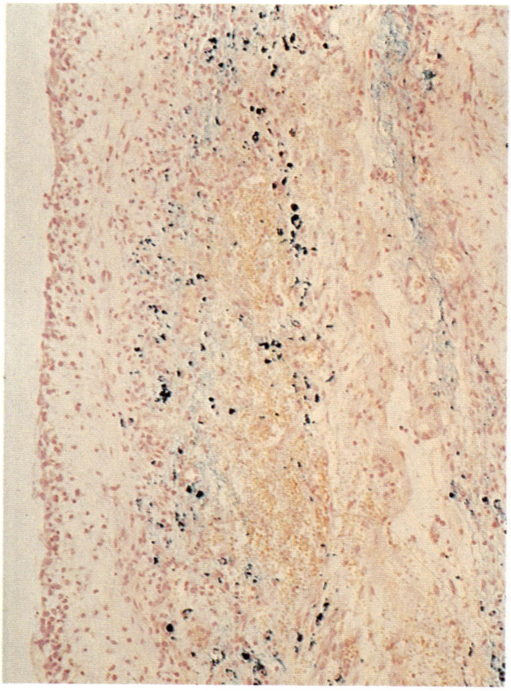

Abb. 242: desgl. nach Eisenfärbung

Entstehung und klinische Bedeutung

Es handelt sich um eine typische Diapedeseblutung, d.h. um einen Blutaustritt aus kleinen Gefäßen oft ohne primäre Gefäßverletzung – ausschließlich durch Erhöhung der Gefäß-Permeabilität. Pathogenetisch spielen Arteriosklerose, Blut- und Mangelkrankheiten, Leber- und Nierenerkrankungen sowie Alkoholismus und Infektionskrankheiten eine Rolle. Nicht selten liegen auch Traumen zugrunde. Makroskopisch sind beide Durablätter durch Blutungen verdickt, und es können unterschiedlich große Haematomsäcke entstehen, die durch Hirndruck zum Tode führen. Färbg./Vergr.: **241**. HE/100 ×. **242**. Berliner Blau/100 ×.

11 Erkrankungen des Endokriniums

11.1 Dissezierende Fibroosteoklasie des Knochens bei Hyperparathyreoidismus

EAP 11.1.1.4

An den Knochenbälkchen (**Abb. 243,** Pfeile) sieht man einen dichten Saum von Osteoblasten, hier erkennbar als relativ hyperchromatischer Zellsaum in Umgebung der Knochenbälkchen. Das Knochenmark (in **Abb. 243** links und oberhalb der Knochenbälkchen) ist in Fasermark mit Fibroblasten und Kapillaren (Doppelpfeile) umgewandelt. Der vermehrte Knochenanbau führt zu breiten Streifen von nichtmineralisiertem Osteoid, in **Abb. 244** als breiter, rot-violett gefärbter Saum den Knochenbälkchen aufliegend. In nächster Nähe der Knochenbälkchen (Pfeile) finden sich auch hier vermehrt Osteoblasten, und im angrenzenden Knochenmark zeigt sich eine Fibrose. Links unten ist in **Abb. 244** normales Knochenmark zu erkennen. Der vermehrte Knochenanbau ist meist mit einem lakunären, also Höhlen bildenden, gesteigerten Knochenabbau durch sehr viele, auffallend kleine Osteoklasten verbunden **(Abb. 244)**. Die Osteoklasten sind mehrkernige Riesenzellen, die den mineralisierten Knochen lakunär abbauen (**Abb. 245**, Pfeil). An diesen Stellen der Knochenbälkchen fehlen die Osteoblasten, und es findet sich auch nicht das in **Abb. 244** dargestellte, nichtmineralisierte Osteoid. Dagegen ist wie in **Abb. 243** + **244** die charakteristische Knochenmarksfibrose mit Kapillaren in **Abb. 245** unten erkennbar.

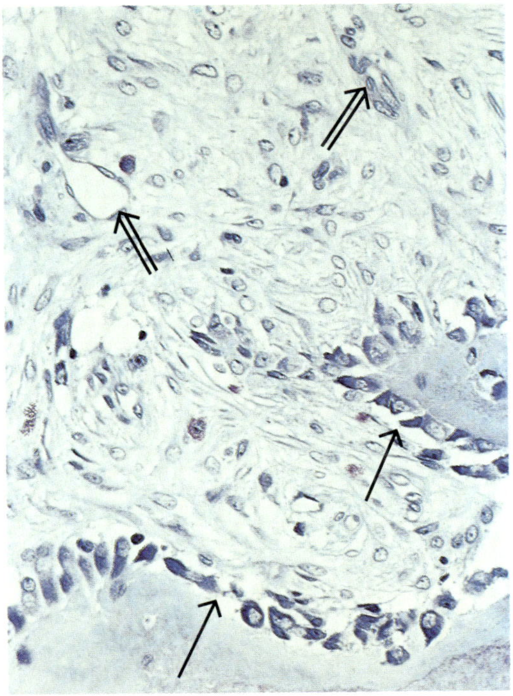

Abb. 243: Dissezierende Fibroosteoklasie mit Fibrose des Knochenmarks

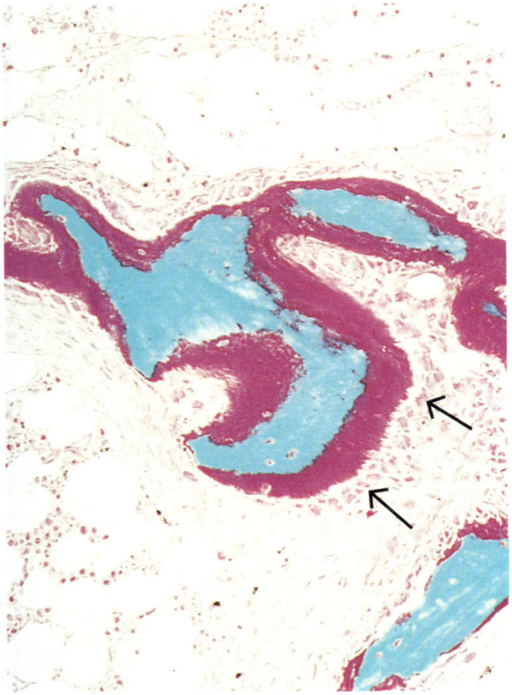

Abb. 244: Osteoidanbau bei dissezierender Fibroosteoklasie

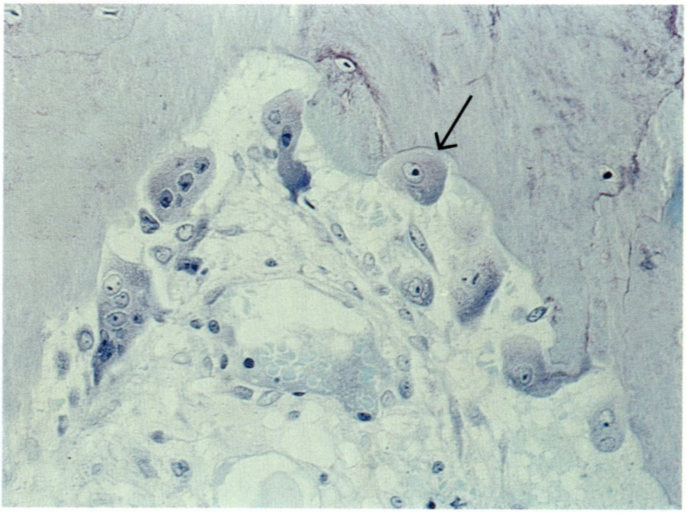

Abb. 245: Dissezierende Fibroosteoklasie

Entstehung und klinische Bedeutung

Ursache des *primären* Hyperparathyreoidismus ist in etwa 80 % der Fälle ein Nebenschilddrüsenadenom (vgl. **Abb. 171**). Dieses Adenom produziert vermehrt Parathormon und steigert damit den Knochenumsatz. Als Folge des verstärkten Knochenab- und anbaus mit Fibrose und rezidivierenden Blutungen, die zu Eiseneinlagerungen in Makrophagen und zur Entstehung von Riesenzellen führen, entstehen die sog. «braunen Tumoren» des Knochensystems, die also keine Geschwülste, sondern eine Reaktion auf einen Hyperparathyreoidismus darstellen. – Bei langdauernder Senkung des Serum-Calcium-Spiegels kommt es über einen Rückkopplungsmechanismus zur reaktiven Überfunktion der Nebenschilddrüsen und damit zum *sekundären* Hyperparathyreoidismus, aus dem durch Entwicklung eines autonomen Nebenschilddrüsenadenoms der *tertiäre* Hyperparathyreoidismus hervorgehen kann. Für den klinischen Verlauf ist die Hypercalcämie mit Ausbildung von Nierensteinen und Nierenfunktionsstörungen entscheidend. – Die drei Formen des Hyperparathyreoidismus sind Beispiele sowohl für ein genuines endokrines Überfunktionssyndrom (primärer Hyperparathyreoidismus durch Nebenschilddrüsenadenom) als auch für einen pathologischen Rückkopplungsmechanismus beim sekundären Hyperparathyreoidismus, der über eine Anpassungshyperplasie der Nebenschilddrüsen schließlich zum hyperplasiogenen Adenom mit tertiärem Hyperparathyreoidismus führt. Färbg./Vergr.: **243**. HE/250 ×. **244**. Trichromfärbung *Masson*/110 ×. **245**. HE/350 ×.

11.2 Euthyreote Struma colloides **EAP 11.2.1**

Die Schilddrüsenfollikel (rechts oben sind noch einige normale zu erkennen) sind sehr stark aufgebläht. Ihre Epithelzellen sind abgeplattet, und im Inneren der Follikel liegt ein homogen-eosinophiles Kolloid, welches durch Fixation und Alkoholbehandlung der Präparate zur Schrumpfung neigt. Im Interstitium weder Fibrose noch Entzündungszellen.

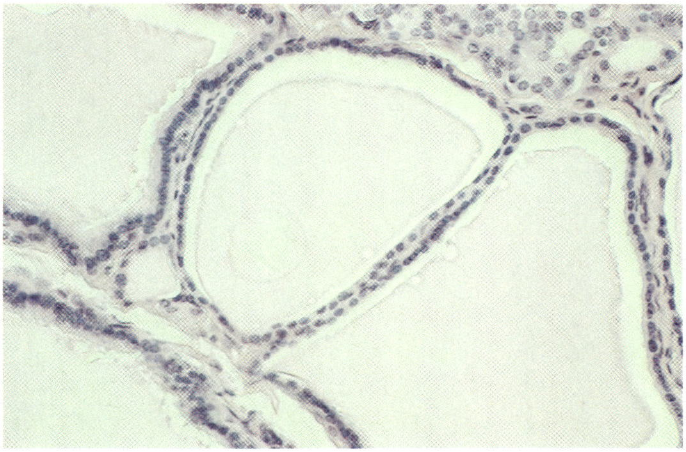

Abb. 246: Kolloid-Struma

Entstehung und klinische Bedeutung

Es handelt sich um eine charakteristische Folge von relativem oder absolutem Jodmangel. Dadurch entsteht ein Mangel an Schilddrüsenhormon, welches durch eine dauernde thyreotrope Stimulierung über den hypophysären Regelkreis noch ausgeglichen werden kann. Die Patienten befinden sich in einer euthyreoten Stoffwechsellage. Die thyreotrope Stimulierung verursacht zugleich einen geringgradigen Proliferationsreiz auf die Schilddrüsenepithelien, so daß die Zahl der Epithelzellen in den massiv aufgeblähten Schilddrüsenfollikeln gegenüber der Norm (im Bild rechts oben) deutlich vermehrt ist. Dies ist das typische Bild einer endemischen Struma, wie sie in Jodmangelgebieten häufig gefunden wird. Im späteren Stadium wird die Schilddrüse aufgrund unterschiedlicher Wachstumstendenzen knotig, es entsteht die Struma colloides nodosa, der Knotenkropf. Färbg./Vergr.: HE, 200 ×.

11.3 Hyperthyreote Struma bei Morbus Basedow **EAP 11.1.2**

Die Schilddrüsenfollikel sind unterschiedlich weit. Ihre Zellen sind vermehrt, und man sieht an mehreren Stellen Einfaltungen von Epithelzellen und papilläre Zellknospen (= Sanderson-Polster, Pfeile). Der Kolloidgehalt ist reduziert, und in dem nur blaßrot gefärbten Kolloid sieht man oftmals Resorptionsvakuolen (Doppelpfeile). Links ist ein für die Erkrankung ebenfalls charakteristischer Lymphfollikel angeschnitten.

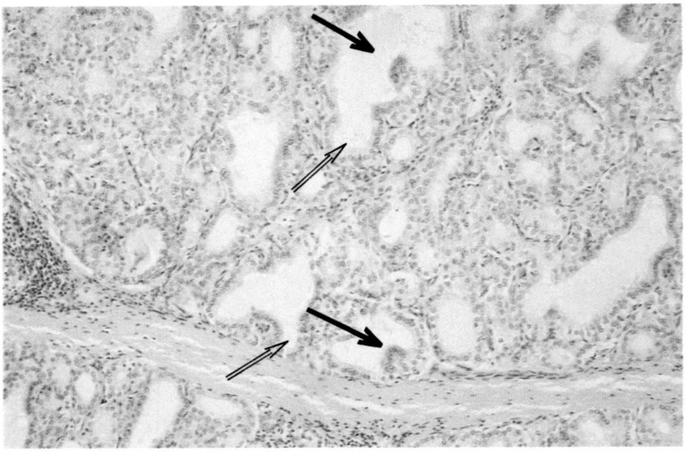

Abb. 247: Struma bei Morbus Basedow

Entstehung und klinische Bedeutung

Die Erkrankung wird durch eine immunologisch bedingte Stimulation des Schilddrüsenparenchyms mit übermäßiger Produktion von Thyroxin ausgelöst. Ein von Lymphozyten produziertes Immunglobulin bewirkt durch Bindung an den TSH-Rezeptor der Schilddrüsenzellen eine langanhaltende Stimulation (LATS = long acting thyroid stimulator). Dies führt zu der typischen klinischen Symptomatik mit Tachykardie, Gewichtsabnahme, Tremor und allgemeiner Unruhe sowie einer relativen Wärme-Intoleranz. Im Gesicht ist ein Exophthalmus charakteristisch. Färbg./Vergr.: HE, 200 ×.

12 Stoffwechselkrankheiten

12.1 Insulitis bei Typ-I-Diabetes **EAP 12.1.1.1**

Die *Langerhans*sche Insel, deren Zellen sich durch ihr helles Cytoplasma von den exokrinen Pankreaszellen, die die Abbildung umsäumen, abheben, wird von rechts her durch Lymphozyten infiltriert. Innerhalb der *Langerhans*schen Insel sieht man degenerierte Zellen (Pfeile).

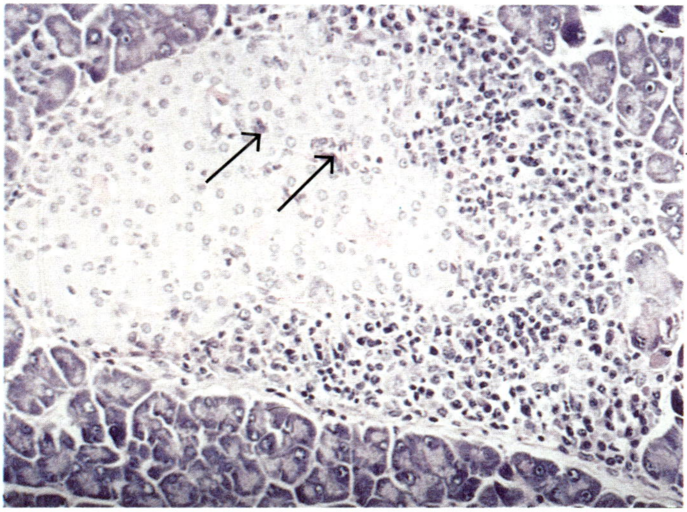

Abb. 248: Insulitis bei Typ-I-Diabetes

Entstehung und klinische Bedeutung

Es handelt sich um das morphologische Substrat der durch einen Autoimmun-Mechanismus bedingten Zerstörung von B-Zellen. Beim (juvenilen) Typ-I-Diabetes werden in 90% der Fälle B-Inselzell-Antikörper nachgewiesen. Der Autoimmun-Mechanismus wird wahrscheinlich durch unspezifische Virusinfekte ausgelöst und durch eine genetische HLA-Konstellation begünstigt. Der B-Zell-Verlust führt binnen kurzer Zeit zum absoluten Insulinmangel, der für den Diabetes Typ I charakteristisch ist. Färbg./Vergr.: HE/250 ×.

12.2 Diabetische Glomerulosklerose *(Kimmelstiel-Wilson)* **EAP 12.1.2**

Die Basalmembranen der Glomeruli sind verbreitert und intensiv PAS-positiv. Auch bilden sich innerhalb der Glomeruli PAS-positive Knötchen (Pfeile), die das Bild der sog. nodulären Glomerulosklerose bieten. Das Vas afferens (Doppelpfeil) ist aufgrund der charakteristischen Mikroangiopathie durch massive Membran-Hyalinisierung hochgradig eingeengt.

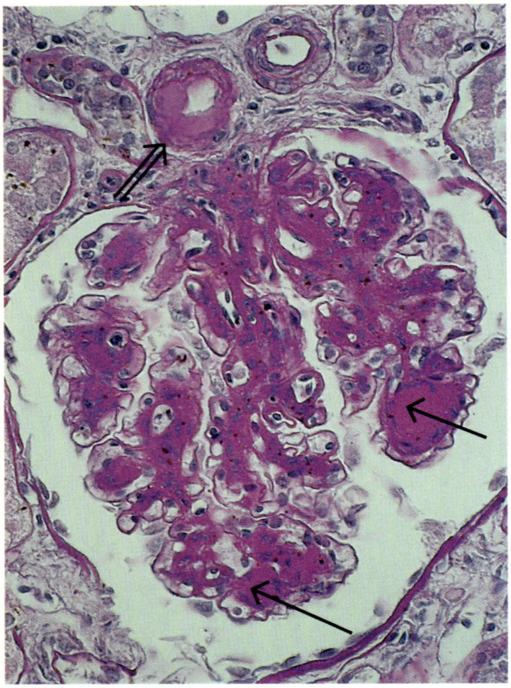

Abb. 249: Diabetische Glomerulosklerose *(Kimmelstiel-Wilson)*

Entstehung und klinische Bedeutung

Die hyperglykämische Stoffwechselsituation führt in Verbindung mit der gestörten Lipid-Metabolisierung nach jahrelangem Bestehen des Diabetes zur Schädigung der Basalmembranen in den Arteriolen und Glomerulus-Kapillaren (diagnostisch wichtig vor allem in der Retina, aber auch in Haut und Gehirn usw.). Die diabetische Glomerulosklerose ist nur ein Teilsymptom der generalisierten Microangiopathia diabetica. Die Arteriolosklerose der Vasa afferentia führt zum Schlingenkollaps und damit zur allmählichen Verödung der Glomeruli, so daß die diabetische Glomerulosklerose gelegentlich zum Tod durch Niereninsuffizienz führt. Färbg./Vergr.: PAS/200 ×.

12.3 Gicht-Tophus **EAP 6.11.1**

Zwischen büschelförmig angeordneten, schmalen, in **Abb. 250** bräunlich erscheinenden Kristallen liegen basophile Ausfällungen amorphen Materials, die ebenfalls geschichtet sind. Am Rande findet man in der Umgebung von Blutgefäßen Histiozyten. Der Knoten (= Tophus) ist von Histiozyten und kollagenem Bindegewebe umgeben. Im Polarisationsmikroskop **(Abb. 251)** leuchten die Kristalle hell auf.

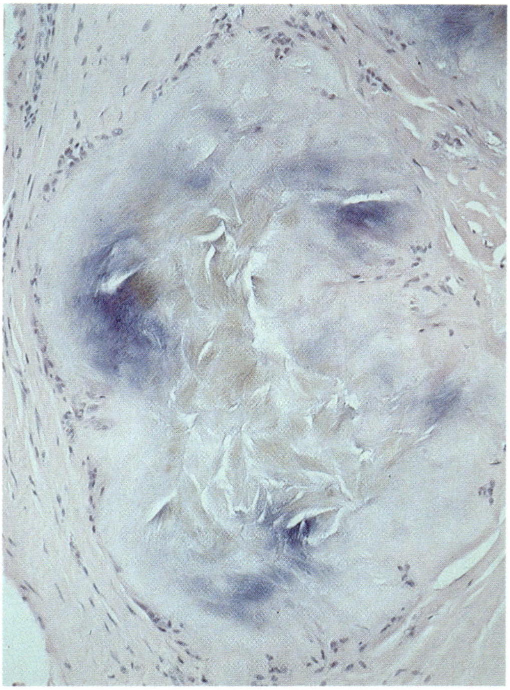

Abb. 250: Gicht-Tophus

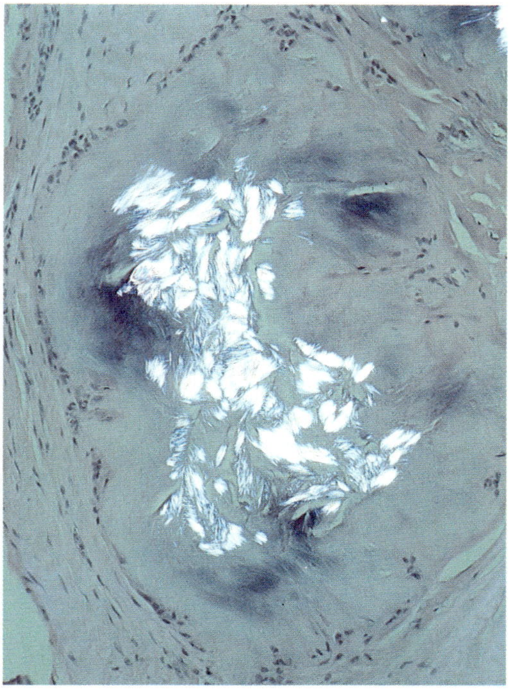

Abb. 251: Gicht-Tophus im polarisierten Licht

Entstehung und klinische Bedeutung

Bei diesen Kristallen handelt es sich um Urat-Kristalle, also um kristalline Ausfällungen von Harnsäure. Die Gicht beruht auf einer erblichen Störung des Purinstoffwechsels mit Überproduktion von Harnsäure, die nicht nur vermehrt im Harn ausgeschieden, sondern auch in den Gelenken und unter der Haut als kristallines Natrium-Urat abgelagert wird. Es entstehen histiozytäre Granulome, die miteinander konfluieren und dann die Tophi bilden. Hauptlokalisationen sind die Großzehen-Grundgelenke (= Podagra) und die Fingergelenke (= Chiragra), aber auch Knie- und Schultergelenke. Bei extremem Nierenbefall kann es zur tödlichen Niereninsuffizienz kommen. Färbg./Vergr.: **250**. HE bei normalem Durchlicht/90 ×. **251**. HE im polarisierten Licht/90 ×.

12.4 Hämochromatose der Leber **EAP 12.3 + 14.3.5**

Es handelt sich um ein Teilsymptom der allgemeinen Hämochromatose (= Eisenspeicherkrankheit, Siderophilie). Die Epithelzellen der Leber und die *von Kupffer*schen Sternzellen, aber auch die Gallengangsepithelzellen haben massenhaft grobkörniges Eisenpigment aufgenommen, das in der Färbung mit Kernechtrot **(Abb. 252)** braun ist und sich intensiv mit der Berliner-Blau-Färbung anfärbt **(Abb. 253)**. Dieses Bild muß abgegrenzt werden von der Hämosiderose der Leber, bei der mit geringerer Intensität nur die Leberparenchymzellen und die *von Kupffer*schen Sternzellen mit Eisen beladen sind.

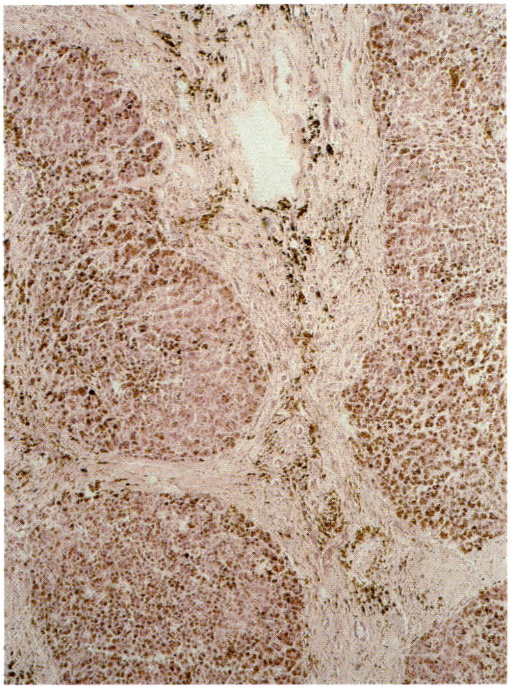

Abb. 252: Hämochromatose

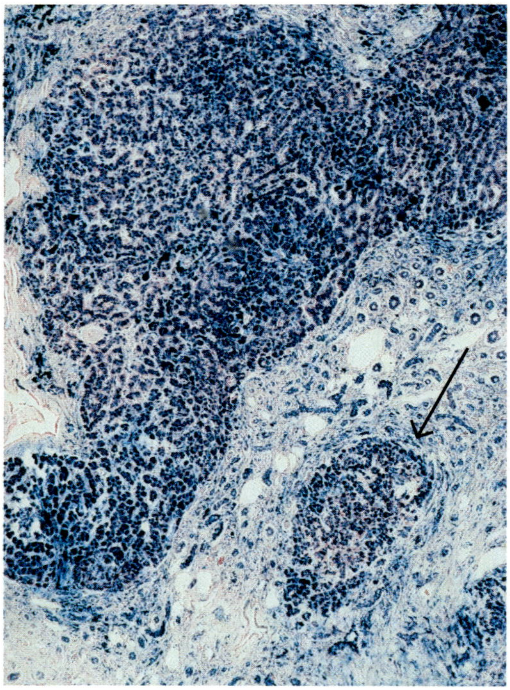

Abb. 253: desgl. bei Eisenfärbung

Entstehung und klinische Bedeutung

Während die Hämosiderose der Leber das Resultat einer z.B. durch wiederholte Bluttransfusionen entstandenen Eisenablagerung ist, also Ausdruck einer oft exogen ausgelösten Hypersiderinämie, ist die allgemeine Hämochromatose eine genetisch bedingte Stoffwechselstörung mit massiver Eisenablagerung in den parenchymatösen Organen. Dabei kann der Eisengehalt der Leber bis auf das 40-fache der Norm zunehmen. Es handelt sich um eine autosomal-rezessive, HLA-assoziierte Erbkrankheit. Im Laufe der Zeit führt die Eisenablagerung zu einer Schädigung des Leberparenchyms mit Ausbildung einer Zirrhose und der in den **Abb. 252** u. **253** nachweisbaren portalen Bindegewebsvermehrung bis zur Ausbildung der charakteristischen Pigmentzirrhose mit kleinknotigem Umbau. **Abb. 253** zeigt rechts unten (Pfeil) einen zirrhotischen Mikro-Nodulus. Haut, Pankreas, Milz und Herz sind – wenn auch meist in geringerem Ausmaß – ebenso mit Eisenpigment beladen. Das nicht an Transferrin gebundene Eisen hemmt die Tyrosininhibitoren, und es wird Tyrosinase aktiviert. Daraus resultiert eine vermehrte Ablagerung von Melanin in der Haut. Die Eisenablagerung im Pankreas führt zum Diabetes mellitus. Klinisch imponiert das Bild als «Bronze-Diabetes». Der Tod kann aufgrund der Leberinsuffizienz eintreten, aber auch Spätfolge des Diabetes mellitus sein. Färbg./Vergr.: **252**. Kernechtrot/80 ×. **253**. Berliner Blau/80 ×.

12.5 Ochronose bei Alkaptonurie **EAP 12.4.1**

Bei dieser Erkrankung lagert sich ein braunes Pigment auf das Knorpelgewebe der Gelenke **(Abb. 254)** und führt zur Gelenkdegeneration mit Verlust der Knorpelschicht. Dadurch ist die Abgrenzung zwischen der braunen Substanz und der nicht beeinträchtigten Knorpelschicht (Pfeil) unscharf. Der darunter liegende Knochen (K) ist nicht befallen. Die Oberfläche ist unregelmäßig gestaltet. Die gleichen Ablagerungen finden sich auch in der dann meist verdickten Synovia **(Abb. 255)**, und zwar in Form verschieden großer, unregelmäßig geformter, wiederum braun gefärbter Schollen. Die synoviale Deckzellschicht (**Abb. 255** oben) ist verdickt; als Ausdruck einer Synovialitis sieht man hier reaktive Entzündungszellen, und als Folge rezidivierender Blutungen treten hier blau gefärbte Eisenablagerungen auf (**Abb. 255**, rechts oben).

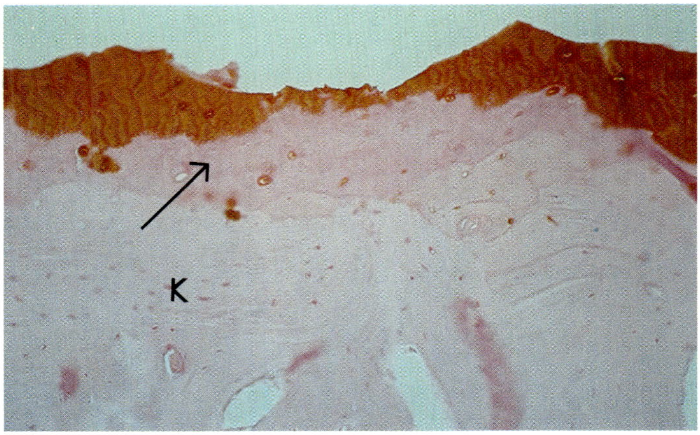

Abb. 254: Ochronose des Gelenkknorpels

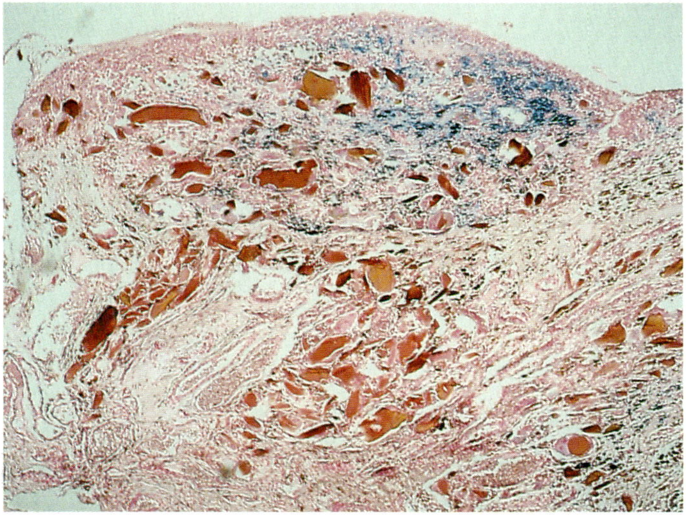

Abb. 255: Ochronose der Synovia

Entstehung und klinische Bedeutung

Ursache der Erkrankung ist ein angeborenes Fehlen des Enzyms Homogentisinsäure-Oxidase. Dadurch wird die Homogentisinsäure, eine Zwischenstufe des Tyrosinabbaues, im Blut stark vermehrt und durch die Nieren ausgeschieden. Durch Oxydation und Polymerisation entsteht im Harn eine schwarz-braune Substanz; man spricht von Alkaptonurie. Die Ablagerung der gleichen Substanz im Knorpelgewebe **(Abb. 254)** oder in der Gelenk-Synovia **(Abb. 255)** sowie in Ohr, Nase, Kehlkopf usw. wird als Ochronose bezeichnet, wobei die in **Abb. 255** dargestellten Gelenkveränderungen durch Zerstörung der Gelenkknorpel und die reaktive entzündliche Reaktion der Synovia zur Arthrose und Synovialitis führen. Färbg./Vergr.: **254**. Kernechtrot/100 ×. **255**. Berliner Blau/150 ×.

12.6 Glykogenose Typ I *(von Gierke)* EAP 12.4.2

In der Leber **(Abb. 256)** sind die Parenchymzellen durch Glykogenspeicherung erheblich vergrößert und bei der üblichen HE-Färbung durch Formalinbehandlung weitgehend leer, wodurch die pflanzenzell-ähnliche Struktur entsteht. Die Kerne liegen inmitten des weitgehend optisch leeren Zytoplasmas und sind nicht vergrößert. Eine Glykogenspeicherung wird auch in den Tubulusepithelzellen der Hauptstücke der Nieren gefunden. In **Abb. 257** ist das Glykogen durch *Best*sches Karminrot angefärbt.

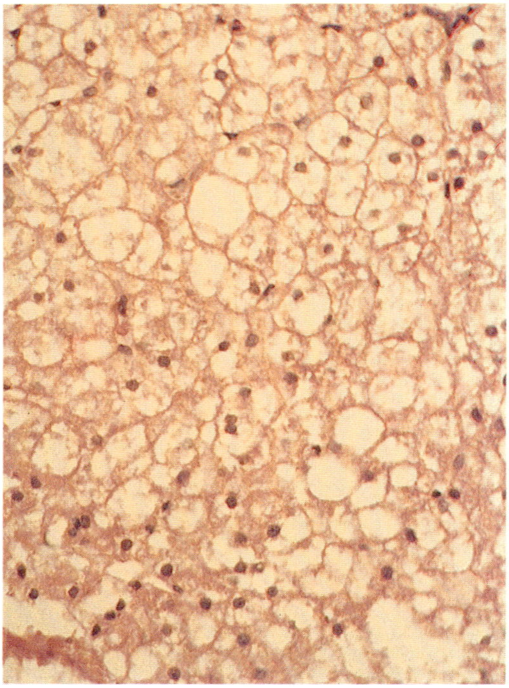

Abb. 256: Leber bei Glykogenose Typ I *(von Gierke)*

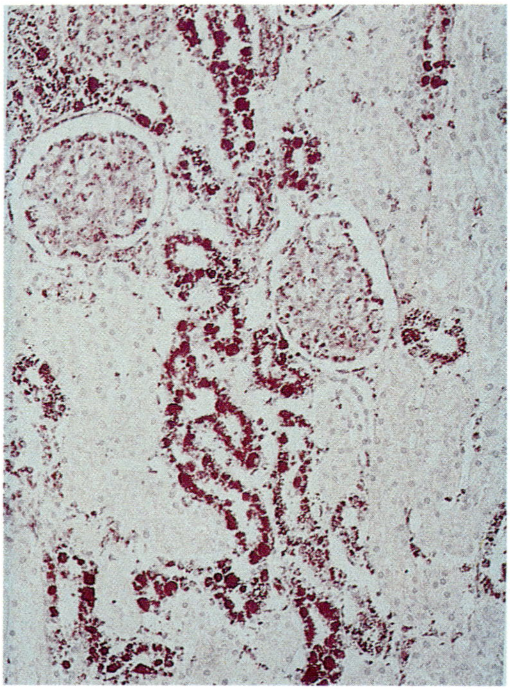

Abb. 257: Niere bei Glykogenose Typ I, Glykogenfärbung

Entstehung und klinische Bedeutung

Die *von Gierke*sche Erkrankung (Glykogenose Typ I) beruht auf einem Defekt der Glukose-6-Phosphatase, wodurch der phosphorilytische Abbau des Glykogens zu Glukose blockiert ist. Das nicht abgebaute Glykogen wird in der Leber und in geringerem Ausmaß in den Nieren gespeichert, weshalb man diese Erkrankung auch als hepato-renale Form einer Glykogenose bezeichnet. Leber und (in geringerem Ausmaß) die Nieren sind vergrößert. Die gespeicherten Glykogenmengen sind für den Stoffwechsel nicht zugänglich. Der kindliche Organismus gerät daher bei erhöhtem Glukose-Bedarf, etwa bei körperlichen Anstrengungen, in eine Hypoglykämie. Aufgrund des Glukosemangels ist die Gluconeogenese aus Aminosäuren gesteigert, womit dem Proteinstoffwechsel Bausteine entzogen werden; es resultiert eine Wachstumsstörung der erkrankten Kinder. Färbg./Vergr.: **256**. HE/300 ×. **257**. Karminfärbung *Best*/150 ×.

12.7 Glykogenose Typ II *(Pompe)* EAP 12.4.2

Im Herzmuskel sieht man ähnlich der Leber **(Abb. 256)** optisch leere Areale aufgrund der Alkohol-Vorbehandlung. Dies ist besonders deutlich in quergeschnittenen Herzmuskelfasern (linke Bildhälfte). In der rechten Bildhälfte, in der die Herzmuskelfasern schräg angeschnitten sind, sind noch Reste der kontraktilen Fibrillen zu erkennen. Es zeigen sich keine Entzündungsreaktionen.

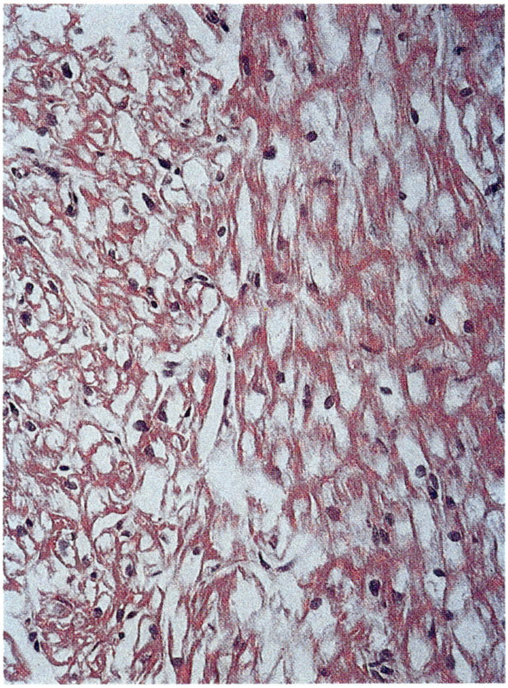

Abb. 258: Herzmuskel bei Glykogenose Typ II *(Pompe)*

Entstehung und klinische Bedeutung

Bei dieser Glykogenose fehlt die lysosomale saure Alpha-Glukosidase. In den Lysosomen sammelt sich massenhaft Glykogen an, und es entstehen große Speichervakuolen, bevorzugt in Herz- und Skelettmuskulatur. Die stark vergrößerten Lysosomen rupturieren, wodurch die in **Abb. 258** dargestellten optisch leeren Zytoplasmaräume entstehen. Die Kinder sterben meist an einer Herzinsuffizienz, da die Herzmuskelfasern sich nicht mehr kontrahieren können. In seltenen Fällen gibt es auch eine analoge *Pompe*sche Erkrankung des Erwachsenenalters. Färbg./Vergr.: HE/220 ×.

12.8 *Gaucher*-Zelle in der Milz (bei M. *Gaucher*) EAP 12.4.2

Bei diesem angeborenen Enzymdefekt wird Beta-Glukosidase in den Lysosomen von Phagozyten eingelagert. **Abb. 259** zeigt eine phagozytierende Retikulumzelle in der Milz bei M. *Gaucher.* Die Zelle ist sehr stark aufgebläht (vgl. analoge, nicht befallene Zellen links oben und rechts unten). Im Zytoplasma sieht man eine grobvakuoläre Struktur mit nur unscharfen Vakuolengrenzen. Durch Einfaltung von Zytoplasmateilen ist auch der Kern partiell vakuolisiert. In der Umgebung liegen dicht nebeneinander intensiv rot gefärbte Erythrozyten sowie Lymphozyten und andere Blutzellen.

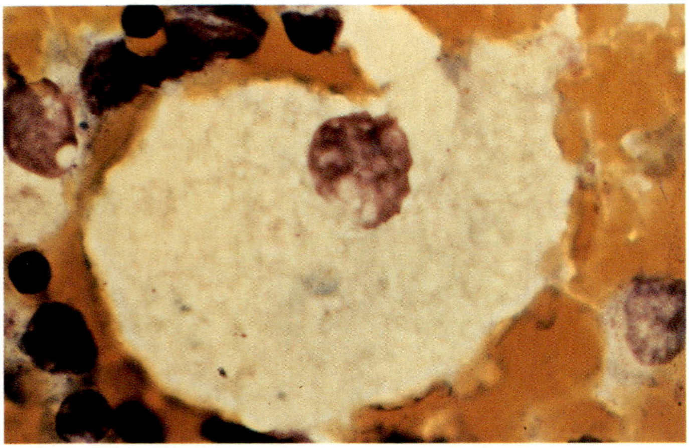

Abb. 259: *Gaucher*-Zelle in der Milz (bei Morbus *Gaucher*)

Entstehung und klinische Bedeutung

Der Morbus *Gaucher* ist eine typische lysosomale Speicherkrankheit als Folge eines angeborenen Enzymdefekts. Dieser liegt im Sphingolipid-Abbau; er wird austosomal-rezessiv vererbt. Es entsteht eine Glukozerebrosidose mit Anhäufung von Beta-Glukosidase in den Lysosomen von Phagozyten. Ganz analoge Zellveränderungen finden sich auch in den Nervenzellen und in den Endothelien. Als Folgen können neurologische Ausfälle der Hirnnerven und des Extrapyramidalsystems auftreten, sowie eine Neigung zu Infektionen des Respirationstraktes. Färbg./Vergr.: Trichrom-Färbung nach *Masson*, 800 ×.

12.9 Leber bei Alpha-1-Antitrypsin-Mangel EAP 12.4.3

Vorwiegend in den periportal gelegenen Leberparenchymzellen sieht man relativ große, nach Diastase-Verdauung PAS-positive Tropfen, welche das Zytoplasma der Epithelzellen und der Kupfferschen Sternzellen oft weitgehend ausfüllen **(Abb. 260)**. Bei diesen Tropfen handelt es sich um Alpha-1-Antitrypsin, das man durch Immunperoxydase spezifisch nachweisen kann. Die Ablagerungen sind dann braun gefärbt **(Abb. 261)**. Die Periportalfelder sind oft von Lymphozyten durchsetzt (**Abb. 261** links), oder in ihnen ist das Bindegewebe vermehrt (**Abb. 260** rechts unten, Pfeil). Diese Entzündungen und Vermehrungen von Bindegewebe sind Folgen der Leberparenchymschädigung. In seltenen Fällen kann die Krankheit sogar in eine Leberzirrhose übergehen.

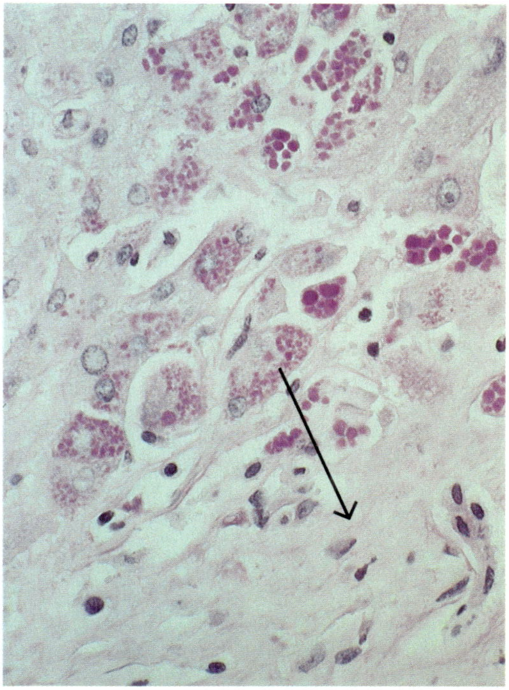

Abb. 260: PAS-positive Ablagerungen in der Leber bei Alpha 1-Antitrypsin-Mangel

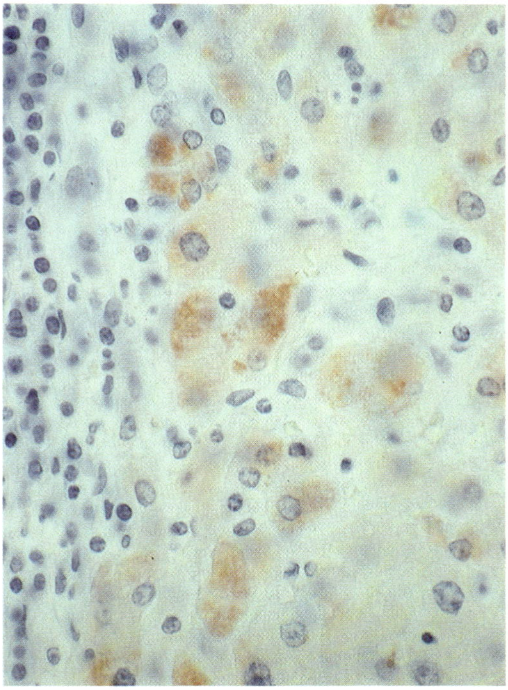

Abb. 261: Immunperoxydase-Reaktion auf Alpha-1-Antitrypsin in der Leber

Entstehung und klinische Bedeutung

Es handelt sich um eine Stoffwechselstörung durch aberrante Gen-Produkte. Dieses Gen-Produkt ist eine schwer ausscheidbare Variante eines normalen Protease-Inhibitors, induziert durch eines der Allele des Pi(= Protease-Inhibitor)-Gen-Ortes. Das für die Erkrankung entscheidende Allel «Pi Typ Z» kommt in heterozygoter Form bei 3–4% aller Menschen vor, wodurch ein niedriger Serumspiegel dieses Protein-Inhibitors resultiert. Homozygote Zustände von Pi/Z können in etwa 10% der Fälle zu der in **Abb. 260** + **261** dargestellten Leberveränderung führen. Klinisch kann im Lebensalter von etwa 1 Jahr eine Gelbsucht auftreten. Man rechnet, daß 16–20% aller kindlichen Ikterusfälle durch den Alpha-1-Antitrypsin-Mangel bedingt sind. Alpha-1-Antitrypsin ist ein schwer lösliches Glykoprotein, wodurch die PAS-Färbung nach Diastase-Verdauung der **Abb. 260** verständlich ist. Färbg./Vergr.: **260**. PAS nach Diastase-Verdauung/330 ×. **261**. Immunperoxydasereaktion auf Alpha-1-Antitrypsin/330 ×.

Verzeichnis der Abbildungen nach Organen, Geweben und nach der ICD-Nummer

Register